医学
数据挖掘
案例与实践
（第2版）

华琳　李林
主编

夏翊　郑卫英　安立
刘薇　信中
副主编

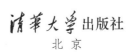
清华大学出版社
北京

内 容 简 介

基于大数据时代生物医学数据的爆炸式增长，本书从医学科研中的实际问题出发，以案例的形式深入浅出地介绍医学数据挖掘技术，包括决策树模型、支持向量机、随机森林分类、关联规则、贝叶斯网络构建等，并详细介绍数据挖掘软件（SPSS、SAS 和 R 等）的操作步骤，重点突出实用性和可操作性，以期提高读者对医学科研数据的深层次处理与分析的能力。

本书第 1 版自出版以来，得到了广大医学生和医学工作者的肯定，被很多医学类院校选用为数据挖掘类课程教材。考虑近年来新的医学数据挖掘方法层出不穷，并在临床医学和基础医学研究中有潜在的应用价值，因此本书在第 2 版中增加了 Logistic 回归诺莫图的绘制、决策曲线分析、Cox 回归的诺莫图绘制、偏 AUC 分析、Lasso 回归、决策树回归、网络 Meta 分析、偏最小二乘判别分析和系统聚类图的各类图形展示等内容，并仍以案例的形式详细讲解如何应用 R 软件操作实现。

本书主要取材于编者近年来从事生物医学数据深度挖掘方面的研究与教学工作内容，可作为医学院校本科生及研究生教材，也可作为医学基础及临床科研工作者和相关技术人员科学研究的参考用书。

图书在版编目（CIP）数据

医学数据挖掘案例与实践/华琳，李林主编. —2 版. —北京：清华大学出版社，2023.3
ISBN 978-7-302-62830-9

Ⅰ．①医…　Ⅱ．①华…　②李…　Ⅲ．①医学—数据采掘　Ⅳ．①R319

中国国家版本馆 CIP 数据核字（2023）第 035232 号

责任编辑：龙启铭
封面设计：何凤霞
责任校对：韩天竹
责任印制：杨 艳

出版发行：清华大学出版社
　　　　网　　　址：http://www.tup.com.cn，http://www.wqbook.com
　　　　地　　　址：北京清华大学学研大厦 A 座　　　　邮　　编：100084
　　　　社 总 机：010-83470000　　　　邮　　购：010-62786544
　　　　投稿与读者服务：010-62776969，c-service@tup.tsinghua.edu.cn
　　　　质量反馈：010-62772015，zhiliang@tup.tsinghua.edu.cn
　　　　课件下载：http://www.tup.com.cn，010-83470236
印 装 者：三河市君旺印务有限公司
经　　销：全国新华书店
开　　本：185mm×230mm　　印　　张：16.25　　　字　　数：345 千字
版　　次：2016 年 9 月第 1 版　　2023 年 5 月第 2 版　　印　　次：2023 年 5 月第 1 次印刷
定　　价：49.00 元

产品编号：090572-01

编写人员名单

主编：

华　琳	首都医科大学
李　林	首都医科大学

副主编（按汉语拼音顺序）：

安　立	北京朝阳医院
刘　薇	北京同仁医院
夏　翙	首都医科大学
信　中	北京同仁医院
郑卫英	首都医科大学

前 言

背景

  随着现代医学及技术的迅速发展，生物医学海量数据日益激增，医学工作者将面临如何对来自临床实践及基础实验研究中的数据进行正确的统计分析并提取特征信息，从而用于临床研究、诊断和治疗。当前，对于大部分医学生及医学工作者，基础统计分析及 SPSS 软件实现已经普及，对于从临床实践及基础实验研究中所获取的数据进行基本统计分析的过程也已经掌握。但是，基础统计分析提取的信息较为有限，距研究者的期望相去甚远。许多研究实践证实，采用高级统计分析方法以及高维数据的数据挖掘技术可以提取更多更有价值的信息，相应的研究结果被业界广泛认同。但是，当前医学生及医学工作者对这些数据分析知识缺乏了解，这一方面造成了大量宝贵的基础实验数据、临床研究数据处于闲置无用的状态，另一方面也无助于医学知识的有效积累、无助于提升临床诊治的精准度。近年来作者一直致力于生物医学数据深度挖掘方面的研究，同时为众多医学研究生、青年医师、医学工作者提供高级统计分析服务。在与医学研究生及医学工作者的接触过程中，我们深深体会到目前临床与基础医学研究中的海量数据存在着进一步深度挖掘的空间。因此，我们一直抱有将我们近 20 年来的研究与教学工作的经验与大家分享的动机。

目的

  为了提高广大医学生和医学工作者对于数据深度分析及数据挖掘的能力，本书介绍一些高级统计分析方法，如多元回归分析、主成分分析、生存分析、Meta 分析，以及针对高维数据的数据挖掘技术，如决策树模型、支持向量机、随机森林分类、关联规则等。除了重点介绍近年来新出现的医学数据分析方法及数据挖掘技术外，也重点描述、示范这些方法的软件实现的具体内容。

特色

（1）内容覆盖面广：内容涉及常见的复杂医学数据分析及数据挖掘，如主成分分析、生存分析、倾向性匹配、决策树模型、支持向量机和关联规则分析等，从而拓展了读者的知识面；

（2）案例典型、完备、翔实：以疾病或系统为主线，采用案例式编排，深入浅出地帮助读者熟悉复杂数据的分析处理的各种方法，增强可读性与针对性；

（3）软件实现具体细致：展示问题分析和解决的流程及相应的软件操作实现，避免大量的公式及烦琐的计算，提高实用性与可操作性；

（4）数据处理经验、研究成果的结晶：分享作者在长期从事医学数据处理工作中积累的丰富的基础临床医学数据处理经验和研究成果。

读者对象

本书适合作为医学院校本科生及研究生教材，也可作为医学基础科研及临床科研工作者及相关技术人员科学研究的参考用书。

本书主要取材于编者近年来从事生物医学数据深度挖掘方面的研究与教学工作内容，部分数据资料在与临床医生探讨后进行了改编。在此向曾经与我们分享研究过程的医生朋友们表示由衷的感谢，向参与过讨论的研究生表示感谢。我们还要感谢北京市自然科学基金项目（No. 7142015）的支持。

再版

本书第 1 版自出版以来，得到了广大医学生和医学工作者的肯定，被很多医学类院校选用为教材，同时也被一些科研培训班选用为数据挖掘类培训教材。考虑近年来新的医学数据挖掘方法层出不穷，并在临床医学和基础医学研究中有潜在的应用价值，因此本书在第 2 版中补充了相应的内容，增加了 Logistic 回归诺莫图的绘制、决策曲线分析、Cox 回归诺莫图的绘制、偏 AUC 分析、系统聚类图的各类图形展示，及决策树回归、网络 Meta 分析、偏最小二乘判别分析和 Lasso 回归等内容，并仍以案例的形式详细讲解如何应用 R 软件操作实现。

在本书的编写之初和编写过程中得到了诸多同行的鼓励和全力支持，借此机会向他们表示深深的敬意和由衷的感谢。同时也感谢首都医科大学生物医学工程学院领导的大力支持。

本书虽然由编写动机到成书历经时间不短，但全新取材工作量巨大和具体编写时间有限，加之编者水平和所涉猎范围所限，书中不足和缺陷在所难免。希望得到专家、同行和读者的批评指正，以使本书不断完善。

编者

2023 年 3 月

目录

第 1 章

数据预处理

在进行数据分析工作之前，需要对数据作必要的处理，称之为数据预处理。数据预处理工作在多数情况下是十分必要的。在数据整理的过程中，数据中的异常值和缺失值比较常见，虽然这是数据采集人员和统计工作人员最不愿意见到的，但又无法完全避免的情况。

异常值一方面可以根据专业知识判别，例如血压值接近于零是明显不合理的数据。此外，数值过度偏离均值也可能是异常值，如果不做处理会对最终结果造成影响。

缺失值产生的原因有很多，包括主观原因，如主观失误、历史局限等；以及客观原因，如失访、实验仪器失效等。当缺失值总数较小时，大多数统计方法都会采取将缺失值直接删除的做法，此时对最终的分析结果影响不大。但是，当缺失值数量较大时，简单地删除缺失值会丢失大量的数据信息，基于此种做法有可能会得到错误的结论。本章简单介绍处理数据中异常值和缺失值的常用方法。

1.1 异常值的常见处理方法

先通过简单的数据分析了解预先要处理的数据分布特性，从而发现数据的异常情况。反映数据的集中趋势指标主要有均值（mean）、中位数（median）和众数（mode）等。反映数据离散趋势的指标主要有方差（variance）、标准差（Standard Deviation, SD）、极差（range）和四分位数间距（Quartile Interval, 即第 75 位百分位数与第 25 位百分位数的差值）等。通常也使用一些图形来反映数据的分布状况，从而发现异常的数据。

例如，一组数据有 15 个数值：100，110，110，120，131，132，130，121，124，132，132，135，192，122，125。通过 SPSS 软件中的描述性统计，可以获得数据的分布特性（如计算平均值、中位数、标准差、方差等），结果如图 1.1 所示。

一般来说，如果一个数据大于 Q3+1.5IQR（其中 Q3 表示第三四分位数，即第 75 位百分位数，IQR（Inter-Quartile Range）表示四分位数间距）或者小于 Q1-1.5IQR（其中 Q1 为

Statistics

VAR00001

N	Valid	15
	Missing	0
Mean		127.7333
Median		125.0000
Mode		132.00
Std. Deviation		20.37318
Variance		415.067
Range		92.00
Minimum		100.00
Maximum		192.00
Percentiles	25	120.0000
	50	125.0000
	75	132.0000

图 1.1　数据的分布特性

第一四分位数，即第 25 位百分位数），就认为该数据为异常值。通过绘制箱式图（Box Plot）可以发现数据中的异常值。

　　根据上面的数据绘制的箱式图，如图 1.2 所示。其中，箱式图中的粗线表示中位数，箱子的高度表示四分位数间距，圆圈和小星星表示异常值。该数据中有两个异常值，分别为第 1 个值 100 和第 13 个值 192，其中 $100<Q1-1.5IQR=120-1.5\times(132-120)=102$，$192>Q3+1.5IQR=132+1.5\times(132-120)=150$，这两个异常值可以考虑在后期的统计中删除掉。

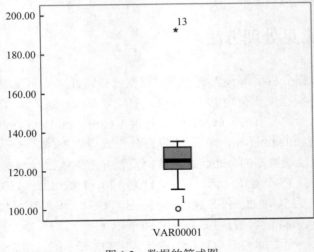

图 1.2　数据的箱式图

　　此外，对于多变量统计数据的异常值识别，常用的检验思路是观察各样本点到样本中心的距离。如果某些样本点到样本中心的距离太大，就可以判断为异常值。这里距离的度量一般使用马氏距离（Mahalanobis Distance）。因为马氏距离不受量纲的影响，而且在多元条件下，马氏距离还考虑了变量之间的相关性，这使得它优于欧氏距离。考虑到由于个别异常值会导致均值向量和协方差矩阵出现巨大偏差，这样计算出来的马氏距离起不了检测异常值的作用，从而导致传统的马氏距离检测方法不稳定，因此需要利用迭代的思想构造一个稳健的均值和协方差矩阵估计量，然后计算稳健马氏距离（Robust Mahalanobis Distance），从而使得异常值能够正确地被识别出来。

在 R 软件的 mvoutlier 软件包中提供了基于稳健马氏距离的异常值检验方法。在介绍多变量数据的异常值判断前，先简单介绍 R 软件及其软件包。

R 软件是一款免费的共享统计软件，它提供了若干统计程序包，以及集成的统计工具和各种数学计算。用户可以从 http://mirror.lzu.edu.cn/CRAN/网址中免费下载。R 软件有 Linux、MacOS X 和 Windows 三种版本。如果用户想下载 R 软件的 Windows 版本，单击"Download R for Windows"就可以进行下载。当前 R 软件的 Windows 最高版本为 R-4.1.2，不同的版本所携带的软件包也会不同。R 软件大概每 3 个月更新一次版本。有些在 R 软件旧版本中携带的软件包在新版本升级后没有了，此时可以单击"Previous releases"下载 R 软件的旧版本进行使用。

相比于其他软件环境，R 软件有很多优点，如 R 软件的源代码公开，任何人都可以查看 R 的分析过程，最新的统计方法都是在 R 中实现，具有让人眩目的数据可视化功能，是唯一在所有平台上均可运行的数据分析和挖掘环境等。下面看一下 R 软件下载安装后的界面。例如，下载完成 R-4.0.2 Windows 版本后，双击 R-4.0.2-win.exe 文件，按步骤进行安装，安装完成后双击桌面上的图标或从程序菜单打开，就会出现如图 1.3 所示的界面。

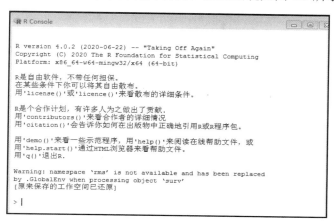

图 1.3　R 软件界面图

　　在该界面中出现的"**>**"符号是软件自动出现的，称为续行符，用户不用键入这个符号，只需要直接在后面输入命令。R 软件中附带了很多软件包，这些软件包是函数、数据集和文件的组合。所有软件包都可以通过 CRAN 的网站（https://cran.r-project.org/）下载获得。用户也可以自动联网安装这些软件包。

　　下面来安装判断多变量数据异常值的 mvoutlier 软件包。选择"程序包"菜单→"安装程序包"，此时要求选择 CRAN 镜像，这里选择 China（Beijing2）[https]（图 1.4）。

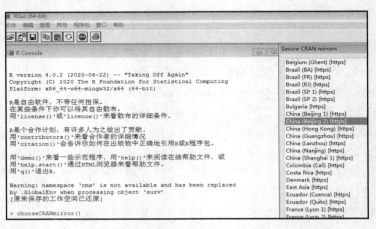

图 1.4　安装 R 软件包菜单

　　在弹出的 R 自带的软件包中选择 mvoutlier，然后进行安装，如图 1.5 所示，单击 Packages 对话框中的【OK】按钮，进行安装即可。

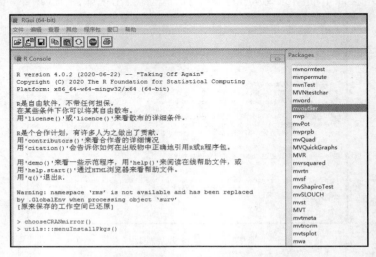

图 1.5　安装 mvoutlier 软件包界面

安装完成后会出现下面的界面如图 1.6 所示，在 R 窗口中输入语句：

```
library(mvoutlier)
```

此时软件会自动加载 mvoutlier 所需要的软件包，说明 mvoutlier 软件包已经安装完成。

此外，也可以通过在 R 窗口中输入安装语句来完成 mvoutlier 软件包的安装。

输入的语句如下：

```
install.packages(pkgs="mvoutlier")（安装 mvoutlier 软件包。此括号内容为语句说明）
```

说明：为了便于理解语句，本书在命令后用括号括起来的内容，为对该语句的注释，并不需要在命令行中输入（下同）。

软件包安装完成后，就可以使用软件包中的函数对数据进行分析。这里构造一个二维变量数据集，变量名为 s1 和 s2，总样本数为 90，数据集保存为 csv 格式的文件，命名为 mvout.csv，并存储在 D 盘中，便于从 R 中调取。图 1.7 列出了数据集中的 29 个样本。

```
      residualPlots                           html
      scatter3d                               html
      scatterplot                             html
      scatterplotMatrix                       html
      showLabels                              html
      sigmaHat                                html
      some                                    html
      spreadLevelPlot                         html
      strings2factors                         html
      subsets                                 html
      symbox                                  html
      testTransform                           html
      vif                                     html
      wcrossprod                              html
      which.names                             html
** building package indices
** installing vignettes
** testing if installed package can be loaded from temporary location
*** arch - i386
*** arch - x64
** testing if installed package can be loaded from final location
*** arch - i386
*** arch - x64
** testing if installed package keeps a record of temporary installation path
* DONE (car)

下载的程序包在
 'C:\Users\dell\AppData\Local\Temp\RtmpAx1k7e\downloaded_packages' 里
> library(mvoutlier)
载入需要的程辑包: sgeostat
Registered S3 method overwritten by 'GGally':
  method from
  +.gg  ggplot2
sROC 0.1-2 loaded
```

图 1.6　mvoutlier 软件安装完成界面

	A	B
1	s1	s2
2	0.6727983	-2.15749
3	0.463734	1.703728
4	-0.953536	-1.11998
5	0.2746981	-0.99188
6	-0.850015	-1.11797
7	0.0637773	-0.59947
8	0.2312706	-0.65138
9	-0.626402	-0.67461
10	-1.039903	-0.97542
11	-0.646753	1.446037
12	-0.422287	0.955688
13	-0.25174	0.662421
14	-0.553552	-0.56866
15	-0.690205	-0.47451
16	0.7524138	-0.46537
17	-1.231071	-0.03535
18	0.8456998	-0.49307
19	0.6014106	1.396691
20	-0.64982	-1.02545
21	1.135159	0.189073
22	-0.160205	0.718676
23	-0.256348	0.007766
24	-0.400383	2.491453
25	0.1196513	-0.17028
26	-0.578872	-1.4366
27	-1.944214	-0.80611
28	-1.013038	0.991974
29	0.1553897	1.343353
30	1.5605248	-0.40441

图 1.7　构建的二维变量数据集（部分数据）

在 R 窗口中输入语句：

```
read.table ("D:\\mvout.csv",header=TRUE,sep=",")->mvout    （从 D 盘中读入数据
                                                           并命名为 mvout）
mvout                                                      （输出 mvout 数据）
```

此时，可以看到从 R 中读出的 mvout 数据，该数据自动为样本进行编号，如图 1.8 所示。

```
> mvout
            s1            s2
1    0.67279834  -2.157494406
2    0.46373400   1.703728249
3   -0.95353586  -1.119978845
4    0.27469807  -0.991884697
5   -0.85001545  -1.117973844
6    0.06377732  -0.599470204
7    0.23127063  -0.651384449
8   -0.62640242  -0.674609487
9   -1.03990334  -0.975420361
10  -0.64675340   1.446037473
11  -0.42228746   0.955687604
12  -0.25174030   0.662421187
13  -0.55355194  -0.568661525
14  -0.69020541  -0.474505722
15   0.75241382  -0.465374953
16  -1.23107128  -0.035349399
17   0.84569982  -0.493067104
18   0.60141061   1.396691161
19  -0.64982001  -1.025445551
```

图 1.8　从 R 中读出的 mvout 数据

下面挑出数据集中的异常值。在 R 窗口中输入语句：

```
res1<- uni.plot(mvout)                （使用 uni.plot 函数在一维空间中观察数据集）
which(res1$outliers == TRUE)          （返回数据集中异常值的样本编号）
```

返回的异常值样本编号如下：

```
[1] 42 81 82 83 84 85 86 87 88 89 90
```

输出的图如图 1.9 所示，图中红色小圆圈表示疑似异常值，绿色小圆圈表示正常值。该数据集中共有 11 个异常值，这些值都明显偏离了均值。

下面采用 aq.plot 函数实现基于稳健马氏距离的异常值检验方法。在 R 窗口中输入语句：

```
res2<-aq.plot(mvout)                  （使用 aq.plot 函数实现稳健马氏距离的异常值检测）
which(res2$outliers=T)                （返回数据集中异常值的样本编号）
```

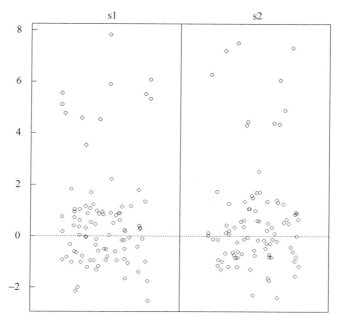

图 1.9　数据集的一维空间异常值检测

返回的异常值样本编号如下：

```
[1]  81 82 83 84 85 86 87 88 89 90
```

输出的图如图 1.10 所示，图 1.10(a)为原始数据散点图，图 1.10(b)中的 X 轴为各样本的稳健马氏距离排序，Y 轴为距离的经验分布，粉色曲线为卡方分布曲线，两条蓝色垂直

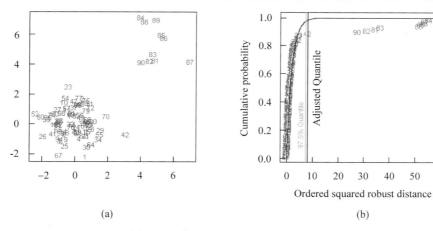

　　　　　　　　(a)　　　　　　　　　　　　　　　　　　　　(b)

扫码看彩图

图 1.10　稳健马氏距离的异常值检测

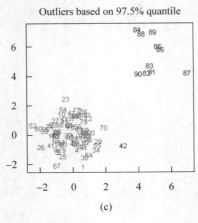 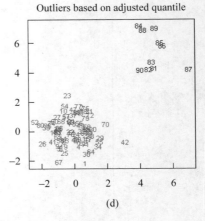

图 1.10 （续）

线分别表示两条阈值线，在阈值右侧的样本被判断为异常值。图 1.10(c)和图 1.10(d)的红色数字表示异常值样本编号，绿色数字表示正常值样本编号。由于阈值的不同，图 1.10(c)中的异常值有 11 个，而图 1.10(d)中的异常值有 10 个（42 号被排除）。在实际操作中，如果确定正常值被误判为异常值，可以通过调整参数再次进行检测。

如果数据的维数过高，变量数成百上千，此时数据之间变得稀疏，从而使得距离不再有很大意义，此时可以融合主成分降维的思路来进行异常值检验。mvoutlier 软件包中提供了 pcout 函数进行高维空间异常值的检验，读者可以参考 mvoutlier 软件包说明。

1.2 缺失值填补的 SPSS 软件实现

如果一个样本的多个属性含有缺失值，一般需要把这样的样本删除，否则会带来噪声，影响最后的分析结果。对于数据挖掘来说，缺失值的存在会造成有用信息的丢失，使得结果的不确定性更加显著，因此在缺失率不高的情况下还需要进行适当填补。常见的缺失值填补方法如下。

1. 均值填补

根据数据的属性进行填补。如果缺失值是定距型，就以该属性数据的平均值进行填补；如果缺失值是非定距型，就以该属性数据的众数进行填补。

2. 同类均值填补

采用聚类方法或分类方法判断缺失值样本的所属类型，再以该类型的均值进行填补。

3. 期望最大化法填补

在缺失值类型为随机缺失的条件下，假设模型对于完整的样本是正确的，则可以通过观测数据的边际分布，采用期望最大化法（Expection-Maximizatioin，EM），对未知参数进行极大似然估计（Maximum Likelihood Estimate，MLE）。该方法适用于大样本，有效样本数量应保证 MLE 渐近无偏并服从正态分布。

4. 多元线性回归算法

对未缺失数据采用多元线性回归进行分析，根据回归方程的预测结果对缺失数据进行填补。

5. 多重填补

多重填补（Multiple Imputation，MI）的主要思想是先估计出待填补的值，然后加上不同的噪声，形成多组可选的填补值，最后选取最合适的填补值。主要步骤是先为每个缺失值产生多个可能的填补值，由此产生多个完整数据集，然后对每个数据集进行统计分析，最后根据这些数据集的结果进行选择，产生最终的填补值。

下面以一个应用示例来说明如何采用 EM 方法对缺失值进行填补。图 1.11 是一个含有缺失值的数据表，其中包含了 5 个数值型变量，分别为年龄（age）、病程（duration）、体重指数（bmi）、腰臀比（whr）和空腹血糖（FBG），总样本量为 20。下面采用 SPSS 软件对缺失值进行填补。

	age	duration	bmi	whr	FBG
1	67	7.00	29.05	1.030	7.60
2	71	20.00	.	.990	8.80
3	.	.	25.80	.	11.00
4	74	1.00	.	.940	.
5	66	2.00	19.94	.	11.70
6	.	.	26.25	.	.
7	67	.20	.	.950	10.00
8	72	.	25.20	.870	.
9	.	.15	.	.	.
10	72	1.00	20.60	.890	7.70
11	75	.	.	.980	14.30
12	.	14.00	24.30	.	9.80
13	78	.	.	.	7.50
14	66	1.50	36.00	.	.
15	79	14.00	.	.960	11.90
16	.	.	24.22	.896	.
17	81	16.00	.	.	8.30
18	71	.25	22.20	.960	6.40
19	.	20.00	.	.910	7.00
20	78	.	19.14	.910	9.80

图 1.11　缺失值数据表

选择菜单 Analyze→Missing Value Analysis，如图 1.12 所示。

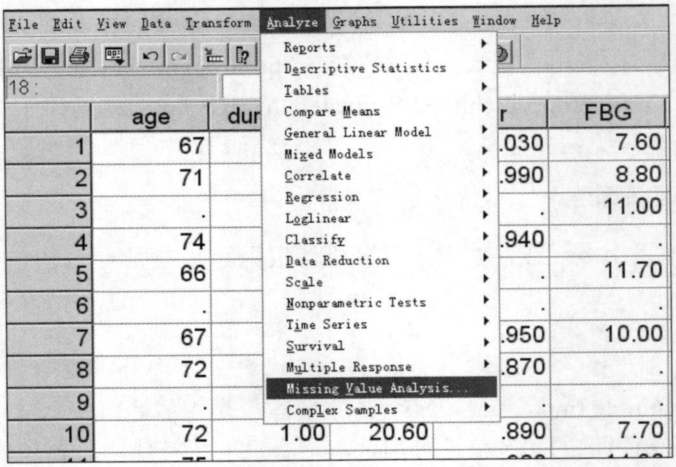

图 1.12 缺失值填补菜单

在弹出的对话框中，将 5 个数值变量放入"Quantitative Variables"中。同时勾选"EM"，如图 1.13 所示。

单击【EM…】按钮，此时弹出对话框（图 1.14），选择默认的分布"Distribution"为正态分布"Normal"，最大迭代次数"Maximum iterations"为"25"次，同时单击【File…】按钮，将填补好的数据表存储到"桌面"文件夹中，文件名为 missing-em.sav。

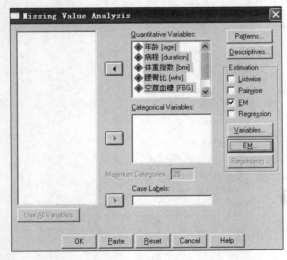

图 1.13 缺失值填补对话框

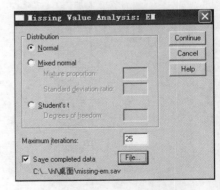

图 1.14 缺失值填补子对话框

运行后的主要输出结果如图 1.15~图 1.18 所示。

图 1.15 给出的是各变量缺失值的基本情况报告。例如，变量 bmi 未缺失数据个数为 11 个，缺失 9 个数据，缺失的百分比为 45.0%，样本均值为 24.7909，样本标准差为 4.76871，没有比 Q1-1.5*IQR 小的数据，比 Q3+1.5*IQR 大的数据有 1 个。

Univariate Statistics

	N	Mean	Std. Deviation	Missing		No. of Extremes[a]	
				Count	Percent	Low	High
age	14	72.64	5.063	6	30.0	0	0
duration	13	7.4692	8.06284	7	35.0	0	0
bmi	11	24.7909	4.76871	9	45.0	0	1
whr	12	.94050	.046936	8	40.0	0	0
FBG	14	9.4143	2.23361	6	30.0	0	0

a. Number of cases outside the range (Q1 − 1.5*IQR, Q3 + 1.5*IQR)

图 1.15 各变量缺失值的基本情况报告

图 1.16 和图 1.17 给出的是 5 个变量填补前（All Values）和填补后（EM）的均数及标准差。

Summary of Estimated Means

	age	duration	bmi	whr	FBG
All Values	72.64	7.4692	24.7909	.94050	9.4143
EM	72.98	8.1081	24.0168	.94260	8.8493

图 1.16 变量填补前（All Values）的均数及标准差

Summary of Estimated Standard Deviations

	age	duration	bmi	whr	FBG
All Values	5.063	8.06284	4.76871	.046936	2.23361
EM	5.044	7.81284	5.13514	.048665	2.45998

图 1.17 变量填补后（EM）的均数及标准差

图 1.18 给出了各变量 EM 估计的均值及进行的 Little's MCAR 检验，检验结果认为数据缺失是完全随机缺失的（P=0.428>0.05）。

打开填补好的数据表文件 missing-em.sav，即可看到每个样本缺失值的填补情况，如图 1.19 所示。

该数据表中的缺失值就被填补好了。

EM Means^{a,b}

age	duration	bmi	whr	FBG
72.98	8.1081	24.0168	0.94260	8.8493

a. Little's MCAR test: Chi-Square = 41.981, DF = 41, Sig. = .428
b. The EM algorithm failed to converge in 25 iterations

图 1.18　各变量 EM 估计的均值及 Little's MCAR 检验

	age	duration	bmi	whr	FBG
1	67	7.00	29.05	1.030	7.60
2	71	20.00	30.52	.990	8.80
3	72	11.61	25.80	.975	11.00
4	74	1.00	19.90	.940	9.09
5	66	2.00	19.94	1.000	11.70
6	72	8.43	26.25	.945	8.27
7	67	.20	23.41	.950	10.00
8	72	2.04	25.20	.870	6.64
9	70	.15	23.52	.941	8.29
10	72	1.00	20.60	.890	7.70
11	75	12.86	17.72	.980	14.30
12	75	14.00	24.30	.950	9.80
13	78	12.07	23.93	.906	7.50
14	66	1.50	36.00	.948	4.81
15	79	14.00	18.40	.960	11.90
16	75	7.94	24.22	.896	7.79
17	81	16.00	22.51	.899	8.30
18	71	.25	22.20	.960	6.40
19	79	20.00	27.46	.910	7.00
20	78	10.51	19.14	.910	9.80

图 1.19　缺失值填补后的数据表

1.3　缺失值填补的 R 软件实现

　　R 软件中也有很多软件包可以进行缺失值的填补，如表 1.1 所示。这里主要介绍 mice 软件包。

表 1.1　R 软件的缺失值填补软件包介绍

R 软件缺失值填补软件包	描　　述
hmisc	简单填补，多重填补，典型变量填补

续表

R 软件缺失值填补软件包	描　述
mice	多重填补
mvnmle	最大似然估计填补
cat	对数线性模型中多元类别变量填补
longitudinalData	时间序列缺失值填补
kmi	生存分析缺失值填补
mix	混合类型变量和连续型变量填补
pan	聚类多重填补

　　mice 软件包是基于多重填补法构造的。其基本思想是对于一个具有缺失值的变量，用其他变量的数据对这个变量进行拟合，再根据拟合的预测值对这个变量的缺失值进行填补。拟合方法可以根据变量的特征进行选择，如连续变量、分类变量和有序变量等。假设案例数据如图 1.20 所示。

　　其中，diabete 是二分类变量，0 表示非糖尿病，1 表示糖尿病；source 是有序分类变量，分为 1～4 的 4 个等级；type 是无序分类变量，有 1～3 种描述；T 是连续变量。现在需要对数据进行整理，才能应用 mice 软件包进行填补。首先需要把二分类变量 diabete、有序分类变量 source 和无序分类变量 type 中的数字都替换为字符。替换好后还需要将数据表中的缺失值替换为字符"NA"。整理后的数据表如图 1.21 所示。

　　将数据保存为文件 impute.csv，存储于 D 盘中。下面就可以对缺失值数据进行填补。在 R 窗口中输入语句：

```
install.packages("mice")                              （安装 mice 软件包）
library(mice)                                         （加载 mice 软件包）
read.table("d:\\impute.csv",header=TRUE,sep=",")->a   （读入外部数据）
imp<-mice(a, meth=c('logreg','polr','polyreg','pmm')) （变量拟合）
```

　　这里选择让所有 4 个变量都进入拟合。注意变量拟合时，需要根据不同变量的特征选择不同的填补方法，否则可能导致效果不佳或者无法计算。diabete 是二分类变量，因此采用 logreg(logistic regression)方法填补；source 是有序分类变量，采用 polr(proportional odds model)方法填补；type 是无序分类变量，采用 polyreg(polytomous logistic regression)方法填补；T 是连续变量，采用 pmm(predictive mean matching)方法填补。因此，在 imp 语句中的 meth 分别为 4 个变量设置了不同的填补方法。但是这里需要注意的是，分类变量的填补效果往往不是很好，因此还是建议在收集数据时尽量减少缺失。

diabete	source	type	T
0	2	2	37.7
0	2	1	38.7
0	1	1	38.9
0	2	1	38.1
1	2	1	37.2
0	1	1	37.5
0	2	2	37.7
0	1	1	
	2	2	37.1
	2	1	36.5
0	2	3	36.8
0	2	2	37.1
1	2	1	37.5
0	2	2	37
0	2	2	38.9
0	2	1	37.6
0	2	2	35.6
1	1	1	36.2
0	1	2	37.5
0	1	1	36.5
	3	2	
	1	1	37.8
	2		36.5
0	2		36.9
	1		37.8
	1		37.9
	2	2	35
0	4	2	36.7
0	2	2	38.7
0	4	2	
0	2	1	38.3
0	1	1	35.8
0	1	1	37.6
0	2	3	38.6
0	2	2	37.4
0	1		35.5

图 1.20 mice 软件包缺失值填补的案例数据

diabete	source	type	T
no	two	two	37.7
no	two	one	38.7
no	one	one	38.9
no	two	one	38.1
yes	two	one	37.2
no	one	one	37.5
no	two	two	37.7
no	one	one	NA
NA	two	two	37.1
NA	two	one	36.5
no	two	three	36.8
no	two	two	37.1
yes	two	one	37.5
no	two	two	37
no	two	two	38.9
no	two	one	37.6
no	two	two	35.6
yes	one	one	36.2
no	one	two	37.5
no	one	one	36.5
NA	three	two	NA
NA	one	two	37.8
NA	two	NA	36.5
no	two	NA	36.9
NA	one	NA	37.8
NA	one	NA	37.9
NA	two	two	35
no	four	two	36.7
no	two	two	38.7
no	four	two	NA
no	two	one	38.3
no	one	one	35.8
no	one	one	37.6
no	two	three	38.6
no	two	two	37.4
no	NA	one	35.5
yes	one	one	NA
no	two	one	38.1
no	two	NA	37.6
yes	two	one	38.5
no	two	three	38

图 1.21 整理后的缺失值填补案例数据

继续在 R 窗口中输入语句：

```
result<-complete(imp)                              （完成填补）
write.csv(result,file="d:\\imputecomplete.csv")    （将输出结果保存为 csv 格式
                                                     的文件）
```

此时，将填补好的数据打开，如图 1.22 所示。

从图 1.22 中可以看到缺失值已经填补好了。

diabete	source	type	T
no	two	two	37.7
no	two	one	38.7
no	one	one	38.9
no	two	one	38.1
yes	two	one	37.2
no	one	one	37.5
no	two	two	37.7
no	one	one	37.5
no	two	two	37.1
yes	two	one	36.5
no	two	three	36.8
no	two	two	37.1
yes	two	one	37.5
no	two	two	37
no	two	two	38.9
no	two	one	37.6
no	two	two	35.6
yes	one	one	36.2
no	one	two	37.5
no	one	one	36.5
yes	three	two	39.4
yes	one	one	37.8
no	two	one	36.5
no	two	one	36.9
no	one	three	37.8
no	one	one	37.9

图 1.22　mice 软件包填补缺失值后的数据表

　　需要注意的是，缺失值的填补目的是为了不损失大量信息，但毕竟所填补的数据仅基于理论分析，因此所填补的数据不一定完全符合客观实际。总之，认真地进行实验设计和数据采集工作，避免数据缺失才是最为重要的。

　　数据在清洗、整理和缺失值填补后，就可以进行数据分析。

　　当前，数据分析软件众多，如 SPSS、SAS、Stata、R、Sigmastat 等。针对不同的分析目的和需求，以及所选择的统计学方法，可以采用不同的统计学软件进行处理。不同的统计软件都有各自的优缺点，因此实践中应选择简便易行的软件。如果要进行时间序列分析，SAS 软件使用起来比 SPSS 软件更加简便易行且更容易解释，而作剂量-效应的 Meta 分析时 R 软件使用起来比 Stata 软件要方便。因此，本书中作者根据长期使用统计软件的实践经验，针对不同的案例，选择的均是方便易行的软件。如果读者想应用其他软件实现，可以参考相应的其他书籍和网络资源。表 1.2 中列出了本书中所有案例使用的分析软件。

表 1.2　本书中所有案例使用的分析软件

章　节	使用的分析软件
第 1 章　数据分析前的准备	SPSS 和 R 软件的 mvoutlier 和 mice 软件包
第 2 章　多元线性回归分析	SPSS
第 3 章　Logistic 回归分析	SPSS 和 R 软件的 epicalc、rms 和 rmda 软件包
第 4 章　非线性回归拟合分析	SPSS
第 5 章　生存分析	SPSS 和 R 软件的 survminer 软件包
第 6 章　关于竞争风险模型的生存分析	R 软件的 timereg 和 cmprsk 软件包
第 7 章　Meta 分析	Review Manger 5.3 和 R 软件的 meta 软件包
第 8 章　作剂量-反应模型 Meta 分析	R 软件的 dosresmeta 软件包
第 9 章　决策树模型分析	R 软件的 rpart、maptree 和 TH.data 软件包
第 10 章　随机森林法提取特征属性	R 软件的 randomForest 软件包
第 11 章　倾向性得分匹配方法	R 软件的 nonrandom 软件包
第 12 章　用广义估计方程分析重复测量的定性资料	SAS
第 13 章　基于支持向量机的微阵列数据分类	R 软件的 kernlab 软件包
第 14 章　时间序列分析	SAS
第 15 章　路径图分析	SPSS
第 16 章　主成分分析和因子分析	SAS 和 R
第 17 章　判别分析	SPSS
第 18 章　聚类分析	SPSS 和 R 软件的 ape、ggfortify 和 gplots 软件包
第 19 章　关联规则	R 软件的 arules 和 arulesViz 软件包
第 20 章　两组 ROC 曲线下的面积比较	SPSS 和 R 软件的 pROC 软件包
第 21 章　诊断准确性试验 Meta 分析	Meta-Disc 软件
第 22 章　网络 meta 分析	R 软件的 netmeta 和 gemtc 软件包
第 23 章　贝叶斯网络分析	R 软件的 deal 软件包
第 24 章　偏最小二乘回归与判别分析	SPSS 和 R 软件的 pls 和 mixOmics 软件包
第 25 章　Lasso 回归分析	R 软件的 glmnet 软件包

第2章

多元线性回归分析

在医学研究中，常常需要分析变量之间的关系。例如，人的体重与身高和胸围的关系；血压值与年龄、性别、饮食习惯、吸烟状况和家族史的关系；血糖水平与年龄、胰岛素和体重指数的关系；肿瘤预后与患者的肿瘤亚型、肿瘤大小和治疗方式的关系等。此时应采用回归分析的方法来研究变量之间的依存关系，并对各个因素做出评价，还可用于预测和判别。

2.1 多元线性回归的概念

一元线性回归是研究一个因变量与单个自变量之间呈直线关系的一种分析方法。在实际研究中，一个因变量往往会受到其他多个自变量的影响，如糖尿病人的血糖可能与胆固醇、糖化血红蛋白和甘油三脂等多种指标相关。由多个自变量的最优组合共同来预测或估计因变量，比只用一个自变量进行预测或估计更有效、更符合实际。因此，多元线性回归比一元线性回归的实用意义更大。多元线性回归是分析一个因变量与多个自变量的线性依存关系，逐步回归判别出哪些自变量对因变量有影响，而哪些自变量对因变量没有影响。

2.2 多元线性回归的模型结构

多元线性回归的模型结构为 $Y = \beta_0 + \beta_1 x_1 + \cdots + \beta_k x_k + \varepsilon$。其中，$Y$ 表示任意的数值变量，$\beta_0, \beta_1, \cdots, \beta_k$ 表示偏回归系数，这些偏回归系数的估计值 $b_0, b_1, \cdots, b_k$ 是采用最小二乘法获得。最终可得到多元线性回归的预测模型为 $\hat{Y} = b_0 + b_1 x_1 + \cdots + b_k x_k$。

来看一个应用示例：测量了 27 名糖尿病人的血清总胆固醇、甘油三脂、空腹胰岛素、糖化血红蛋白和空腹血糖值，现在想研究空腹血糖与其他几个指标的关系。以空腹血糖作为因变量，其他指标作为自变量，作多元线性回归方程。这里采用 SPSS 软件实现。

首先进行数据录入，如图 2.1 所示。

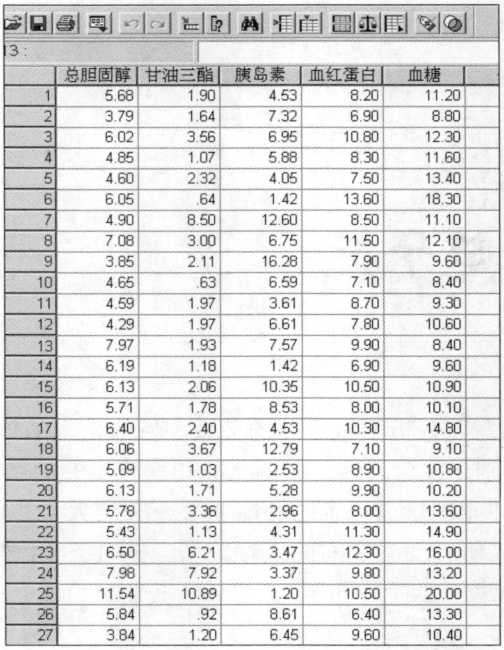

图 2.1　多元线性回归数据录入界面

选择菜单 Analyze→Regression→Linear，如图 2.2 所示。

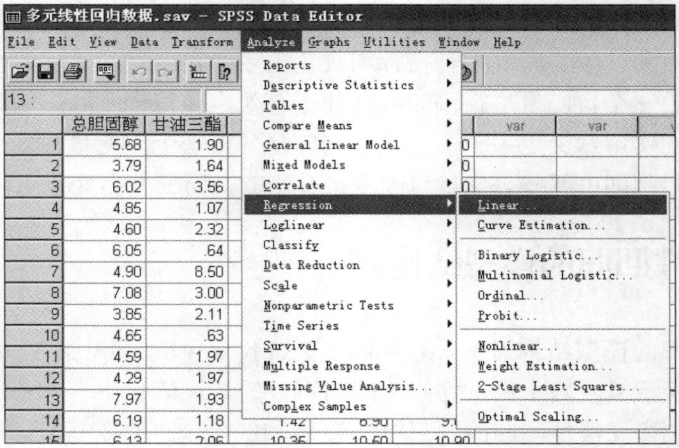

图 2.2　多元线性回归分析菜单

在线性回归对话框中，因变量放入血糖，自变量放入总胆固醇、甘油三脂、胰岛素和血红蛋白。先选择"Method"为强行进入法"Enter"，即所有自变量全部纳入回归模型，不作任何筛选（图 2.3）。单击【OK】按钮后输出分析结果。

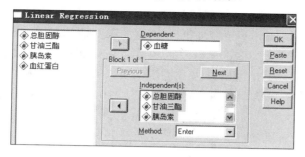

图 2.3　线性回归分析对话框

主要的输出结果如图 2.4 所示。

Model Summary

Model	R	R Square	Adjusted R Square	Std. Error of the Estimate
1	0.775a	0.601	0.528	2.00954

a. Predictors: (Constant), 血红蛋白, 甘油三酯, 胰岛素, 总胆固醇

ANOVA b

Model		Sum of Squares	df	Mean Square	F	Sig.
1	Regression	133.711	4	33.428	8.278	.000a
	Residual	88.841	22	4.038		
	Total	222.552	26			

a. Predictors: (Constant), 血红蛋白, 甘油三酯, 胰岛素, 总胆固醇

b. Dependent Variable: 血糖

Coefficients a

Model		Unstandardized Coefficients		Standardized Coefficients	t	Sig.
		B	Std. Error	Beta		
1	(Constant)	5.943	2.829		2.101	0.047
	总胆固醇	0.142	0.366	0.078	0.390	0.701
	甘油三酯	0.351	0.204	0.309	1.721	0.099
	胰岛素	−0.271	0.121	−0.339	−2.229	0.036
	血红蛋白	0.638	0.243	0.398	2.623	0.016

a. Dependent Variable: 血糖

图 2.4　多元线性回归分析结果

其中，第一个输出结果（Model Summary）输出的是决定系数 R^2=0.601，校正的 R^2=0.528。决定系数越大，说明回归方程拟合越好。

第二个输出结果（ANOVA）是对模型作的方差分析，结果是 F=8.278，P<0.001，说明该回归模型有统计学意义。

第三个输出结果（Coefficients）是回归方程的参数估计和统计学检验，这个表最为重要。其中，B 为偏回归系数，Std.Error 为标准误，Beta 为标准化回归系数，Constant 为常数项。根据该输出表可以写出回归方程：血糖=5.943+0.142 总胆固醇+0.351 甘油三脂-0.271 胰岛素+0.638 血红蛋白。从该表中看出，总胆固醇（P=0.701>0.05）和甘油三脂（P=0.099>0.05）的回归系数没有统计学意义，而胰岛素（P=0.036<0.05）和血红蛋白（P=0.016<0.05）的回归系数有统计学意义，即胰岛素和血红蛋白影响空腹血糖水平。

2.3 多元逐步线性回归

在实际应用中，自变量之间可能会存在多重共线性，从而影响多元线性回归的结果。为此，可以选择对自变量进行筛选实施多元逐步线性回归，即从多个自变量中找出对因变量真正有影响的自变量。筛选的方法有前进法（Forward）、后退法（Backward）和逐步法（Stepwise）等。

仍然选用上面的例子，作多元逐步线性回归分析。这里选择逐步法（Stepwise）。如果选择前进法，可以选择"Forward"；如果选择后退法，可以选择"Backward"。

单击【Options...】按钮，默认筛选变量时入选标准"Entry"为"0.05"，剔除标准"Removal"为"0.1"。具体操作如见图 2.5 所示。

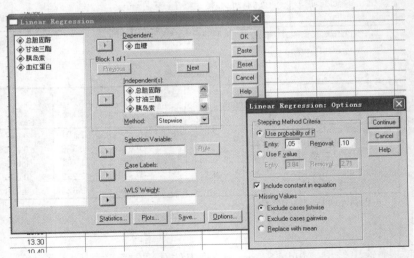

图 2.5 多元逐步线性回归分析中筛选变量的主对话框和 Options 子对话框

主要输出结果如图 2.6～图 2.9 所示。

如图 2.6 所示的输出结果表示回归分析进行了两步。第一步表示血红蛋白进入方程（此时决定系数 $R^2=0.372$），第二步表示血红蛋白和总胆固醇进入方程（此时决定系数 $R^2=0.484$）。

Model Summary

Model	R	R Square	Adjusted R Square	Std. Error of the Estimate
1	0.610[a]	0.372	0.347	2.36506
2	0.696[b]	0.484	0.441	2.18672

a. Predictors: (Constant), 血红蛋白

b. Predictors: (Constant), 血红蛋白, 总胆固醇

图 2.6 多元逐步线性回归分析结果（Model Summary）

如图 2.7 所示的输出表是对回归模型作的方差分析，同样分为两步。第一步获得的模型方差分析结果是 $F=14.788$，$P=0.001$。第二步获得的方差分析结果是 $F=11.271$（$P<0.001$），说明该回归方程有统计学意义。

ANOVA[c]

Model		Sum of Squares	df	Mean Square	F	Sig.
1	Regression	82.714	1	82.714	14.788	.001[a]
	Residual	139.837	25	5.593		
	Total	222.552	26			
2	Regression	107.790	2	53.895	11.271	.000[b]
	Residual	114.762	24	4.782		
	Total	222.552	26			

a. Predictors: (Constant), 血红蛋白

b. Predictors: (Constant), 血红蛋白, 总胆固醇

c. Dependent Variable: 血糖

图 2.7 多元逐步线性回归分析结果（ANOVA）

如图 2.8 所示的输出表是对回归方程的参数估计和统计学检验。第一步获得的模型中

Coefficients[a]

Model		Unstandardized Coefficients		Standardized Coefficients	t	Sig.
		B	Std. Error	Beta		
1	(Constant)	3.006	2.364		1.272	0.215
	血红蛋白	0.978	0.254	0.610	3.845	0.001
2	(Constant)	1.310	2.308		0.568	0.576
	血红蛋白	0.732	0.259	0.456	2.833	0.009
	总胆固醇	0.678	0.296	0.369	2.290	0.031

a. Dependent Variable: 血糖

图 2.8 多元逐步线性回归分析结果（Coefficients）

只有血红蛋白有统计学意义（P=0.001），第二步获得的模型中血红蛋白（P=0.009）和总胆固醇（P=0.031）均有统计学意义。最终选择第二个模型，即经过逐步筛选后表明血红蛋白和总胆固醇影响空腹血糖水平。

得到的线性回归方程为：血糖=1.301+0.732 血红蛋白+0.678 总胆固醇。

如图 2.9 所示的输出表表示的是每一次筛选后从方程中剔除的变量。第一次筛选获得的模型剔除了总胆固醇、甘油三脂和胰岛素，第二次筛选获得的模型剔除了甘油三脂和胰岛素。

Excluded Variables^c

Model		Beta In	t	Sig.	Partial Correlation	Collinearity Statistics Tolerance
1	总胆固醇	0.369^a	2.290	0.031	0.423	0.828
	甘油三脂	0.341^a	2.269	0.033	0.420	0.952
	胰岛素	-0.347^a	-2.222	0.036	-0.413	0.891
2	甘油三脂	0.210^b	1.112	0.278	0.226	0.599
	胰岛素	-0.274^b	-1.785	0.088	-0.349	0.834

a. Predictors in the Model: (Constant), 血红蛋白
b. Predictors in the Model: (Constant), 血红蛋白, 总胆固醇
c. Dependent Variable: 血糖

图 2.9　多元逐步线性回归分析结果（Excluded Variables）

在采用多元线性回归分析时，特别要注意多重共线性的问题。当自变量间存在线性关系（或近似线性关系），而且当这种线性关系（共线性）十分明显时，会对回归模型带来影响。特别是当共线性程度很高时，最小二乘法会失效，从而无法取得参数的估计值。产生多重共线性的原因有很多，如样本含量过小、自变量强相关等。此时可以采用容忍度（Tolerance）和方差膨胀因子（Variance inflation factor，VIF）等对多元线性回归方程进行共线性诊断。

下面对本案例进行多重共线性的判断。在"Linear Regression"对话框中单击【Statistics…】按钮，在弹出的对话框"Linear Regression：Statistics"中勾选"Collinearity diagnostics"复选框，如图 2.10 所示。

输出结果如图 2.11 所示。从图中的第二个模型看，血红蛋白和总胆固醇的容忍度均为0.828，方差膨胀因子均为 1.208。容忍度是以每个自变量作为因变量，对其他自变量进行回归分析时得到的残差比例，用 1 减去决定系数来表示。该指标越小，说明该自变量被其余自变量预测的越精确，共线性就越严重。

方差膨胀因子是容忍度的倒数，该值越大，说明共线性越严重。本例中可以认为自变量间不存在共线性。

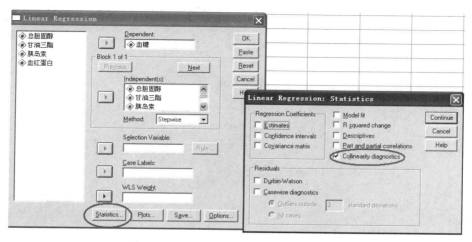

图 2.10　多元逐步线性回归分析主对话框和 Statistics 子对话框中的共线性诊断

Coefficients^a

Model		Collinearity Statistics	
		Tolerance	VIF
1	血红蛋白	1.000	1.000
2	血红蛋白	0.828	1.208
	总胆固醇	0.828	1.208

a. Dependent Variable: 血糖

图 2.11　多元逐步线性回归分析结果（Coefficients）

　　来看另一个输出结果，如图 2.12 所示，其中给出了进行主成分分析后的特征根（Eigenvalue）和条件指数（Condition Index）。如果多维度的特征根均近似为 0，则说明存在比较严重的共线性；如果某些维度的条件指数大于 30，则说明自变量间可能存在共线性。从第二个模型的结果看出，第一维度的特征根为 2.944，所有 3 个维度的条件指数均小于 30（最大的条件指数为 12.585），因此可以认为本例中自变量间不存在共线性。

Collinearity Diagnostics^a

Model	Dimension	Eigenvalue	Condition Index	Variance Proportions		
				(Constant)	血红蛋白	总胆固醇
1	1	1.981	1.000	.01	.01	
	2	.019	10.290	.99	.99	
2	1	2.944	1.000	.00	.00	.01
	2	.038	8.819	.19	.10	.98
	3	.019	12.585	.81	.90	.01

a. Dependent Variable: 血糖

图 2.12　多元逐步线性回归分析结果（Collinearity Diagnostics）

　　研究者在进行回归分析时，列出的某些自变量可能对因变量根本没有影响或影响很小。如果这些自变量被包括进去，不仅计算量大，精度也会下降。所以，要适当选取需要的研究变量，建立较优的回归模型。此外，如果出现了多重共线性的问题，可以采用增大样本含量，剔除不重要的解释变量，进行主成分分析及偏最小二乘分析等常见的多重共线性解决办法。

第 3 章

Logistic 回归分析

在实际的临床研究中，有多种类型的变量，如连续型变量或分类变量。响应变量除可能有连续的取值外，还可能会是二分类变量，即只有两种状态，例如某诊断结果是"阳性"或"阴性"，某结局事件是"生存"或"死亡"，某药物治疗效果是"有效"或"无效"等。此外，响应变量还可能会是多分类变量，即有多种状态，此时要综合考虑响应变量与其他变量之间的关系时，多元线性回归已不再适用，应采用 Logistic 回归来解决这类问题。

3.1 Logistic 回归分析的基本概念

在医学研究中，Logistic 回归是分析疾病与致病因子间联系的重要统计方法。它是以疾病发生概率为因变量，影响疾病发生的因子为自变量的一种回归方法。医学研究中的因变量有时并不是呈正态分布的连续型随机变量，其取值可能只有两个，如发病与未发病、阳性与阴性、暴露与未暴露等。此时，线性回归不再适用，而 Logistic 回归模型成功地解决了这一问题。根据响应变量（因变量）的类型，Logistic 回归可分为二分类响应变量的 Logistic 回归和多分类响应变量的 Logistic 回归。

3.2 Logistic 回归的模型结构

在多元线性回归 $\hat{Y} = \beta_0 + \beta_1 x_1 + \cdots + \beta_k x_k$ 中，Y 可以是任意的数值变量。若 Y 表示的是疾病发生的概率 P，则可以把 P 作为因变量并建立与各自变量 x_i 的回归方程。经过研究，如果把 P 转化为 $\ln\left(\dfrac{P}{1-P}\right)$，则会使回归方程的统计性能更好。此变换被称为 P 的 logit 转换。即：

$$\text{logit}(P) = \ln\frac{P}{1-P}$$

Logistic 回归的模型结构：设二分类因变量 Y（Y=1 或 Y=0），令 Y=1 的概率为 π，则 Y=0 的概率为 $1-\pi$。令 $\ln \dfrac{\pi}{1-\pi} = \mathrm{logit}(\pi)$，则以 $\mathrm{logit}(\pi)$ 为因变量建立回归方程：

$$\mathrm{logit}(\pi) = \beta_0 + \beta_1 X_1 + \cdots + \beta_p X_p$$

进一步可推导出概率预报模型：

$$\pi = \frac{\exp(\beta_0 + \beta_1 X_1 + \cdots + \beta_p X_p)}{1 + \exp(\beta_0 + \beta_1 X_1 + \cdots + \beta_p X_p)} = \frac{1}{1 + \exp[-(\beta_0 + \beta_1 X_1 + \cdots + \beta_p X_p)]}$$

实际上，Logistic 回归模型可以看作是多元线性回归模型的推广。

Logistic 回归系数通常采用最大似然估计法，此方法适用范围广，不需要自变量呈多元正态分布，但计算较为繁琐，不过有了计算机，已经变得很方便了。在 Logistic 回归模型中，通常采用 wald χ^2 检验对参数估计值进行假设检验，可检验参数 β_j 是否为 0。目前大多数软件都采用这种检验方法。将第 j 个自变量对应的优势比定义为：$OR_j = \exp(b_j)$。其中，优势比表示当其他自变量保持不变时，该自变量每增加一个单位，所引起的变化量。每个自变量对应的优势比 OR_j 的 95% 的可信区间为：$\exp[b_j \pm 1.96 SE(b_j)]$。当自变量为连续型变量时，OR 值是指自变量每增加一个单位，其优势的变化量。当 OR>1，说明该因素是危险因素；而当 OR<1，说明该因素是保护因素。

3.3　应用实例 1：一般资料的 Logistic 回归

当前一些研究表明糖尿病与促甲状腺激素（TSH）血清水平有一定的潜在关系。加强对糖尿病患者甲状腺功能指标的检测可以早期诊断防治糖尿患者中无症状的甲状腺功能异常。

本例中将 126 名 65 岁以上糖尿病患者分为两组：TSH<4 组编码为 0，表示 TSH 水平正常；而 TSH>4 组编码为 1，表示 TSH 水平异常。将年龄、病程、糖化血红蛋白、空腹血糖、右眼底病变（分为 8 个等级，其中 0 表示正常，1～7 表示病变等级，等级越高表明病变越严重）作为自变量，采用 Logistic 回归分析 TSH 血清水平的影响因素。

这里采用 SPSS 软件进行分析。首先进行数据录入，如图 3.1 所示。

选择菜单 Analyze→Regression→Binary Logistic，如图 3.2 所示。

在 Logistic 回归对话框中，因变量 "Dependent" 放入 "tsh 分组"，自变量 "Covariates" 放入 "年龄、病程、血红蛋白、空腹血糖和右眼病变"。"Method" 的主要方法如下。

（1）Enter：所有变量一次全部进入方程；

（2）Forward LR：逐步向前法，自变量根据似然比检验结果依次进入方程；

（3）Backward LR：后退法，自变量根据似然比检验结果依次移出方程。

	年龄	病程	血红蛋白	空腹血糖	右眼病变	tsh分组
1	84	3.00	6.90	9.60	1.00	.00
2	82	10.00	6.10	5.90	7.00	.00
3	82	20.00	10.00	11.00	3.00	.00
4	81	10.00	8.40	7.80	2.00	1.00
5	81	2.00	11.50	10.00	3.00	1.00
6	81	.15	13.50	17.50	2.00	.00
7	81	16.00	7.00	8.30	2.00	.00
8	80	8.00	5.90	6.00	.00	1.00
9	80	8.00	5.90	6.10	.00	1.00
10	80	8.00	5.90	6.50	.00	1.00
11	80	2.00	7.00	6.80	7.00	.00
12	80	20.00	8.30	7.00	.00	.00
13	79	6.00	6.70	9.00	4.00	1.00
14	79	13.00	9.10	7.80	.00	.00
15	79	14.00	10.30	11.90	2.00	.00
16	78	2.00	9.20	10.60	1.00	1.00
17	78	6.00	6.40	6.00	4.00	1.00
18	78	6.00	6.40	6.70	4.00	1.00
19	78	13.00	10.60	9.80	1.00	.00
20	78	20.00	9.20	10.00	1.00	.00

图 3.1　糖尿病与血清水平的数据录入界面（部分数据）

本例采用"Enter"方法来进行分析（图 3.3）。

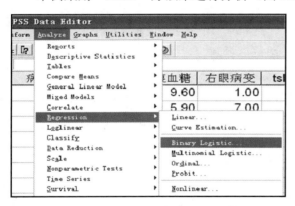

图 3.2　Logistic 回归分析菜单

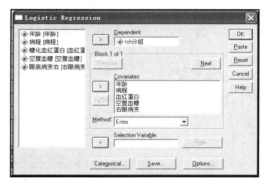

图 3.3　Logistic 回归分析主对话框

单击【Options...】按钮，打开如图 3.4 所示的对话框，勾选"CI for exp（B）"，可以计算出 OR 值的 95%置信区间。

主要输出结果如图 3.5～图 3.8 所示。

如图 3.5 所示的输出表输出的是模型总的全局检验，即似然比卡方检验，3 个结果分别为：Step 统计量为每一步与前一步相比的似然比检验结果；Block 统计量是指将 block1 与 block0 相比的似然比检验结果；而 Model 统计量则是上一个模型与现在方程中变量有变化后模型的似然比检验结果。

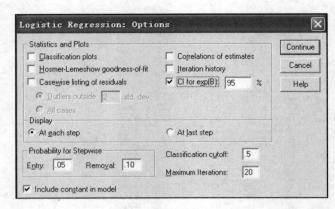

图 3.4　Logistic 回归 Options 子对话框

Omnibus Tests of Model Coefficients

		Chi-square	df	Sig.
Step 1	Step	11.804	5	.038
	Block	11.804	5	.038
	Model	11.804	5	.038

图 3.5　Logistic 回归分析结果（全局检验）

　　如果采用 Enter 法，得到的 3 个统计量及假设检验结果是一致的，即 χ^2=11.804，P=0.038，说明模型有统计学意义。

　　如图 3.6 所示的输出表输出的 "−2 Log likelihood" 可用于拟合优度检验结果。而 "Cox&Snell R Square" 和 "Nagelkerke R Square" 类似于线性回归中的决定系数。

Model Summary

Step	−2 Log likelihood	Cox & Snell R Square	Nagelkerke R Square
1	159.681[a]	0.089	0.120

a. Estimation terminated at iteration number 4 because parameter estimates changed by less than 0.001

图 3.6　Logistic 回归分析结果（Model Summary）

　　如图 3.7 所示的输出表是 Logistic 回归分析中最重要的表。表中的 B 为回归系数，S.E. 为标准误，Wald 为 Wald χ^2 值，df 为自由度，Sig. 为 P 值，Exp(B) 为 OR 值，95.0% C.I.for EXP(B) 为 OR 值的 95% 置信区间，其中 Lower 为置信区间的下限，Upper 为置信区间的上限。该回归分析结果说明，只有年龄是 TSH 水平的影响因素（P=0.021），而其他因素的回归系数均无统计学意义（P>0.05）。年龄的 OR 值（OR=1.106，95%CI：1.015～1.206）可解释为年龄每增加一岁，TSH 异常的风险增加到原来的 1.106 倍。Logistic 回归方程可以表示如下：

Variables in the Equation

		B	S.E.	Wald	df	Sig.	Exp(B)	95.0% C.I.for EXP(B) Lower	Upper
Step 1	年龄	0.101	0.044	5.311	1	0.021	1.106	1.015	1.206
	病程	−0.002	0.025	0.008	1	0.929	0.998	0.949	1.049
	血红蛋白	−0.027	0.215	0.016	1	0.899	0.973	0.638	1.483
	空腹血糖	−0.090	0.185	0.238	1	0.625	0.914	0.637	1.312
	右眼病变	0.154	0.081	3.663	1	0.056	1.167	0.996	1.366
	Constant	−6.977	3.435	4.125	1	0.042	0.001		

a. Variable(s) entered on step 1: 年龄, 病程, 血红蛋白, 空腹血糖, 右眼病变

图 3.7　Logistic 回归分析结果（Variables in the Equation）

$$\ln\left(\frac{\pi}{1-\pi}\right) = -6.977 + 0.101 * 年龄$$

如果采用逐步向前法（Forward LR），最终的输出结果如图 3.8 所示。该结果与采用 Enter 方法获得的结果基本相似，年龄仍然是唯一有统计学意义的变量（P=0.016），年龄的 OR 值（OR=1.106，95%CI：1.019～1.202）。

Variables in the Equation

		B	S.E.	Wald	df	Sig.	Exp(B)	95.0% C.I.for EXP(B) Lower	Upper
Step 1	年龄	0.101	0.042	5.753	1	0.016	1.106	1.019	1.202
	Constant	−7.717	3.095	6.217	1	0.013	0.000		

a. Variable(s) entered on step 1: 年龄

图 3.8　Logistic 回归分析结果（Variables in the Equation）

3.4　应用实例 2：列联表资料的 Logistic 回归

列联表资料的数据除了可以用卡方检验进行比较之外，同样也可以采用 Logistic 回归进行分析。来看下面的例子，如表 3.1 所示。

表 3.1　COPD 患者与非患者的吸烟情况资料

	有吸烟史	无吸烟史	合计
患者	231	125	356
非患者	183	296	479
合计	414	421	835

下面建立 Logistic 回归模型方程分析病例与吸烟的关系。令 Y＝1 表示患者，Y＝0 表示非患者；X＝1 表示吸烟，X＝0 表示不吸烟。由此，可建立 Logistic 回归方程为：

$$\ln \frac{\pi}{1 - \pi} = \beta_0 + \beta_1 X$$

其中，π 表示 COPD 发病率。下面用 SPSS 软件完成 Logistic 回归分析。首先进行数据录入：病例否变量中 1 表示 COPD 患者，0 表示非患者；吸烟否变量中，1 表示吸烟，0 表示不吸烟（图 3.9）。

然后对人数进行加权，选择 Data→Weight Cases（图 3.10）。

病例否	吸烟否	人数
1.00	1.00	231.00
1.00	.00	125.00
.00	1.00	183.00
.00	.00	296.00

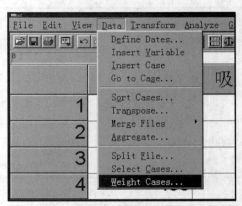

图 3.9　列联表资料的 Logistic 回归数据录入界面　　　图 3.10　列联表资料的加权菜单

弹出对话框后，对人数进行加权（图 3.11）。

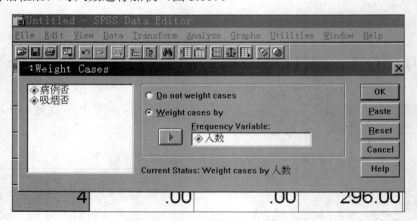

图 3.11　列联表资料的加权对话框

对人数进行加权后，选择菜单 Analyze→Regression→Binary Logistic，在弹出的对话框中选择因变量 "Dependent" 为 "病例否"，协变量 "Covariates" 为 "吸烟否"（图 3.12）。

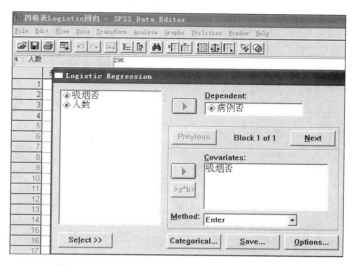

图 3.12　列联表资料的 Logistic 回归主对话框

主要的输出结果如图 3.13 所示。

Variables in the Equation

		B	S.E.	Wald	df	Sig.	Exp(B)	95.0% C.I.for EXP(B)	
								Lower	Upper
Step 1	吸烟否	1.095	0.146	56.631	1	0.000	2.989	2.247	3.976
	Constant	−0.862	0.107	65.310	1	0.000	0.422		

a. Variable(s) entered on step 1: 吸烟否

图 3.13　Logistic 回归分析结果（Variables in the Equation）

如图 3.13 所示的输出结果说明，吸烟是罹患 COPD 的影响因素（P<0.001，OR=2.989，95%CI：2.247～3.976）。如果写成方程，则可以写成：$\mathrm{logit}(\pi) = -0.862 + 1.095$ 吸烟，说明吸烟对罹患 COPD 有影响，吸烟者患病的优势是不吸烟的近 3 倍。

3.5　应用实例 3：多项 Logistic 回归分析

如果响应变量是多分类的，此时就需要采用多项 Logistic 回归分析。与二项 Logistic 回归不同，它是通过拟合广义 Logit 模型方法进行的。若响应变量有 K 个分类，则有一个参照类，其余每一类与参照类比较，拟合 K−1 个 Logit 模型。例如，因变量取 3 个值 a、b、c，如果以 a 为参照水平，则得到 2 个 Logistic 函数，一个是 b 与 a 相比，另一个是 c 与 a 相比。下面通过一个案例进行分析。

这里选择 R 软的流行病学软件包 epicalc 中的数据 Ectopic。先来看一下数据，在 R 窗口中输入语句：

```
install.packages(pkgs="epicalc")        （安装 R 软件流行病学 epicalc 软件包）
library(epicalc)                        （加载 R 软件流行病学 epicalc 软件包）
data (Ectopic)                          （加载 Ectopic 数据集）
Ectopic                                 （输出 Ectopic 数据）
```

输出的结果如图 3.14 所示。

```
   id outc    hia gravi
1   1 Deli ever IA  1-2
2   2 Deli ever IA  3-4
3   3 Deli never IA 1-2
4   4 Deli never IA 1-2
5   5 Deli never IA 1-2
6   6 IA   ever IA  1-2
7   7 IA   never IA 1-2
8   8 IA   never IA 1-2
9   9 IA   ever IA  1-2
10 10 IA   ever IA  1-2
11 11 EP   ever IA  3-4
12 12 EP   ever IA  >4
13 13 EP   ever IA  1-2
14 14 EP   ever IA  1-2
15 15 Deli ever IA  >4
16 16 IA   never IA 3-4
17 17 EP   ever IA  3-4
18 18 EP   never IA 3-4
19 19 Deli ever IA  1-2
20 20 Deli ever IA  1-2
21 21 IA   never IA 1-2
```

图 3.14 epicalc 软件包中的数据 Ectopic

这里仅列出了部分数据。该数据是检验先前的人工流产是否为当前宫外孕的一个危险因素的病例对照研究。总样本数为 723 人。研究的患者（变量 outc）分为 3 组，分别为宫外孕患者（EP）、来做人工流产的孕妇（IA）和来分娩的孕妇（Deli）。变量 hia 表示患者的人工流产史：分为从未做过人工流产组（never IA）和曾经做过人工流产组（ever IA）。变量 gravi 表示患者的怀孕次数：分为怀孕 1～2 次（1～2），怀孕 3～4 次（3～4）和怀孕>4次（>4）。下面以 outc 变量作为分类响应变量，hia 和 gravi 作为影响因素进行多项 logistc 回归分析。

由于 SPSS 软件做多项 Logistic 回归有一些不足，因此这里采用 R 软件的 nnet 软件包分析，简单又便于解释。在加载 epicalc 软件包时，会自动加载上 nnet 软件包。

由于在多项分类的 Logistic 回归中，响应变量都是高于 2 个水平。通常系统会以默认的第一个水平作为参照水平。但有时如果以第一个水平作为参照，可能不便于结果的解释，因此可以通过自行设定参照水平进行分析。

例如，想以 Deli 作为参照水平，可以在 R 窗口中输入如下语句：

```
outc<-Ectopic[,2]                       （从数据集中选择分类响应变量 outc）
```

```
EP<-outc=="EP"                          （筛选出 outc 中的 EP 样本）

IA<-outc=="IA"                          （筛选出 outc 中的 IA 样本）

Deli<-outc=="Deli"                      （筛选出 outc 中的 Deli 样本）

multi<-multinom(cbind(Deli,EP,IA)~hia+gravi,data=Ectopic)

                                        （进行多项 logistic 回归分析,其中 cbind
                                        表示将 outc 的三个水平合并,列在第一个的
                                        Deli 被作为参照水平,如果想让 EP 作为参
                                        照水平,只需要将 EP 列在第一位即可）

mlogit.display(multi)                   （显示多项 logistic 回归分析结果）
```

输出的结果如图 3.15 所示。

```
Outcome =cbind(Deli, EP, IA); Referent group = Deli
                EP                              IA
                Coeff./SE      RRR(95%CI)       Coeff./SE      RRR(95%CI)
(Intercept)    -1.02/0.154***                  -0.51/0.131***
hiaever IA      1.49/0.222***  4.44(2.88,6.86)  0.38/0.215     1.47(0.96,2.23)
gravi3-4        0.47/0.24      1.59(1,2.55)     0.85/0.237***  2.35(1.48,3.73)
gravi>4         0.7/0.366      2(0.98,4.11)     1.16/0.369**   3.2(1.55,6.61)

Signif. codes:  0 '***' 0.001 '**' 0.01 '*' 0.05 '.' 0.1 ' ' 1

Residual Deviance: 1489.17
AIC = 1505.17
```

图 3.15　多项 Logistic 回归分析结果

上述结果解释为：把分娩孕妇（Deli）作为参照水平，对有人工流产史的妇女（ever IA），在此次入院中出现宫外孕的风险增加为没有人工流产史妇女（never IA）的 4.44 倍（$P<0.001$，具有高度显著性）。把分娩孕妇（Deli）作为参照水平，对有人工流产史的妇女（ever IA），在此次入院中再次进行人工流产的风险是没有人工流产史妇女（never IA）的 1.47 倍（$P>0.1$，无统计学显著性）。

对于怀孕次数来说，把分娩孕妇（Deli）作为参照水平，怀孕 3～4 次的妇女（gravi3-4），在此次入院中出现宫外孕的风险增加为怀孕 1～2 次妇女（gravi1-2）的 1.59 倍（$P>0.1$，无统计学显著性）。怀孕超过 4 次（gravi>4）的妇女，在此次入院中出现宫外孕的风险增加为怀孕 1～2 次妇女（gravi1-2）的 2 倍（$P>0.1$，无统计学显著性）。同样，对于怀孕次数来说，把分娩孕妇（Deli）作为参照水平，怀孕 3～4 次的妇女（gravi3-4），在此次入院中再次人工流产的风险增加为怀孕 1～2 次妇女（gravi1-2）的 2.35 倍（$P<0.001$，具有高度显著性）。怀孕超过 4 次的妇女（gravi>4），在此次入院中再次人工流产的风险增加为怀孕 1～2 次妇女（gravi1-2）的 3.2 倍（$P=0.001$，具有高度显著性）。

研究者在进行疾病的风险因素分析时，常常会受到混杂因素的干扰，如年龄、性别、病程长短和病情轻重等。如果不对混杂因素加以控制，会使研究结果产生偏倚。Logistic

回归方法能够充分利用数据信息，有效地控制混杂因素，得到校正后风险因素的 OR 估计值和可信区间。

Logistic 回归与多元线性回归的区别在于多元线性回归模型的响应变量值是具体数值，因此模型的预测值具有实际意义。而 Logistic 回归模型的响应变量是分类变量，因此模型的预测更关注于样本的分类标识。Logistic 回归中的自变量既可以是连续变量，也可以是分类变量。但应用 Logistic 回归时应注意样本量的问题。一般样本量应是自变量个数的 20～30 倍。在样本量足够大，且自变量之间无相关性的情况下，可以将全部自变量进入回归方程中，并采用逐步回归方法筛选有统计学意义的变量。在样本含量不高的情况下，可以先采用单因素分析筛选出有统计学意义的变量，将这些变量进入到回归方程中再进行筛选。在作多项 Logistic 回归时，由于变量关系较为复杂，且涉及到参照组的选择，因此在作结果解释和下结论的时候要谨慎。

3.6 Logistic 回归模型的 Nomogram 图展示

诺莫（Nomogram）图，又称为列线图，是一种综合分析多个定量变量和定性变量以预测某特定事件发生的绘图法预测模型，它可以用一种直观的绘图来对个体患者进行风险评估。该模型可以基于 Logistic 回归模型和 Cox 回归模型，将其结果进行可视化的呈现。它根据模型回归系数的大小来制定评分标准，给每个自变量的每种取值赋值一个评分，对每个患者，均可计算得到一个总分，再通过得分与结局发生概率之间的转换函数来计算每个患者的结局时间发生的概率，其轴结构和风险点反映了各个变量对预测结果的影响和重要性。

目前在一些国家和地区，这种预测模型已经受到广大患者和临床医师的认可，患者和临床医师都被鼓励使用这种模型进行预后风险评估工作。下面通过一个案例讲解如何绘制 Logistic 回归模型的诺莫图。

首先安装 R 软件的 rms 软件包。在 R 窗口中输入语句：

```
install.packages("rms")          （安装 R 软件的 rms 软件包）
library(rms)                     （加载 R 软件的 rms 软件包）
```

这里提供一个案例数据，其中 gene1 和 gene2 中的 0 表示基因低表达，1 表示基因高表达；stage 中的 0 表示肿瘤早的分期，1 表示肿瘤晚的分期；acid 表示某项临床指标；outcome 中的 0 表示存活，1 表示死亡。图 3.16 列出了数据集中的部分信息。数据保存为 nuomo.csv 文件，并存储于 D 盘中。

gene1	gene2	stage	age	acid	outcome
0	1	1	64	40	0
0	0	1	63	40	0
1	0	0	65	46	0
0	1	0	67	47	0
0	0	0	66	48	0
0	1	1	65	48	0
0	0	0	60	49	0
0	0	0	51	49	0
0	0	0	66	50	0
0	0	0	58	50	0
0	1	0	56	50	0
0	0	1	61	50	0
0	1	0	64	50	0
0	0	0	56	52	0
0	0	0	67	52	0
1	0	0	49	55	0
0	1	1	52	55	0
0	0	0	68	56	0
0	1	1	66	59	0
1	0	0	60	62	0
0	0	0	61	62	0
1	1	1	59	63	0
0	0	0	51	65	0
0	1	1	53	66	0
0	0	0	58	71	0
0	0	0	63	75	0
0	0	1	53	76	0
0	0	0	60	78	0
0	0	0	52	83	0
0	0	1	67	95	0
0	0	0	56	98	0
0	0	1	61	102	0
0	0	0	64	187	0

图 3.16　绘制诺莫图的案例数据（部分数据）

然后读入数据并构建数据列表。

```
read.table("D:\\nuomo.csv",header=TRUE,sep=",")->data    （读入数据）
ddist<-datadist(data)                                     （构建数据列表）
options(datadist="ddist")
```

以 outcome 为因变量，以 gene1、gene2、age 和 stage 为自变量构建 Logistic 回归模型，在 R 窗口中输入如下语句：

```
model<-lrm(outcome~gene1+gene2+age+stage,data)    （构建 Logistic 回归模型）
```

输出结果如图 3.17 所示。

其中，在"Rank Discrim.Indexes"中的 C 为模型区分度评价的统计量，也就是 AUC=0.813，说明模型的区分度较好。gene1(P=0.0036)和 stage(P=0.0356)是 outcome 的影响因素。

下面构建诺莫图的绘图函数。在 R 窗口中输入如下语句：

```
nom<-nomogram(model,lp.at=seq(-2,4,by=0.5),    （设置坐标轴的范围,从-2到4,步长为0.5）
fun=function(x)1/(1+exp(-x)),                   （转化为风险概率）
funlabel="Risk of Death",                       （给新的坐标轴设置名称）
fun.at=c(0.05,seq(0.1,0.9,by=0.1),0.95),        （给新的坐标轴设置范围）
```

```
conf.int=c(0.1,0.3))                        （显示置信区间）
nom                                         （输出 nom 函数结果）
```

```
Logistic Regression Model

lrm(formula = outcome ~ gene1 + gene2 + age + stage, data = data)

                    Model Likelihood    Discrimination    Rank Discrim.
                       Ratio Test          Indexes          Indexes
Obs           55    LR chi2     18.99    R2      0.395    C       0.813
 0            33    d.f.            4    g       1.665    Dxy     0.627
 1            22    Pr(> chi2) 0.0008    gr      5.283    gamma   0.631
max |deriv| 3e-05                         gp      0.314    tau-a   0.306
                                          Brier   0.167


            Coef    S.E.    Wald Z  Pr(>|Z|)
Intercept   1.3858  3.1866   0.43    0.6636
gene1       2.1971  0.7549   2.91    0.0036
gene2       0.2837  0.7198   0.39    0.6935
age        -0.0574  0.0537  -1.07    0.2849
stage       1.5240  0.7252   2.10    0.0356
```

图 3.17　构建 Logistic 回归模型

nom 函数的输出结果如图 3.18 所示。

```
Points per unit of linear predictor: 45.51428
Linear predictor units per point   : 0.02197113

gene1 Points
0      0
1    100


gene2 Points
0      0
1     13


age  Points
44    63
46    57
48    52
50    47
52    42
54    37
56    31
58    26
60    21
62    16
64    10
66     5
68     0


stage Points
0       0
1      69


Total Points Risk of Death
        52        0.20
        76        0.30
        96        0.40
       115        0.50
       133        0.60
       153        0.70
       178        0.80
       215        0.90
       249        0.95
```

图 3.18　nom 函数的输出结果

　　该输出结果中含有给每个变量的打分及总分（Total Points），并根据总分计算出相应的死亡风险概率。例如，如果 gene1 低表达就赋予 0 分，高表达则赋予 100 分。下面根据输出的 nom 函数结果进行绘图。在 R 窗口中输入语句：

```
plot(nom,lplabel="linear Predictor",        （绘制线性预测坐标轴）
fun.side=c(3,1,1,1,3,1,3,1,1,1,3),          （设置风险概率坐标轴刻度；1，3 表示刻度
                                              出现在轴的上下方）
label.every=2,                               （设置变量之间的间隔）
col.conf=c("red","green"),                   （设置置信区间颜色）
conf.space=c(0.1,0.3),                        （显示置信区间）
col.grid=gray(c(0.8,0.95)))                   （设置图片沿格线的灰度颜色）
```

　　绘制的诺莫图如图 3.19 所示。

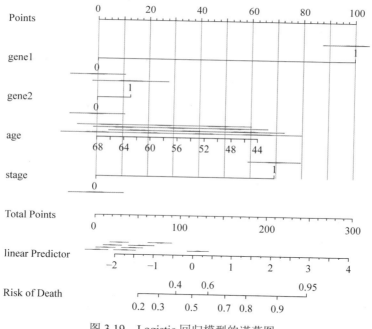

图 3.19　Logistic 回归模型的诺莫图

　　下面对诺莫图进行解释。在图 3.19 中，患者的取值都位于每个变量轴上，向上绘制一条直线以确定每个变量值对应的分数（Points）。所有变量获得的分数总和为 Total Points。将 Total Points 向下垂直延伸到 Risk of Death 概率轴，就可以获得患者发生死亡的风险概率了。例如，某个患者 gene1=1（高表达，Points=100），gene2=1（高表达，Points=12），age=64（Points≈10），stage=0（Points=0），Total Points=122；在 Total Points 轴上找到此数值并向

Risk of Death 概率轴作垂线，则可知该患者死亡风险概率为 0.5～0.6。

为了使诺莫图更加清晰，也可以将置信区间去掉。此时将构建的诺莫图的绘图函数和绘图语句可以修改如下：

```
nom<-nomogram(model,
lp.at=seq(-2,4,by=0.5),
fun=function(x)1/(1+exp(-x)),
funlabel="Risk of Death",
fun.at=c(0.05,seq(0.1,0.9,by=0.1),0.95))
plot(nom,lplabel="linear Predictor",
fun.side=c(3,1,1,1,3,1,3,1,1,1,3),
label.every=2,
col.grid=gray(c(0.8,0.95)))
```

修改后的诺莫图如图 3.20 所示，此时置信区间去掉，图片显得更为清晰。

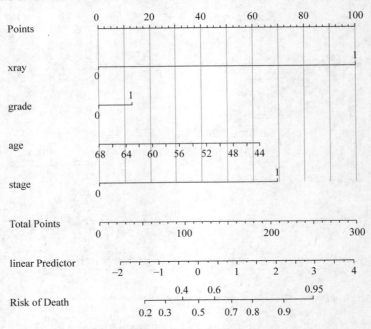

图 3.20　Logistic 回归模型的诺莫图（去除置信区间）

3.7　多个 Logistic 回归模型评价的决策曲线分析法

通常情况下，评价一种诊断方法是否好用一般是做 ROC（Receiver Operating Characteristic Curve）曲线并计算 AUC（Area Under ROC Curve）。但是，ROC 只是从该方法的特异性和敏感性考虑，追求的是准确率。当通过某个生物标志物预测患者是否患了某种疾病，无论选取哪个值为临界值，都会遇到假阳性和假阴性的可能，有时避免假阳性时受益更大，而有时则希望能够避免假阴性。既然两种情况都无法避免，那就需要找到一个净收益最大的办法，而这个问题就是临床效用问题。对此，Andrew　Vickers 博士等研究出另外一种评价方法，也就是决策曲线分析（Decision Curve Analysis，DCA）法。

　　DCA 分析涉及 3 个基本概念：**阈值概率**（Threshold Probability）、**净收益**（Net Benefit）和**权重因子**（Weighting Factor）。

　　（1）阈值概率为患者选择治疗的诊断确定性水平。阈值概率考虑患者治疗与否的相对价值，如果治疗效果高且风险低，则选择治疗的阈值概率低；如果治疗效果极低或有很大的风险，则选择治疗的阈值概率将很高。

　　（2）净收益是指治疗决策所带来的预期收益和预期伤害之和。

　　（3）权重因子衡量患者不接受治疗（或治疗不足）和过度治疗所带来的风险。

　　这三者之间的关系是：

$$净收益 = 真阳性率 - (假阳性率 \times 权重因子)$$

$$权重因子 = \frac{阈值概率}{1 - 阈值概率}$$

　　例如，发表在 2018 年 *Lancet Haematology* 杂志上的一篇论文就采用了决策曲线分析来评价临床预测模型。该论文用两个队列构建了肿瘤相关的静脉血栓栓塞的预测模型。其中，一个队列的模型评价采用了决策曲线分析，如图 3.21 所示。

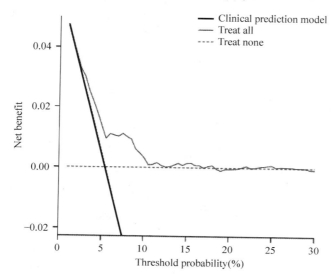

扫码看彩图

图 3.21　决策曲线评价临床预测模型（图片来自 *Lancet Haematology* 期刊）

图 3.21 中的横坐标为阈值概率，纵坐标为净增益。Treat all 和 Treat none 表示两种极端情况。Treat none 表示不治疗，所有样本净获益均为 0；Treat all 表示全面治疗，其净获益是斜率为负值的反斜线。从图中可以看到，相比不治疗或全面治疗，该预测模型有更好的临床应用价值。

下面应用 R 软件来绘制决策曲线分析图。首先需要安装和加载 R 软件的 rmda 软件包。这里采用该软件包自带的数据 dcaData，数据结构如图 3.22 所示。该数据中含有年龄 Age（连续变量）、性别 Female（二分类变量：1 为女性，0 为男性）、Smokes（二分类变量：FALSE 为不吸烟，TRUE 为吸烟）、Marker1 和 Marker2（两个肿瘤标记物，连续变量）、Cancer（二

Age	Female	Smokes	Marker1	Marker2	Cancer
33	1	FALSE	0.245311	1.021085	0
29	1	FALSE	0.942966	-0.25576	0
28	1	FALSE	0.773594	0.331844	0
27	0	FALSE	0.406359	-0.00569	0
23	1	FALSE	0.507515	0.207533	0
35	1	FALSE	0.185671	1.41251	0
34	1	FALSE	0.621037	0.615094	0
29	1	FALSE	0.401515	1.15764	0
35	1	FALSE	0.389584	1.38444	0
27	1	FALSE	0.150983	2.438673	0
25	0	FALSE	0.928431	0.824993	0
30	1	FALSE	0.672424	0.588465	0
28	1	FALSE	0.571275	-0.41087	0
24	1	TRUE	0.516645	-1.66893	1
33	1	FALSE	0.671228	1.374315	0
29	1	FALSE	0.543388	0.176627	0
24	1	FALSE	0.573114	-0.06622	0
23	0	TRUE	0.957571	-0.80387	0
24	0	TRUE	0.802387	0.027684	0
27	1	FALSE	0.531213	-0.58641	1
20	1	FALSE	0.529426	0.556889	0
30	0	FALSE	0.55679	-2.72032	1
22	1	FALSE	0.187532	0.168387	0
20	0	TRUE	0.961829	0.315848	0
28	0	FALSE	0.048032	-1.43479	0
26	0	TRUE	0.362291	0.033908	0
21	0	FALSE	0.48976	0.531797	0
27	1	FALSE	0.953092	-1.12645	1
32	1	FALSE	0.171899	1.084137	0
20	0	TRUE	0.772615	1.498544	0
25	1	FALSE	0.364142	0.89579	0
26	0	FALSE	0.512712	1.26453	0
30	1	FALSE	0.357476	0.293341	0
31	1	FALSE	0.581704	0.663437	0
31	1	FALSE	0.739045	1.239507	0
24	1	TRUE	0.936645	0.347186	0
24	1	TRUE	0.270908	1.425537	0
35	1	FALSE	0.911283	1.992642	0
30	0	FALSE	0.454406	1.318215	0
25	0	FALSE	0.735642	-0.00131	0
34	1	FALSE	0.931226	-1.20328	1

图 3.22　决策曲线分析的数据结构

分类变量：0 为非癌患者，1 为癌症患者）。在 R 窗口中输入语句：

```
install.packages("rmda")                          （安装 R 软件的 rmda 软件包）
library(rmda)                                      （加载 R 软件的 rmda 软件包）
data(dcaData)                                      （加载软件包自带数据 dcaData）
```

　　下面构建两个 Logistic 回归模型，其中一个是以癌症（Cancer）为因变量，以年龄（Age）、性别（Female）和吸烟（Smokes）为自变量的模型 model1；另一个是以癌症（Cancer）为因变量，以年龄（Age）、性别（Female）、吸烟（Smokes）以及肿瘤标志物 1（Marker1）和肿瘤标志物 2（Marker2）为自变量的模型 model2，在 R 窗口中输入语句：

```
model1=Cancer~Age+Female+Smokes                        （构建模型 model1）
model2=Cancer~Age+Female+Smokes+Marker1+Marker2        （构建模型 model2）
```

　　下面采用 decision_curve() 函数分别以公式 model1 和 model2 构建基于 Logistic 回归的 DCA 模型，在 R 窗口中输入语句计算 model1 的决策曲线：

```
baseline_model<-decision_curve(formula = model1,    （model1 作为基线模型）
data=dcaData,
family=binomial(link='logit'),                      （构建 Logistic 回归模型）
thresholds=seq(0,1,by=0.01),                        （以 0.01 为步长取阈值概率）
confidence.intervals=0.95,                           （计算 95% 置信区间）
study.design = "cohort")                             （研究设计为队列研究）
```

　　在该语句中 family=binomial(link='logit') 表示使用 Logistic 模型进行拟合；threshold 设置横坐标阈值概率范围，一般是 0～1，但是如果遇到某种具体情况，在临床上一致认为阈值概率达到某个值以上，如 40%，则必须采取干预措施，那么 0.4 以后的研究就没什么意义了，此时可以设阈值概率为 0～0.4；study.design 为研究类型，根据队列研究和病例对照研究，此值分别可设为 "cohort" 或 "case-control"。

　　同样，在 R 窗口中输入语句计算 model2 的决策曲线：

```
full_model<-decision_curve(formula=model2,          （model2 作为完全模型）
data=dcaData,
family=binomial(link='logit'),                      （构建 Logistic 回归模型）
thresholds=seq(0,1,by=0.01),                        （以 0.01 为步长取阈值概率）
confidence.intervals=0.95,                           （计算 95% 置信区间）
study.design = "cohort")                             （研究设计为队列研究）
```

　　下面用 plot_decision_curve() 函数绘制决策曲线，在 R 窗口中输入语句：

```
plot_decision_curve(list(baseline_model,full_model),    （绘制两个模型的决策曲线）
curve.names=c("Baseline model","Full model"),           （设置曲线名称）
col=c("blue","red"),lty=c(1,2),lwd=c(3,2,2,1),          （设置不同模型曲线的颜色，
                                                          样式和宽度）
legend.position="topright",                              （设置图注的位置）
confidence.intervals=FALSE,                              （确定是否绘制曲线的置信
                                                          区间）
cost.benefit.axis=FALSE)                                 （确定是否绘制成本效益坐
                                                          标轴）
```

　　绘制出的决策曲线图如图 3.23 所示。

扫码看彩图

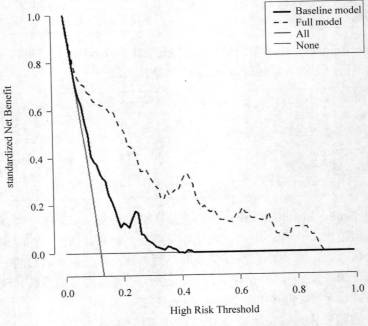

图 3.23　两个 Logistic 回归模型的决策曲线分析

　　图 3.23 中横坐标为阈值概率，纵坐标为标准净增益。All 和 None 表示两种极端情况：None 表示所有样本都净获益为 0；All 表示所有样本都有净获益，该净获益是斜率为负值的反斜线。从图 3.23 可以看到，full_model 模型的净收益比 baseline_model 模型高。这说明两个肿瘤标志物对癌症预测起了一定的作用。

第4章

非线性回归拟合分析

在回归分析中，根据描述自变量与因变量之间因果关系的函数表达式是线性的还是非线性的，分为线性回归分析和非线性回归分析。前面提到的线性回归分析法是最基本的分析方法。然而，很多情况下，因变量与自变量之间并非简单的线性关系，若采用线性回归就会导致模型拟合较差，预测偏差较大。此时可以先通过散点图进行概貌分析，从而选取适合的函数来进行非线性回归分析。

4.1 非线性回归基本概念

与线性回归类似，非线性回归就是依据数据的散点图概貌，选取合适的回归拟合函数，在最小二乘意义下确定函数中的参数值，使得残差平方和达到最小，决定系数达到最大。求解非线性回归一般情况下要比求解线性回归问题复杂，除非所求解的非线性回归可以转化为线性回归问题。对于其他类型的回归拟合函数求解问题，一般是借助于求解非线性代数方程组的方法，如高斯-牛顿（Gauss-Newton）迭代法等，在最小二乘意义下确定函数中的参数值，使得残差平方和达到最小，决定系数达到最大。在求解非线性代数方程组的过程中必须先给出参数的初始值，若初始值选择不当，会造成迭代不收敛，使非线性回归无法进行下去。使用 SPSS 软件中的非线性回归模块可以对数据进行非线性回归拟合分析，同时还可以得到回归参数的近似 95% 置信区间及近似标准差。

4.2 应用实例 1：对新增 SARS 病例数的预测分析

SARS（Severe Acute Respiratory Syndrome）又称严重急性呼吸道综合征，是 21 世纪第一个在世界范围内传播的传染病。2003 年 SARS 的爆发和蔓延给我国的经济发展和人民生活带来了很大影响。最新流行的新型冠状病毒（Novel Coronavirus）和 SARS 亲缘属性比较相近，但属于不同的冠状病毒，其危险性以及传播性都高于 SARS。由于新型冠状病毒肺炎（Corona Virus Disease 2019，COVID-19）的传播性及感染人数曲线更为复杂，这里应用非线性回归对新增 SARS 病例数进行拟合和预测，数据如表 4.1 所示。

表 4.1　2003 年 4 月 24 日至 5 月 29 日新增 SARS 病例数

日期	天数	新增病例数	日期	天数	新增病例数
4 月 24 日	1	89	5 月 12 日	19	42
4 月 25 日	2	103	5 月 13 日	20	48
4 月 26 日	3	113	5 月 14 日	21	39
4 月 27 日	4	126	5 月 15 日	22	27
4 月 28 日	5	96	5 月 16 日	23	28
4 月 29 日	6	152	5 月 17 日	24	19
4 月 30 日	7	101	5 月 18 日	25	17
5 月 1 日	8	122	5 月 19 日	26	7
5 月 2 日	9	96	5 月 20 日	27	12
5 月 3 日	10	114	5 月 21 日	28	8
5 月 4 日	11	69	5 月 22 日	29	15
5 月 5 日	12	98	5 月 23 日	30	15
5 月 6 日	13	70	5 月 24 日	31	26
5 月 7 日	14	97	5 月 25 日	32	13
5 月 8 日	15	97	5 月 26 日	33	5
5 月 9 日	16	94	5 月 27 日	34	9
5 月 10 日	17	54	5 月 28 日	35	3
5 月 11 日	18	48	5 月 29 日	36	3

在应用非线性回归模型前，首先要通过散点图进行概貌分析，然后选择合适的函数进行拟合。以 4 月 24 日为第 1 天，4 月 25 日为第 2 天，依次类推，以表 4.1 的数据绘制散点图，如图 4.1 所示，发现数据呈周期性起伏波动，各周期最高点呈逐步下降趋势。

于是考虑使用非线性函数 $y = A(t)|\sin(bt + c)|$ 进行拟合。不妨把 $A(t)$ 设为振幅函数。首先把各峰值挑选出来，分别为（4，126）、（6，152）、（8，122）、（10，114）、（12，98）、（17，54）、（20，48）、（23，28）、（25，17）、（27，12）、（31，26）、（34，9），并将这些数据用二次曲线拟合，采用 SPSS 软件实现。首先进行数据录入，如图 4.2 所示。

选择 Analyze→Regression→Curve Estimation，如图 4.3 所示。

在弹出的对话框中因变量"Dependent(s)"选择"病例数"，自变量"Independent"选择时间"t"，在"Models"复选框中勾选"Quadratic"，如图 4.4 所示。

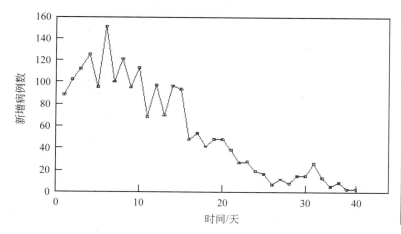

图 4.1　新增 SARS 病例数随时间变化的散点图

	t	病例数
1	4.00	126.00
2	6.00	152.00
3	8.00	122.00
4	10.00	114.00
5	12.00	98.00
6	17.00	54.00
7	20.00	48.00
8	23.00	28.00
9	25.00	17.00
10	27.00	12.00
11	31.00	26.00
12	34.00	9.00

图 4.2　新增 SARS 病例数
数据录入界面

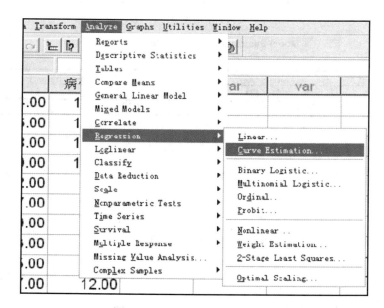

图 4.3　二次曲线拟合分析菜单

主要的拟合结果如图 4.5 所示。

在 Model Summary 中，R Square 表示决定系数，F 为方差分析统计量，P<0.001 表示回归方程有统计学意义。在 Parameter Estimates 中，Constant 是常数，b1 和 b2 分别表示二次函数一次项和二次项的系数。

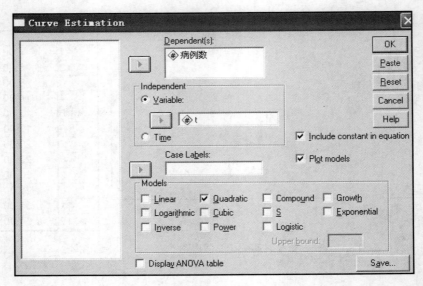

图 4.4 二次曲线拟合分析主对话框

Model Summary and Parameter Estimates

Dependent Variable: 病例数

Equation	Model Summary					Parameter Estimates		
	R Square	F	df1	df2	Sig.	Constant	b1	b2
Quadratic	0.947	80.672	2	9	0.000	188.007	–9.729	0.131

The independent variable is t.

图 4.5 二次曲线拟合结果

于是，由上述结果可将振幅函数写成：$A(t)=188.007-9.729t+0.131t^2$，此时可以将 y 写成如下形式：

$$y = (188.007 - 9.729t + 0.131t^2)\left|\sin(bt + c)\right|$$

采用第 1 天和第 2 天的数据确定 b 和 c 的初始值。

即 $\begin{cases} 178.409\sin(b + c) = 89 \\ 169.073\sin(2b + c) = 103 \end{cases}$

可近似求得：b=0.12，c=0.40。

下面使用 SPSS 软件中的非线性回归模块（Nonlinear）并利用 b、c 的初始值进行非线性拟合分析。在这里，应用全部的数据进行拟合。

在菜单中选择 Analyze→Regression→Nonlinear，如图 4.6 所示。

在弹出的对话框中将病例数选择为因变量"Dependent"，在"Model Expression"中输入"（188.007-9.729*t+0.131*t*t）*ABS（SIN（b*t+c））"，其中 ABS 为绝对值函数，SIN 为

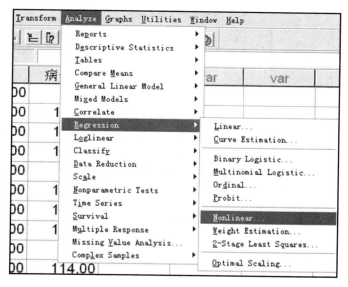

图 4.6　非线性回归拟合分析菜单

正弦函数。单击【Parameters...】按钮，将 b、c 的初始值输入，如图 4.7 所示。单击【OK】按钮运行。

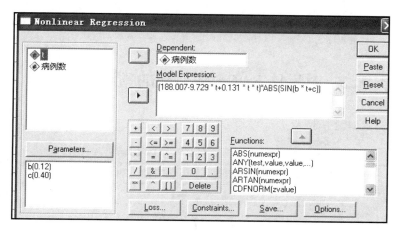

图 4.7　非线性回归拟合分析主对话框

主要输出结果如图 4.8 和图 4.9 所示。

如图 4.8 所示的输出表获得了 b 和 c 的最终估计值 b=0.071，c=0.551，于是得到的模型方程为：

$$y = (188.007 - 9.729t + 0.131t^2)|\sin(0.071t + 0.551)|$$

Parameter Estimates

Parameter	Estimate	Std. Error	95% Confidence Interval	
			Lower Bound	Upper Bound
b	0.071	0.009	0.052	0.089
c	0.551	0.062	0.426	0.677

图 4.8　输出结果（Parameter Estimates）

ANOVA[a]

Source	Sum of Squares	df	Mean Squares
Regression	181656.2	2	90828.107
Residual	6702.786	34	197.141
Uncorrected Total	188359.0	36	
Corrected Total	68758.306	35	

Dependent variable: 病例数

a. R squared = 1–(Residual Sum of Squares) /(Corrected Sum of Squares) = .903

图 4.9　输出结果（ANOVA）

如图 4.9 所示的输出结果为方差分析表，模型的确定系数 R^2=0.903，说明模型的拟合效果较好。事实上，由于每日新增病例数（Y_i）除与前一天的新增病例数（Y_{i-1}），前两天的病例数（Y_{i-2}）有关外，还与时间（t_i）和前一天的新增疑似病例数（Z_{i-1}）有关，因此也可以采用时间序列分析方法（时间序列分析介绍见案例 13），该方法对于 SARS 新增病例数的短期预测效果非常好。

4.3　应用实例 2：对累计 SARS 病例数的预测分析

下面对累计 SARS 病例数进行预测分析，数据如表 4.2 所示。

表 4.2　4 月 20 日至 5 月 24 日 SARS 累计病例数

日期	天数/d	累计病例数	日期	天数/d	累计病例数
4 月 20 日	1	346	4 月 28 日	9	1199
4 月 21 日	2	482	4 月 29 日	10	1347
4 月 22 日	3	588	4 月 30 日	11	1440
4 月 23 日	4	693	5 月 1 日	12	1553
4 月 24 日	5	774	5 月 2 日	13	1636
4 月 25 日	6	877	5 月 3 日	14	1741
4 月 26 日	7	988	5 月 4 日	15	1803
4 月 27 日	8	1114	5 月 5 日	16	1897

日期	天数/d	累计病例数	日期	天数/d	累计病例数
5 月 6 日	17	1960	5 月 16 日	27	2405
5 月 7 日	18	2049	5 月 17 日	28	2420
5 月 8 日	19	2136	5 月 18 日	29	2434
5 月 9 日	20	2177	5 月 19 日	30	2437
5 月 10 日	21	2227	5 月 20 日	31	2444
5 月 11 日	22	2265	5 月 21 日	32	2444
5 月 12 日	23	2304	5 月 22 日	33	2456
5 月 13 日	24	2347	5 月 23 日	34	2465
5 月 14 日	25	2370	5 月 24 日	35	2490
5 月 15 日	26	2388			

以上述数据绘制散点图,概貌非常近似于 Logistic 曲线,如图 4.10 所示。Logistic 曲线的特点就是起初阶段数据大致呈指数增长;随后逐步变得饱和,增加变慢;最后,增加停止,达到稳定。SARS 的累计病例数随时间的变化规律非常符合这个特点。本例采用 Logistic 曲线方程进行拟合。

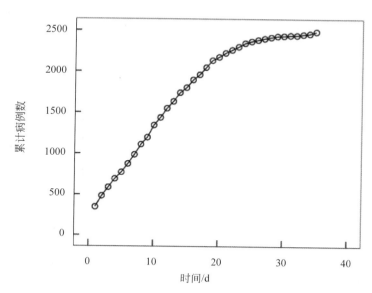

图 4.10　累计 SARS 病例数随时间变化的散点图

Logistic 曲线方程如下:

$$Y = \frac{m}{1 + ae^{-r(t-1)}}$$

因为第 35 天的病例数为 2490，所以设 m 的初始值为 2500，把上述公式改写并取对数为：

$$\ln a - r(t-1) = \ln\left(\frac{m}{Y} - 1\right)$$

取 Y 值大约是 m/2 及 m/4，其相应的 t 值为 9 和 3。此时，可以建立对于 lna 和 r 的二元联立方程组：

$$\begin{cases} \ln a - 8r = 0 \\ \ln a - 2r = 1 \end{cases}$$

从中可以解得 a 和 r 的初始值为 3.794 和 0.167。使用 SPSS 软件中的非线性回归模块（Nonlinear）得到 m、a、r 的估计值，方法同上，这里不再赘述。获得的模型方程为：

$$Y = \frac{2509}{1 + 4.67e^{-0.18(t-1)}}$$

该模型方程的确定系数 $R^2=0.999$，可预测出累计 SARS 病例数最高达到 2509 例，与最终 6 月 4 日实际累计病例 2522 例基本相同，拟合效果非常好，如图 4.11 所示。

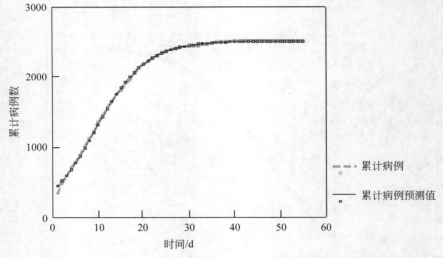

图 4.11　Logistic 曲线拟合 SARS 累计病例数

由于临床新增诊断 SARS 病例数的分布随时间的推移，方差逐渐变小，不满足一般线性回归的条件。因此可以通过散点图选择可以拟合的函数，使用非线性回归模型更方便且准确。若考虑到临床新增诊断病例数与前一天、前两天以及前一天的新增疑似病例有关，则可采用时间序列分析的自回归模型，其预测值与实测值吻合度较好，可用于短期预测。

累计病例数的预测中利用 Logistic 曲线拟合数据，可预测累计病例数达到的最大值。达到最大值一半的时间是拐点，病例数的增长率在此之前是增长的，在此之后减小，快到最大值时近似为 0。以不同天数的数据拟合，预测的最大值也有差别，当时间超过拐点时间后，预测值就基本一样。如本例拐点时间大约为 20d，如果用前 15d 的数据拟合，最大预测值为 2185 例，而用 27d 的数据与用 35d 的数据拟合得到的最高预测病例数就几乎没有差别了。

　　一般来说，线性拟合与非线性拟合都是对实验数据的处理方法。这两种方法对要估计的参数，回归平方和的表达式以及拟合函数的预测值都不一样，但在 $\mathrm{SS}_{回归} = \sum (y_i - \hat{y}_i)^2$ 极小的意义下，非线性拟合的结果比线性化拟合得好。线性化拟合可使用公式直接计算回归方程中的参数，而非线性拟合则需要通过求解非线性代数方程组才能确定参数值并必须指定参数的初始值。若初始值选择不当，会造成迭代次数增加甚至不能收敛。但是，当实际数据并不符合线性模型时，采用非线性拟合更合理且精度高。

　　在实际应用中，应根据专业知识和实验数据的性态选择合理的非线性函数并认真考虑参数的初始值，从而正确解释统计学结果，得出专业结论。

第 5 章

生存分析

研究者在临床研究中，有时不仅仅关心结局如何，还需要观察出现这种结局所持续的时间。例如在对肿瘤的治疗与观察研究中，对结局都是死亡的患者，生存的时间长短不同，说明患者的预后是有差别的。此时收集的数据资料应包含结局和时间两方面的信息，称为生存时间资料。对这类资料的研究应采用与生存分析相关的数据分析方法。

5.1 生存分析的基本概念

生存分析（Survival Analysis）是将事件（如死亡、生存等）的结果（发生死亡、存活）与出现这个结果的时间长短结合在一起进行分析的方法。常用方法是生存概率（生存率）的计算，其原理是概率乘积原理。

生存分析主要包含两个方面的研究：第一，描述生存过程，即研究生存时间的分布特点，计算某个时间点的生存率，生存曲线的变动趋势；第二，生存过程的影响因素分析（Cox回归）。生存分析中主要包括参数法（威布尔回归模型）、非参数法和半参数法（Cox 比例风险模型）。

5.2 生存分析的资料特点

生存分析中随访数据包括两类数据：一类是完全数据（Complete Data），即从起点至死亡所经历的时间；另一类是截尾数据（Censored Data），即生存时间被人为地截止，其原因包括失访、退出和终止。

生存分析的主要研究方法如下。

（1）生存率的估计与生存曲线。

（2）生存曲线的比较。

（3）生存过程的影响因素分析（Cox 回归）。

生存时间资料有如下 3 个明显的特点。

（1）随访数据包括最基本的两个变量：生存时间和结局。

（2）存在截尾数据（常用符号+表示）。

（3）分布类型复杂，分布常呈偏态。

表 5.1 给出的是一个典型的生存时间资料。

表 5.1　生存时间资料描述

姓名	协变量		观察记录				生存时间 /d
	性别	手术	开始	终止	结局	原因	
张	1	0	00-07-08	00-11-27	0	失访	142+
王	0	1	00-07-10	00-12-15	1	复发死亡	158
李	1	1	00-07-16	00-12-31	0	生存（研究截止）	168+
赵	0	0	00-08-18	00-11-22	1	复发死亡	96
孙	1	1	00-10-10	00-11-12	1	转移死亡	33

其中，性别变量中的 1 表示男性，0 表示女性；手术变量中的 1 表示实施了手术，0 表示未实施手术；+表示截尾数据。生存时间为终止时间点与起始时间点之间的天数。该资料包含生存时间和结局，存在截尾数据，符合生存时间资料的特点。

5.3　生存资料的分析方法

生存资料的分析方法主要包括两种：一种为非参数方法，其中包括适合于大样本生存分析的寿命表法（Life Table）和适合于小样本生存分析的 Kaplan-Meier 法。另一种是半参数法的 Cox 回归，常用于进行生存过程的影响因素分析。

5.4　应用实例 1：累积生存率的计算

累积生存率的计算过程主要有如下步骤。

（1）计算校正人口数：校正人口数=年初人口数−（截尾例数/2）。

（2）计算死亡概率：死亡概率=年内死亡数/校正人口数。

（3）计算生存概率：生存概率=1−死亡概率。

（4）计算生存率：生存率（累积生存概率）=截止到 t 时刻各时段生存概率的乘积。

累积生存率的计算过程如表 5.2 所示。

下面采用 SPSS 软件对上述数据进行分析，将该表中的数据进行录入，如图 5.1 所示。

表 5.2　累积生存率的计算过程

术后年数	期初人数	死亡人数	截尾人数	校正人数	死亡概率	生存概率	生存率
0	233	68	8	229.0	0.2969	0.7031	0.7031
1	157	61	7	153.5	0.3974	0.6026	0.4237
2	89	38	3	87.5	0.4343	0.5657	0.2397
3	48	16	1	47.5	0.3368	0.6632	0.1589
4~5	31	8	23	19.5	0.4103	0.5897	0.0937

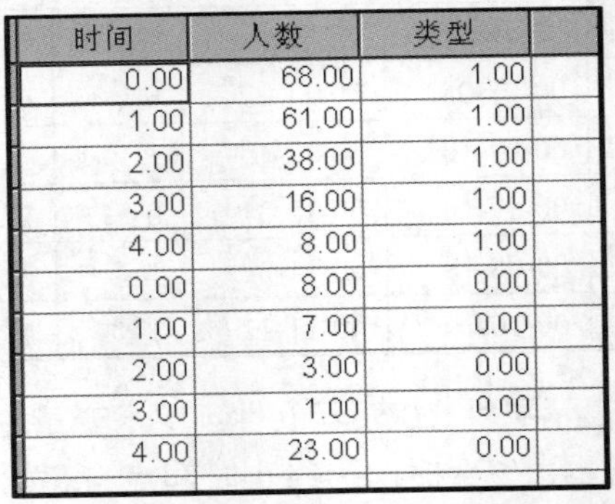

时间	人数	类型
0.00	68.00	1.00
1.00	61.00	1.00
2.00	38.00	1.00
3.00	16.00	1.00
4.00	8.00	1.00
0.00	8.00	0.00
1.00	7.00	0.00
2.00	3.00	0.00
3.00	1.00	0.00
4.00	23.00	0.00

图 5.1　累积生存率计算的数据录入界面

对人数进行加权后，选择菜单 Analyze→Survival→Life Tables，如图 5.2 所示。

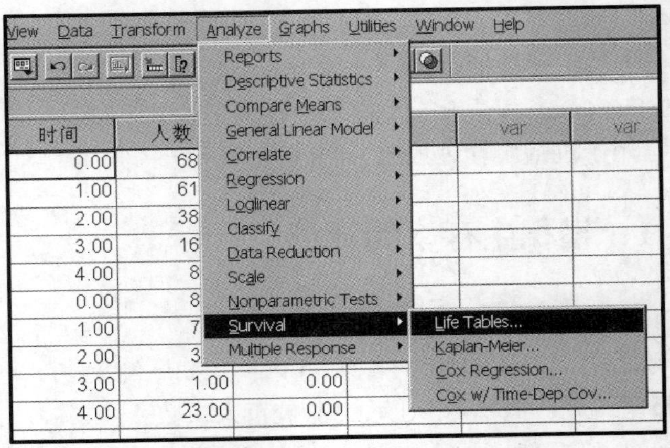

图 5.2　累积生存率分析菜单

在弹出的如图 5.3 所示的对话框"Life Tables"中，单击"Status"框下面【Define Event...】按钮，打开"Life Tables：Define Event Status"子对话框，并在"Single value"中输入"1"，单击【Continue】按钮返回"Life Tables"主对话框。

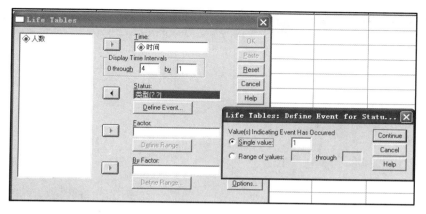

图 5.3　累积生存率分析主对话框及其子对话框

单击【OK】按钮后的输出结果如图 5.4 所示。

```
This subfile contains:      10 observations

 Life Table
   Survival Variable   时间
```

Intrvl Start Time	Number Entrng this Intrvl	Number Wdrawn During Intrvl	Number Exposd to Risk	Number of Termnl Events	Propn Termi- nating	Propn Sur- viving	Cumul Propn Surv at End	Proba- bility Densty	Hazard Rate
0.0	233.0	8.0	229.0	68.0	0.2969	0.7031	0.7031	0.2969	0.3487
1.0	157.0	7.0	153.5	61.0	0.3974	0.6026	0.4237	0.2794	0.4959
2.0	89.0	3.0	87.5	38.0	0.4343	0.5657	0.2397	0.1840	0.5547
3.0	48.0	1.0	47.5	16.0	0.3368	0.6632	0.1589	0.0807	0.4051
4.0+	31.0	23.0	19.5	8.0	0.4103	0.5897	0.0937	**	**

图 5.4　输出结果

在如图 5.4 所示的输出结果中，"Cumul Propn Surv at End"表示的就是累积生存率。输出结果中还有一句"The median survival time is 1.7268"，该句表明中位生存时间是 1.7268，即病人死亡人数达到一半的时间为 1.73 年。

在如图 5.3 所示的主对话框"Life Tables"中单击【Options】按钮，弹出如图 5.5 所示的对话框"Life Tables: Options"，在"Plot"复选框中勾选"Survival"，单击【Continue】按钮可以绘制出生存曲线。

绘制出的累积生存曲线如图 5.6 所示。

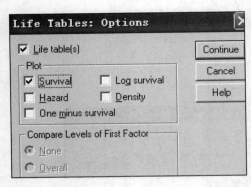

图 5.5　绘制生存曲线 Options 子对话框

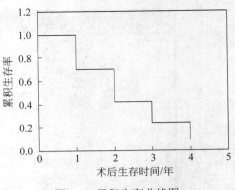

图 5.6　累积生存曲线图

5.5　应用实例 2：小样本生存率的 Kaplan–Meier 估计

Kaplan-Meier 方法是由 Kaplan-Meier 提出的，是直接用概率乘法原理估计生存率，又称为乘积极限法 Product-Limit（PL），是最为基本的一种生存分析方法。

假设有 23 例肿瘤患者的生存时间（月）分别为 1、3、5（3）、6（3）、7、8、10（2）、14+、17、19+、20+、22+、26+、31+、34、34+、44、59。其中括号内表示重复死亡人数，"+" 表示截尾数据。现采用 Kaplan-Meier 法估计生存率。这里仍使用 SPSS 软件，数据录入界面如图 5.7 所示。

	time	die	frequency
1	1.00	1.00	1.00
2	3.00	1.00	1.00
3	5.00	1.00	3.00
4	6.00	1.00	3.00
5	7.00	1.00	1.00
6	8.00	1.00	1.00
7	10.00	1.00	2.00
8	14.00	.00	1.00
9	17.00	1.00	1.00
10	19.00	.00	1.00
11	20.00	.00	1.00
12	22.00	.00	1.00
13	26.00	.00	1.00
14	31.00	.00	1.00
15	34.00	1.00	1.00
16	34.00	.00	1.00
17	44.00	1.00	1.00
18	59.00	1.00	1.00

图 5.7　Kaplan-Meier 法数据录入界面

其中，time 变量表示生存时间；die 表示类型（1 表示死亡，0 表示截尾）；frequency 表示对应的人数。首先对人数进行加权，然后选择菜单 Analyze→Survival→Kaplan-Meier，如图 5.8 所示。

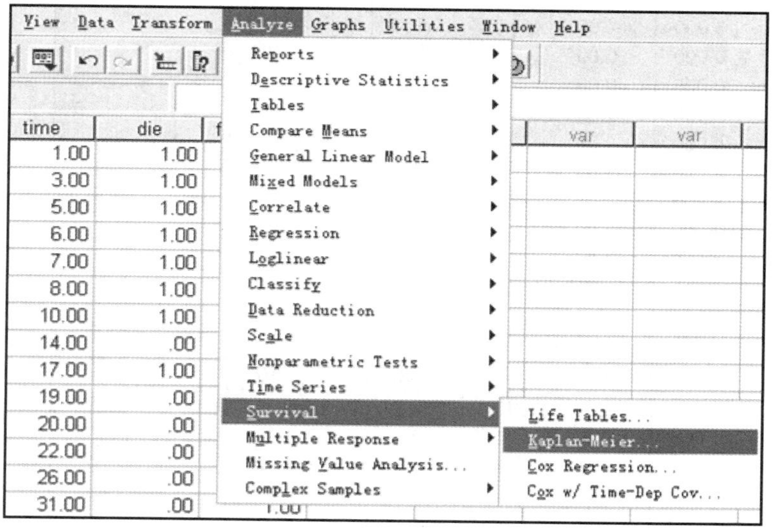

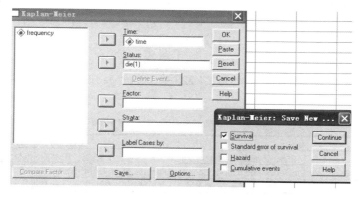

图 5.8　Kaplan-Meier 法分析菜单

在弹出的"Kaplan-Meier"主对话框中的"Time"输入生存时间"time"，在"Status"中输入"die"，并将"1"设为结局，单击【Save…】按钮，在弹出的子对话框"Kaplan-Meier：Save New …"中选择"Survival"，如图 5.9 所示。单击【Continue】按钮返回"Kaplan-Meier"主对话框，单击【OK】按钮运行分析。

图 5.9　Kaplan-Meier 法分析的主对话框和 Save 子对话框

输出结果如图 5.10 和图 5.11 所示。

Survival Table

	Time	Status	Cumulative Proportion Surviving at the Time		N of Cumulative Events	N of Remaining Cases
			Estimate	Std. Error		
1	1.000	1.00	0.957	0.043	1	22
2	3.000	1.00	0.913	0.059	2	21
3	0.000	0.00	0.000	0.000	0	0
4	0.000	0.00	0.000	0.000	0	0
5	5.000	1.00	0.783	0.086	5	18
6	0.000	0.00	0.000	0.000	0	0
7	0.000	0.00	0.000	0.000	0	0
8	6.000	1.00	0.652	0.099	8	15
9	7.000	1.00	0.609	0.102	9	14
10	8.000	1.00	0.565	0.103	10	13
11	0.000	0.00	0.000	0.000	0	0
12	10.000	1.00	0.478	0.104	12	11
13	14.000	0.00	.	.	12	10
14	17.000	1.00	0.430	0.104	13	9
15	19.000	0.00	.	.	13	8
16	20.000	0.00	.	.	13	7
17	22.000	0.00	.	.	13	6
18	26.000	0.00	.	.	13	5
19	31.000	0.00	.	.	13	4
20	34.000	1.00	0.323	0.122	14	3
21	34.000	0.00	.	.	14	2
22	44.000	1.00	0.161	0.129	15	1
23	59.000	1.00	0.000	0.000	16	0

图 5.10　输出结果（Survival Table）

图 5.10 所示的输出结果为生存分析表。该输出表输出的结果是用乘积极限法估计的各时间点的生存率及生存率的标准误差。例如，3 个月的累计生存率为 0.913，标准误差为 0.059；5 个月的累计生存率为 0.783，标准误差为 0.086。

图 5.11 所示的输出结果表示的是平均和中位生存时间及它们的 95%置信区间。输出表中的 Mean 表示平均生存时间（本例为 24.228 个月），Median 表示中位生存时间（本例为 10 个月）。

Means and Medians for Survival Time

Mean[a]				Median			
		95% Confidence Interval				95% Confidence Interval	
Estimate	Std. Error	Lower Bound	Upper Bound	Estimate	Std. Error	Lower Bound	Upper Bound
24.228	4.991	14.444	34.011	10.000	6.955	0.000	23.632

a. Estimation is limited to the largest survival time if it is censored

图 5.11　输出结果（Means and Medians for Suvival Time）

5.6　应用实例 3：生存曲线比较的 Log-rank 检验

在实践中，有时常常需要进行两组生存曲线的比较。此时可以采用 Log-rank 检验来比较两组生存曲线。

假设有两组肿瘤患者的生存情况：

对照组：2，2，3，3，5+，9，9+，10，12+，19+，25，32+，36+，42+

处理组：2，5+，10，13，13+，14+，14+，19+，19+，25+，26+，30+，39+，41+，51+，57+，61+

其中，"+"表示截尾数据，患者仍生存或失访。生存时间的单位为月。要比较两组的生存率有无差别，这里使用 SPSS 软件实现。

首先录入数据，如图 5.12 所示。其中，组别变量中的 1 表示对照组，2 表示处理组；类型变量中的 1 表示完全数据，0 表示截尾数据。

选择菜单 Analyze→Survival→Kaplan-Meier 命令，如图 5.13 所示。

	组别	生存时间	类型
1	1.00	2.00	1.00
2	1.00	2.00	1.00
3	1.00	3.00	1.00
4	1.00	3.00	1.00
5	1.00	5.00	.00
6	1.00	9.00	1.00
7	1.00	9.00	.00
8	1.00	10.00	1.00
9	1.00	12.00	.00
10	1.00	19.00	.00
11	1.00	25.00	1.00
12	1.00	32.00	.00
13	1.00	36.00	.00
14	1.00	42.00	.00
15	2.00	2.00	1.00
16	2.00	5.00	.00
17	2.00	10.00	1.00
18	2.00	13.00	1.00
19	2.00	13.00	.00
20	2.00	14.00	.00

图 5.12　两组生存曲线数据录入界面

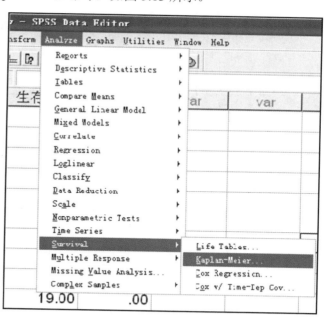

图 5.13　两组生存曲线比较菜单

在弹出的对话框"Kaplan-Meier"中的"Time"中输入"生存时间"，在"Status"中输入"类型"，其结局事件输入"1"，在"Factor"中输入"组别"，如图 5.14 所示。

单击【Compare Factor...】按钮，弹出对话框"Kaplan-Meier：Compare Factor Levels"，

勾选 "Log rank" 选项，如图 5.15 所示。单击【Continue】按钮返回 "Kaplan-Meier" 主对话框，单击【OK】按钮运行分析。

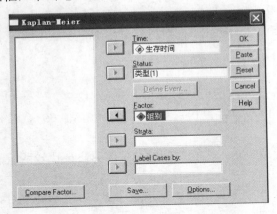 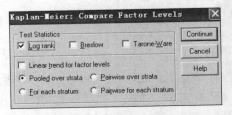

图 5.14　两组生存曲线比较主对话框　　　　　图 5.15　Log rank 检验子对话框

主要输出结果如图 5.16～图 5.18 所示。

图 5.16 描述了对照组和处理组的完全事件数及截尾事件数。

Case Processing Summary

组别	Total N	N of Events	Censored	
			N	Percent
1.00	14	7	7	50.0%
2.00	17	3	14	82.4%
Overall	31	10	21	67.7%

图 5.16　输出结果（Case Processing Summary）

图 5.17 描述了对照组和处理组的平均及中位生存时间和它们的 95% 置信区间。对照组的平均及中位生存时间分别为 22.880 月和 25.000 月。处理组仅输出了平均生存时间为 51.318 月。

Means and Medians for Survival Time

组别	Mean[a]				Median			
			95% Confidence Interval				95% Confidence Interval	
	Estimate	Std. Error	Lower Bound	Upper Bound	Estimate	Std. Error	Lower Bound	Upper Bound
1.00	22.880	4.975	13.128	32.631	25.000	11.139	3.167	46.833
2.00	51.318	5.068	41.385	61.250	.	.	.	.
Overall	42.082	4.871	32.535	51.629	.	.	.	.

a. Estimation is limited to the largest survival time if it is censored

图 5.17　输出结果（Means and Medians for Suvival Time）

图 5.18 输出的是 Log-rank 检验结果（P=0.033<0.05），说明两组生存曲线的差异有统计学意义。

在图 5.19 所示的两组生存曲线比较对话框中单击【Option】按钮，并在"Plots"组中勾选"Survival"选项，单击【Continue】按钮返回主对话框。最后单击【OK】按钮运行分析。

Overall Comparisons

	Chi-Square	df	Sig.
Log Rank (Mantel-Cox)	4.538	1	0.033

Test of equality of survival distributions for the different levels of 组别

图 5.18　输出结果（Overall Comparisons）

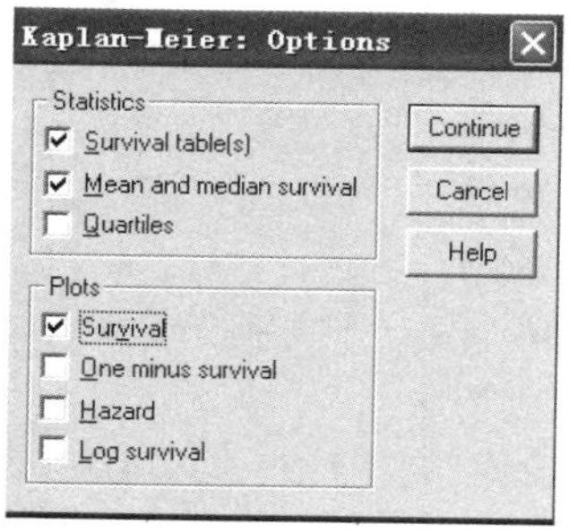

图 5.19　绘制两组生存曲线 Options 子对话框

此时就绘制出了两组生存曲线比较图，如图 5.20 所示。从图 5.20 中看出，两条生存曲线的分辨率很好，说明处理组和对照组的生存曲线有差异，而处理组的累积生存率明显高于对照组的累积生存率。

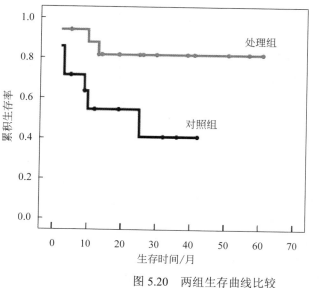

图 5.20　两组生存曲线比较

扫码看彩图

也可以考虑使用 R 软件的 survminer 软件包绘制更为漂亮的生存曲线。将图 5.12 的数据转换为 csv 格式的数据，并保存为 logrank.csv 文件，存储于 D 盘中，如图 5.21 所示。

	A	B	C
1	group	time	status
2	1	2	1
3	1	2	1
4	1	3	1
5	1	3	1
6	1	5	0
7	1	9	1
8	1	9	0
9	1	10	1
10	1	12	0
11	1	19	0
12	1	25	1
13	1	32	0
14	1	36	0
15	1	42	0
16	2	2	0
17	2	5	0
18	2	10	1
19	2	13	1
20	2	13	0
21	2	14	0
22	2	14	0
23	2	19	0
24	2	19	0
25	2	25	0
26	2	26	0
27	2	30	0
28	2	39	0
29	2	41	0
30	2	51	0
31	2	57	0
32	2	61	0

图 5.21 两组生存曲线数据的 csv 数据格式

在 R 窗口中输入语句：

```
library(survival)
library(survminer)
read.table("d:\\logrank.csv",header=TRUE,sep=",")->a
fit<-survfit(Surv(time, status)~group, data=a)
k<-ggsurvplot(fit,data=a,surv.median.line="hv",
conf.int=TRUE,pval=TRUE,risk.table=TRUE,
xlab="Follow up time(m)",legend=c(0.9,0.2),
legend.labs=c("control","experiment"),
break.x.by=10)
```

（加载 survival 软件包）
（加载 survminer 软件包）
（读入外部数据）

（绘制生存曲线图形，其中 surv.median.line="hv" 表示添加中位生存时间线，conf.int=TRUE 表示绘制生存曲线的 95%置信区间，pval=TRUE 表示添加

Log-rank 检验的 p 值，
risk.table=TRUE 表示
添加每组各个时间点的风险
人数表）

（输出生存曲线图）

k

输出的图形如图 5.22 所示。

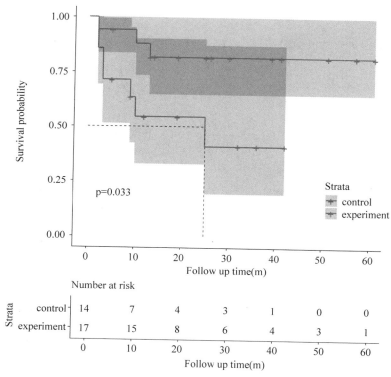

图 5.22　R 软件的 survminer 包绘制的两组生存曲线

　　该图形除了输出处理组和对照组的生存曲线及 95%置信区间，还输出了处理组和对照组在各个时间点的风险人数、中位生存时间以及两组比较的 Log-rank 检验 P 值。

5.7　应用实例 4：Cox 回归

　　在 5.6 节中介绍了生存分析方法，该方法属于非参数分析方法，一般用于单因素分析。而在对肿瘤或慢性病的预后分析中，常涉及多个伴随变量。例如，对患者治疗效果的分析，除涉及两个必须的因素（即治疗的结局和治疗过程的长短外），还有其他影响因素，如年龄

扫码看彩图

和性别等，称之为协变量。

多因素的生存分析方法最初为参数模型，但对生存时间分布有要求，如威布尔分布等。1972 年英国统计学家 D.R.Cox 提出了半参数模型：Cox 比例风险模型（Cox's Proportional Hazard Model），也称为 Cox 回归。该模型虽然不能给出各时点的风险率，但对生存时间的分布无要求，可计算各研究因素对风险率的影响，应用范围更广。

5.7.1 Cox 模型结构与参数估计

Cox 比例风险函数可以表示为：$h(t) = h_0(t)\exp(\beta_1 X_1 + \beta_2 X_2 + \cdots + \beta_p X_p)$。其中，$t$ 表示患者的生存时间，$h_0(t)$ 称为基准风险函数，函数形式并无限定。

由于 $\dfrac{h(t)}{h_0(t)} = \exp(\beta_1 X_1 + \beta_2 X_2 + ... + \beta_p X_p)$ 且 $h_0(t)$ 没有定义，故称为半参数模型。也可以设 $R(t) = \dfrac{h(t)}{h_0(t)}$ 并取对数，即 $\ln R(t) = \ln \dfrac{h(t)}{h_0(t)} = \beta_1 X_1 + \beta_2 X_2 + ... + \beta_p X_p$，其中 β_i 表示当 X_i 改变一个单位引起的死亡风险增加 e^{β_i} 倍。由于基准风险函数 $h_0(t)$ 没有定义，所以不能采用传统的方法进行估计和检验。Cox 通过建立条件死亡概率和偏似然函数方法解决了参数的估计和检验问题。由条件死亡概率可构造偏似然函数，即偏似然函数就是条件死亡概率的乘积。构建的偏似然函数是：

$$L_p = \prod_{i=1}^{d} q_i = \prod_{i=1}^{d} \frac{\exp(\beta_1 X_{i1} + \cdots \beta_p X_{ip})}{\sum_{j \in R_i} \exp(\beta_1 X_{j1} + ... \beta_p X_{jp})}$$

其中，d 表示 d 个死亡时刻，$j \in R_i$ 表示 j 属于 t_i 时刻的暴露者。使该偏似然函数达到最大的解即为参数 $\beta_1, \beta_2, \cdots, \beta_p$ 的估计值。通常采用的是 Newton-Raphson 迭代法来求解。

5.7.2 应用实例：Cox 回归分析

假设有某眼部肿瘤的随访资料，数据格式如图 5.23 所示。

数据中生存时间的单位为天数；性别变量中的 1 表示男性，2 表示女性；基底径分类变量中的 0 表示"<10mm"，1 表示"10mm-16mm"，2 表示">16mm"；高度分类变量中的 0 表示肿瘤高度"<8mm"，1 表示肿瘤高度" >=8mm"；死亡变量中的 1 表示死亡，0 表示生存或失访。选择菜单中的 Analyze→Survival→Cox Regression"，如图 5.24 所示。

生存时间	年龄	性别	基底径分类	高度分类	死亡
35.00	67.00	1.00	1.00	.00	.00
54.00	62.00	1.00	.00	.00	.00
74.00	31.00	1.00	2.00	.00	.00
63.00	47.00	2.00	1.00	.00	.00
52.00	36.00	2.00	2.00	.00	.00
54.00	54.00	2.00	.00	.00	.00
39.00	47.00	2.00	1.00	.00	1.00
90.00	47.00	2.00	.00	1.00	.00
61.00	37.00	1.00	1.00	1.00	.00
17.00	25.00	1.00	.00	1.00	.00
57.00	42.00	2.00	.00	.00	.00
97.00	57.00	1.00	.00	.00	.00
65.00	29.00	2.00	1.00	1.00	.00
82.00	41.00	1.00	1.00	.00	.00
28.00	30.00	2.00	2.00	1.00	1.00
46.00	40.00	2.00	1.00	1.00	1.00
129.00	27.00	1.00	1.00	1.00	.00
63.00	56.00	1.00	.00	.00	.00
25.00	25.00	2.00	.00	.00	.00
106.00	33.00	1.00	1.00	1.00	.00
76.00	25.00	1.00	1.00	1.00	.00
38.00	30.00	1.00	1.00	1.00	.00
55.00	36.00	1.00	1.00	1.00	.00
56.00	40.00	2.00	2.00	1.00	.00
48.00	31.00	2.00	2.00	1.00	1.00
56.00	28.00	1.00	.00	.00	1.00

图 5.23　某眼部肿瘤随访资料（部分数据）

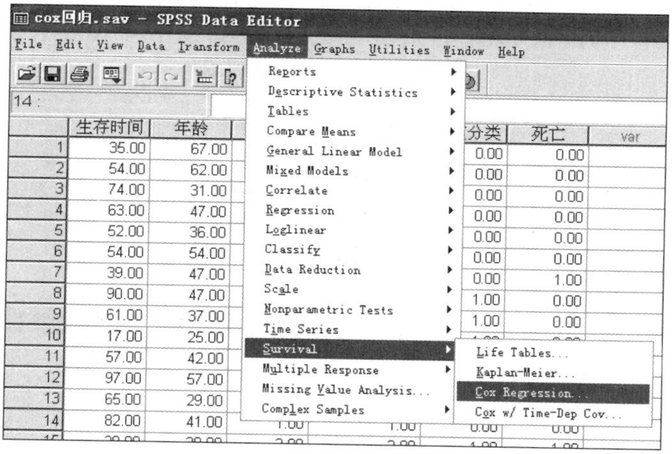

图 5.24　Cox 回归分析菜单

　　在弹出的"Cox Regression"对话框中进行如下操作：在"Time"中输入"生存时间"；在"Status"中输入"死亡"，选择"1"为结局事件；在"Method"中选择前向因子筛选法（Forward：LR），如图 5.25 所示。单击【OK】按钮运行分析。

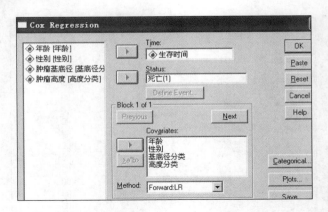

图 5.25　Cox 回归分析对话框

主要输出结果如图 5.26 所示。

Variables in the Equation

		B	SE	Wald	df	Sig.	Exp(B)	95.0% CI for Exp(B)	
								Lower	Upper
Step 1	基底径分类	1.160	0.557	4.343	1	0.037	3.191	1.072	9.504

图 5.26　输出结果（Variables in the Equation）

该结果说明只有基底径分类有统计学意义（P=0.037<0.05），且是死亡的危险因素。其中 Exp（B）为风险比（HR=3.191，95%CI：1.072～9.504），该结果说明基底径每增加一个等级，风险增加为原来的 3.191 倍。若以基底径分类作为分组，可绘制出相应的生存曲线图。

首先将基底径分类哑变量化，按如图 5.27 所示操作。

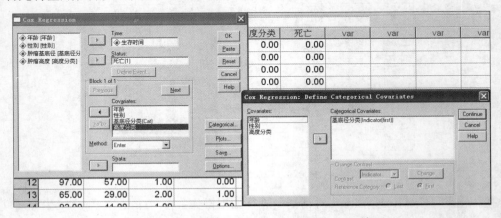

图 5.27　Cox 回归基底径分类哑变量化子对话框

然后在"Cox Regression"主对话框中单击【Plots】按钮，弹出子对话框"Cox Regression：

Plots", 在"Plot Type"复选框中勾选"Survival", 在"Separate Lines for"下面的输入框中输入"基底径分类"哑变量, 如图 5.28 所示。

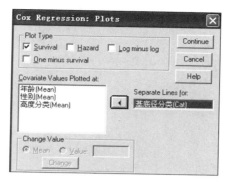

图 5.28 Cox 回归 Plots 子对话框

运行后的输出如图 5.29 所示。从图 5.29 中可以看出, 肿瘤基底径小于 10 mm 的患者累积生存率高于肿瘤基底径在 10~16mm 和大于 16 mm 的患者。

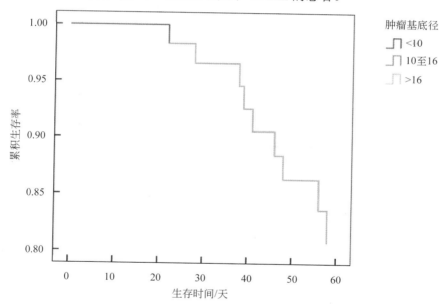

扫码看彩图

图 5.29 基底径分类的生存曲线图

5.7.3 Cox 回归的诺莫图绘制

前面讲解了 Logistic 回归模型的诺莫图绘制, 本小节将介绍 Cox 回归的诺莫图绘制。

构建方法与 Logsitic 回归模型基本相同，仍然采用 R 软件的 rms 软件包实现。提供如图 5.30 所示的一个案例数据。

time	status	gene1	gene2	gene3
306	2	1	1	1
455	2	0	1	1
1010	1	0	1	1
210	2	1	1	0
883	2	0	1	1
1022	1	1	0	1
310	2	1	0	0
361	2	1	0	1
218	2	1	0	1
166	2	1	0	2
170	2	1	1	1
654	2	1	0	0
728	2	1	1	1
71	2	1	0	0
567	2	1	1	0
144	2	1	1	1
613	2	1	1	1
707	2	1	0	0
61	2	1	0	0
88	2	1	1	1
301	2	1	1	1
81	2	0	1	0
624	2	1	0	1
371	2	0	1	1
394	2	0	1	1
520	2	1	1	1
574	2	0	1	1
118	2	3	0	0
390	2	1	1	0
12	2	1	0	0
473	2	1	1	1

图 5.30　Cox 诺莫图绘制案例数据（部分数据）

数据中的 time 表示随访时间；status 表示结局状态；gene1、gene2 和 gene3 中的 0 表示低表达，1 表示高表达。将数据集保存为 lung.csv 文件，并存储于 D 盘中。在 R 窗口中输入语句：

```
library(rms)                                               （加载 rms 软件包）
library(survival)                                          （加载 survival 软件包）
read.table("d:\\lung.csv",header=TRUE,sep=",")->data       （读入数据）
model1<-cph(Surv(time,status)~gene1+gene2+gene3,data,       （构建 Cox 回归模型）
surv=TRUE)
model                                                      （输出模型结果）
```

Cox 回归模型的输出结果如图 5.31 所示。

```
Cox Proportional Hazards Model

cph(formula = Surv(time, status) ~ gene1 + gene2 + gene3, data = data,
    surv = TRUE)

                         Model Tests        Discrimination
                                               Indexes
Obs          228    LR chi2      18.82    R2      0.079
Events       165    d.f.             3    Dxy     0.248
Center  -0.0841    Pr(> chi2) 0.0003    g       0.385
                   Score chi2   19.42    gr      1.469
                   Pr(> chi2) 0.0002

         Coef    S.E.    Wald Z  Pr(>|Z|)
gene1   0.3993  0.1956    2.04    0.0412
gene2  -0.1318  0.1938   -0.68    0.4965
gene3  -0.4345  0.1762   -2.47    0.0137
```

图 5.31　Cox 回归模型的输出结果

从结果中可以看出，gene1 和 gene3 是患者生存的影响因素（P<0.05）。下面绘制 Cox 回归模型的诺莫图，在 R 窗口中输入语句：

```
ddist<-datadist(data)                    （构建数据列表）
options(datadist="ddist")
surv<-Survival(model)                    （构建函数，依据模型计算生存率）
nom<-nomogram(model,                     （构建诺莫函数）
fun=list(function(x) surv(200,x),        （计算 200d 和 400d 生存率）
function(x) surv(400,x)),
funlabel=c("200-day sur.prob",           （设置生存率坐标轴标签,去掉线性预测坐
 "400-day sur.prob"),lp=F)                标轴）
plot(nom,fun.side=list(c(rep(1,7),       （绘制诺莫图，设置 200d 和 400d 生存率
3,1,3,1,3,1),c(rep(1,7),3,1,3,1,3)),      的坐标轴刻度和沿格线颜色）
col.grid=c("red","green"))
```

注意在设置坐标轴刻度时，先看一下 nom 函数的输出结果中 Total Points 的个数，确保设置的刻度数多于 Total points 的个数，否则有可能无法输出结果。根据 nom 的输出结果：比如 200d 的 Total Points 有 12 个点，那么语句中 fun.side 就需要有 1、3（1 和 3 分别表示刻度在下方和上方）这样的 13 个数。输出的 Cox 回归模型的诺莫图如图 5.32 所示。

图 5.32 中增加了两个新坐标轴：200d 生存率和 400d 生存率。假设一个患者 gene1 低表达，向 Points 轴作垂线，得分为 0 分；gene2 高表达，向 Points 轴作垂线，得分也是 0分；gene3 低表达，向 Points 轴作垂线，得分为 100 分，那么该名患者的 Total Points 为 100分。分别向 200d 生存率和 400d 生存率的坐标轴作垂线，获得 200 d 的生存率为 0.68～0.7，400d 的生存率为 0.35～0.4。

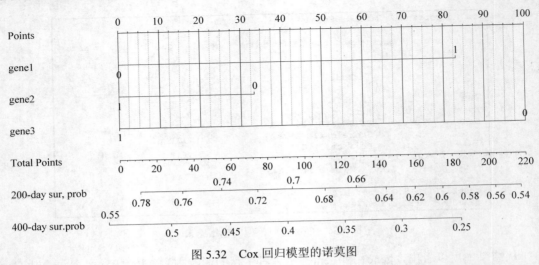

图 5.32　Cox 回归模型的诺莫图

　　在应用 Cox 回归模型的时候要注意，并不是所有的资料都符合 Cox 比例风险模型，因此需要对资料进行分析，看是否符合比例风险模型的假定。

　　进行生存分析时，需要注意生存时间资料的特点。由于生存分析中的主要信息是由死亡病例提供，因此死亡病例数不能太少，否则对回归系数的估计会出现有偏估计。生存时间要尽可能精确。由于多数生存分析方法是在生存时间排序的基础上进行的，因此很小的舍入误差也会引起生存时间顺序改变而影响结果。此外，还要注意过多的失访数据会导致生存率偏高。

第6章
基于竞争风险模型的生存分析

通过前面的案例了解到对于生存事件分析的常用方法是 Kaplan-Meier 检验方法和 Cox 风险比例模型。但是这些分析仅考虑以死亡为结局事件，而并不考虑造成结局事件的原因。比如患者死亡并非是由于疾病死亡，而是由于车祸等其他原因导致。如果更关注造成结局事件的原因，此时就称为含有竞争风险的事件。在肿瘤研究中，一个最常见的竞争风险事件就是复发。这里介绍基于竞争风险模型的生存分析。

6.1　竞争风险模型

竞争风险（Competing Risk）模型中假设引起个体死亡的原因有 n 种，那么想知道患者死因是这其中的哪一种。根据观察到的生存资料来分析与不同原因相关的结局事件，从而了解这些原因的风险性，这就是竞争风险问题。这里介绍处理竞争风险模型生存分析的 R 软件包 timereg 和 cmprsk。

在 R 窗口中输入语句完成 timereg 和 cmprsk 两个软件包的安装。

```
install.packages(pkgs="timereg")          （安装 timereg 软件包）
install.packages(pkgs="cmprsk")           （安装 cmprsk 软件包）
```

6.2　应用实例：竞争风险模型的生存分析

采用 R 软件包 timereg 自带的骨髓移植的数据（数据名称 bmt）进行分析。输入命令 bmt 回车后就可以看到如图 6.1 所示的数据。

该数据中含有 408 个样本，有 5 个变量，其中，time 表示生存时间；cause 是数值编码变量（1 表示死亡，结局事件，0 表示截尾事件，2 表示竞争风险（复发或其他原因））；platelet

```
> bmt
     time cause platelet       age tcell
1   0.030     2        0   0.19566     0
2   0.030     2        0   0.63005     0
3   0.030     2        0   1.43249     0
4   0.030     2        0   1.40253     0
5   0.030     2        0  -0.05084     0
6   0.030     2        0   1.74156     0
7   0.030     2        0   0.91122     0
8   0.030     2        0  -1.98195     0
9   0.030     2        1   0.25050     0
10  0.033     2        0   0.88390     0
11  0.033     2        0   0.66567     0
12  0.033     2        0  -0.07044     1
13  0.033     2        0   0.42350     0
14  0.066     1        1   0.37865     0
15  0.164     1        0   0.78685     0
16  0.197     2        0  -1.43298     0
17  0.230     1        0   0.67641     0
18  0.230     1        0   0.81549     0
19  0.263     1        0  -0.27624     1
```

图 6.1　bmt 数据结构

是数值编码变量（1 表示超过 100×10^9 per L，0 表示低于 100×10^9 per L）；tcell 表示 T-cell depleted BMT，也为数值编码变量（1 表示 yes，0 表示 no）；age 表示中心化年龄变量，所做的变换是(真实年龄−35)/15。

这里要特别提到的是，一般的生存分析模型中的所有截尾数据（包括研究终止和其他原因退出的）均编码为 0，结局事件编码为 1。而在含有竞争风险事件的生存分析模型中的截尾数据（研究终止）编码为 0，结局事件编码为 1，其他原因引起（死亡或复发，也称为竞争风险事件）编码为 2。

本例采用竞争风险模型进行分析。

首先加载处理竞争风险模型生存分析的两个 R 软件包 timereg 和 cmprsk。在 R 窗口中输入语句：

```
library(timereg)                              （加载 timereg 软件包）
library(cmprsk)                               （加载 cmprsk 软件包）
```

先按照时依变量模型进行分析。在 R 窗口中输入语句：

```
outf <- comp.risk(Surv(time, cause == 0)~platelet+age+tcell, data=bmt,
bmt$cause, causeS=1, n.sim=5000, cens.code=0, model="prop", cens.model=
"cox")
（在该语句中，causeS = 1 表示结局事件取 1，n.sim 表示重抽样模拟次数，cens.code=0 表示
0 是截尾事件，model 有 4 种模型，分别为"additive"、"proportional"、"rcif"和
"logistic"，这里选择"prop"模型。cens.model 一般选择 Cox 模型）
```

在 R 窗口中输入语句：

```
summary(outf)
```

此时输出的结果如图 6.2 所示。

```
Competing risks Model

Test for nonparametric terms

Test for non-significant effects
            Supremum-test of significance p-value H_0: B(t)=0
(Intercept)                  10.70                    0.0000
platelet                      2.93                    0.0300
age                           3.88                    0.0012
tcell                         2.40                    0.0952

Test for time invariant effects
            Kolmogorov-Smirnov test p-value H_0:constant effect
(Intercept)          1.160                             0.0000
platelet             0.777                             0.1640
age                  0.329                             0.0964
tcell                1.590                             0.1120
            Cramer von Mises test p-value H_0:constant effect
(Intercept)         12.900                             0.0000
platelet             3.830                             0.0796
age                  0.145                             0.4490
tcell                2.640                             0.3530
```

图 6.2 时依变量模型分析结果

第一个输出结果"Test for non-significant effects"是竞争风险模型分析结果，该结果说明 Platelet（P=0.030）和 age（P=0.001）是显著的，而 tcell 不显著（P=0.095）。

第二个输出结果"Test for time invariant effects"是应用两种检验方法（Kolmogorov-Smirnov 检验和 Cramer Von Mises 检验），判断 3 个变量是否为时依变量，检验结果表明 3 个变量均为非时依变量（P>0.05）。

考虑到 Platelet、age 和 tcell 均为非时依变量，此时应按照恒定变量模型（Fine & Gray Model）进行分析。

在 R 窗口中输入语句：

```
outf <- comp.risk(Surv(time,cause>0)~const(platelet)+const(age)+
const(tcell), data=bmt, bmt$cause, causeS = 1, n.sim = 5000,
cens.code = 0,model="prop",cens.model ="cox")
```

该语句在 platele、age 和 tcell 这 3 个变量的前面加上了 const，此时时依变量模型就改为恒定变量模型了。

在 R 窗口中输入 summary(outf)，看输出结果如图 6.3 所示。

从上面的输出结果可以看出，Platelet（P=0.006）、age（P=0.0004）和 tcell（P=0.022）都是显著的变量。显然，按照恒定变量模型要比按照时依变量模型分析的结果要好。

```
Competing risks Model

Test for nonparametric terms

Test for non-significant effects
            Supremum-test of significance p-value H_0: B(t)=0
(Intercept)                             12.2                    0

Test for time invariant effects
            Kolmogorov-Smirnov test p-value H_0:constant effect
(Intercept)                     2.05                            0
            Cramer von Mises test p-value H_0:constant effect
(Intercept)                     20.7                            0

Parametric terms :
                Coef.    SE Robust SE     z     P-val
const(platelet) -0.555 0.2040    0.2040 -2.73 0.006430
const(age)       0.326 0.0918    0.0918  3.55 0.000388
const(tcell)    -0.691 0.3020    0.3020 -2.29 0.022000

  Call:
comp.risk(Surv(time, cause > 0) ~ const(platelet) + const(age) +
    const(tcell), data = bmt, bmt$cause, causeS = 1, n.sim = 5000,
    cens.code = 0, model = "prop", cens.model = "cox")
```

图 6.3　恒定变量模型分析结果

下面进行含有竞争风险事件的两组生存曲线比较，采用 cmprsk 软件包来实现，并考虑进行 Tcell=0 和 Tcell=1 两组的比较。

将数据（图 6.4）保存为 csv 格式，并命名为 tcellcompare.csv 文件，存储在 D 盘下，便于使用 R 语句读入。

在 R 窗口中输入语句：

```
read.table("d:\\tcellcompare.csv",header=TRUE,sep=",")->a      （读入外部数据）
fit<-cuminc(a$time,a$cause,a$tcell,cencode=0)           （比较两组累积发生率曲线）
fit
```

输出结果如图 6.5 所示。

该输出结果中的$est 表示累积发生率，其中（0 1）表示 Tcell=0 组（cause=1）的累积发生率；（0 2）表示 Tcell=0 组（casue=2）的累积发生率；（1 1）表示 Tcell=1 组（cause=1）的累积发生率；（1 2）表示 Tcell=1 组（casue=2）的累积发生率。

统计学检验为 Gray 检验，其中第一个 p 值（0.049）表示 Tcell=0 组和 Tcell=1 组的累积发生率（cause=1）比较的 p 值，而统计检验中第二个 p 值（0.053）表示 Tcell=0 组和 Tcell=1 组的累积发生率（cause=2）比较的 p 值。该结果说明 Tcell=0 和 Tcell=1 组的两种累积发生率曲线差异均不具有统计学意义。

此外，还可以绘制出两组的累积发生曲线图。在 R 窗口中输入语句：

```
plot(fit)
```

	A	B	C	
1	time	cause	tcell	
2	0.03	2	0	
3	0.03	2	0	
4	0.03	2	0	
5	0.03	2	0	
6	0.03	2	0	
7	0.03	2	0	
8	0.03	2	0	
9	0.03	2	0	
10	0.03	2	0	
11	0.033	2	0	
12	0.033	2	0	
13	0.033	2	1	
14	0.033	2	0	
15	0.066	1	0	
16	0.164	1	0	
17	0.197	2	0	
18	0.23	1	0	
19	0.23	1	0	
20	0.263	1	0	
21	0.263	1	0	
22	0.296	1	0	
23	0.329	1	0	

图 6.4　Tcell=0 和 Tcell=1 两组比较的
数据录入界面（部分数据）

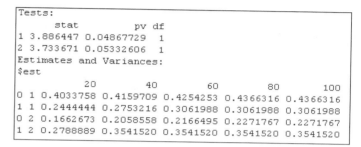

图 6.5　Tcell=0 和 Tcell=1 两组的累计发生率

输出图如图 6.6 所示。

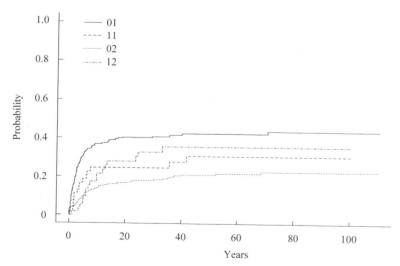

图 6.6　Tcell=0 和 Tcell=1 两组累积发生率曲线比较

在图 6.6 中，（0 1）表示 Tcell=0 组 casue=1 的累积发生率曲线；（1 1）表示 Tcell=1 组

casue=1 的累积发生率曲线；（0 2）表示 Tcell=0 组 cause=2 的累积发生率曲线；（1 2）表示 Tcell=1 组 casue=2 的累积发生率曲线。

如果只想绘制出 Tcell=0 组和 Tcell=1 组的 cause=1 的累积发生率曲线，则可以在 R 窗口中输入语句：

```plot(fit$"0 1"$time, fit$"0 1"$est, type="s", lty=1, col="black",lwd=3,xlim=c(0,120),ylim=c(0.0,0.6), xlab="survival time",ylab="cumulative incidence")```	（绘制 Tcell=0 组的 cause=1 累积发生率曲线）
```par(new=TRUE)```	（在该图形上绘制新曲线）
```plot(fit$"1 1"$time, fit$"1 1"$est, type="s",lty=2, col="gray",lwd=3, xlim=c(0,120),ylim=c(0.0,0.6), xlab="survival time",ylab="cumulative incidence")```	（绘制 Tcell=1 组的 cause=1 累积发生率曲线）

绘制出的图形如图 6.7 所示。

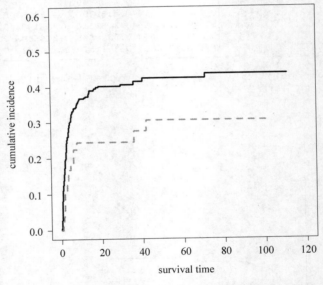

图 6.7　Tcell=0 和 Tcell=1 两组累积发生曲线(cause=1)比较

目前，有很多统计软件还没有涉及竞争风险模型的生存分析。NCSS 软件虽然涉及了竞争风险模型的单因素分析，但没有涉及竞争风险模型的多因素分析。因此，使用 R 软件进行竞争风险模型的生存分析是非常容易和便捷的。将数据录入 Excel 中并保存为 csv 文件格式的文件，就可以直接从 R 中读入并进行分析。R 软件还有一些软件包，如 pec、riskRegression 和 prodlim 等也可以进行竞争风险模型分析，读者可参考相应软件包的说明。此外，本案例中只涉及 3 个协变量，读者在分析自己的数据时可以考虑更多的协变量效应。

第 7 章

Meta 分析

在医学科研中，针对同一问题常常会有许多类似的研究。而由于研究的偶然性、研究样本的限制及各种干扰因素，使得许多研究结果可能出现不一致的现象。通过对这些研究及结果进行综合分析和评价，可以获得更为可靠的结论。当前，全世界的医学期刊每年大约刊登百万数量级的学术论文。越来越多的临床工作者想通过对原始文献的结果进行综合分析，以获取证据用于临床工作，从而服务于患者。其中，Meta 分析作为循证医学研究的重要工具，已逐步得到了普及。

7.1 Meta 分析概述

Meta 分析是对具有相同研究目的的多个独立研究结果进行系统分析、定量综合的一种研究方法。Meta 分析现已经成为循证医学对文献资料进行系统综述的基本统计方法，广泛应用于医学研究的各个领域，包括病因研究、临床试验、诊断、治疗和预后研究等。Meta 分析可以帮助增加统计检验效能，定量估计研究效应，发现继往研究的不足之处。

7.2 Meta 分析的方法与步骤

Meta 分析适用于临床随机化对照试验（RCT）的综合分析，这类试验严格遵循随机化原则，对处理组和对照组之间的可比性较好，结果分析较为可靠。近年来，Meta 分析也常用于病例对照研究和队列研究。

Meta 分析的主要步骤如下：

（1）文献检索：确定主题词和关键词，利用数据库和网上资源检索筛选文献信息，再辅以手工检索。

（2）文献纳入与排除：在正式选择文献前需要制定合格文献的纳入和排除标准。制定纳入和排除标准的主要考虑因素包括研究设计类型、文献发表的年限和使用语言、样本量和随访期限、结局测量指标、重复发表等。

（3）文献质量评价：采用文献质量评价量表，如 Jadad 标准、Delphi 清单和 Chalmers 量表等。

（4）相关信息提取：文献的基本信息（如文献和作者名称、发表年代等）、研究的类型和方法学特征、研究对象特征、结局测量指标、Meta 分析的效应指标、样本含量等。

（5）异质性分析：异质性检验（如常用的 Cochrane Q 检验等）。

（6）效应量选择：连续型变量资料有加权均数（Weighted Mean Difference，WMD）和标准化均差（Standardized Mean Difference，SMD）。二分类资料的效应指标有相对危险度（Relative Risk，RR）、优势比（Odds Ratio，OR）和危险度差值（Risk Difference，RD）。生存资料的效应指标有危险比（Hazard Ratio，HR），有时可作为二分类变量使用。

（7）发表偏倚分析：通过漏斗图（Funnel Plots）可从直观上识别发表偏倚的方法。也可采用线性回归和秩相关法（如 Egger 法或 Begg 法），对漏斗图的对称性进行检验。由于发表偏倚发生于研究设计和资料收集阶段，因此在设计阶段应制定合理的纳入和排除标准，尽量全面系统地收集文献。

7.3 应用实例 1：二分类资料的 Meta 分析

二分类数据资料进行 Meta 分析可以选择 OR 和 RR 等作为效应指标，根据异质性检验结果选择不同的分析模型。如各研究间具有同质性，则采用固定效应模型；如各研究间具有异质性，则应采用随机效应模型。

下面看一个二分类资料的 Meta 分析应用实例，如表 7.1 所示。

表 7.1　二分类资料 Meta 分析数据表

研究 ID	作者	发表时间	试验组		对照组	
			发生事件数	总人数	发生事件数	总人数
1	A	2000	11	50	25	58
2	B	2002	3	40	8	32
3	C	2005	10	45	22	45
4	D	2009	12	50	19	40
5	E	2010	22	60	32	61
6	F	2012	25	63	39	60
7	G	2015	30	70	48	62

本案例采用 Review Manger 5.3 软件进行 Meta 分析，Review Manger 5.3 的下载地址为：http://ims.cochrane.org/revman/download。软件下载后双击 RevMan_5_3_windows.exe，按步

骤进行安装即可。

安装完成后，首先新建一个文件，并单击"Tables"，右击"Characteristic of included studies"，在弹出的菜单中选择第一项"Add Study"，如图 7.1 所示。

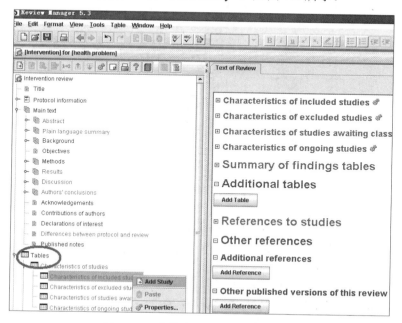

图 7.1　二分类资料 Meta 分析主界面

系统弹出"New Stduy Wizard"窗口。在"Study ID"一栏中填入研究名称"A 2000"。单击【Finish】按钮，完成研究的添加，如图 7.2 所示。

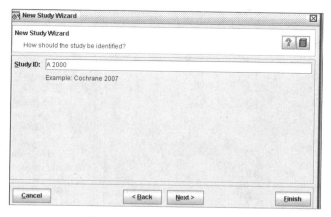

图 7.2　New Study Wizard 窗口

重复上述过程，把"B 2002""C 2005""D 2009""E 2010""F 2012""G 2015"都添加进去，添加完成后的界面如图 7.3 所示。

下面进行比较。首先右击"Data and analyses"项目，在弹出菜单中选择第一项"Add Comparison"，如图 7.4 所示。

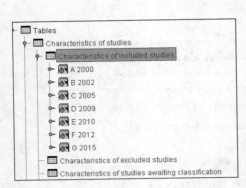

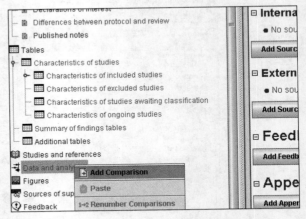

图 7.3　添加完成所有研究后界面　　　　图 7.4　"Data and analyses"添加比较菜单

而后弹出"New Comparison Wizard"向导窗口，在"Name"中输入名称，如输入"试验组 vs 对照组"，单击【Finish】按钮完成添加，如图 7.5 所示。

此时在"Data and analyses"标题下方会出现"1 试验组 vs 对照组"的字样，右击，在弹出菜单中选择第一项"Add Outcome"，如图 7.6 所示，弹出"New Comparison Wizard"向导窗口，如图 7.7 所示。

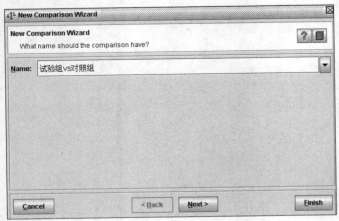

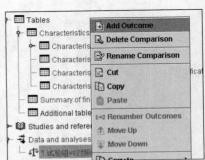

图 7.5　New Comparison Wizard 对话框　　　图 7.6　"Data and analyses"添加
　　　　　　　　　　　　　　　　　　　　　　　　Outcome 菜单

在如图 7.7 所示的"New Comparison Wizard"向导窗口的"Data type"组中选择二分类变量"Dichotomous"，并单击【Next】按钮，打开如图 7.8 所示的"New Outcome Wizard"对话框。

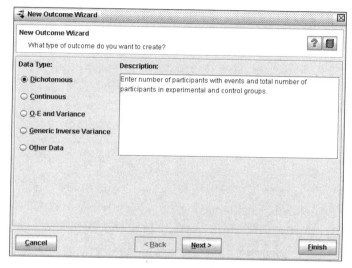

图 7.7　数据类型选择菜单

在"Name"中输入"发生事件率"，单击【Finish】按钮完成，如图 7.8 所示。

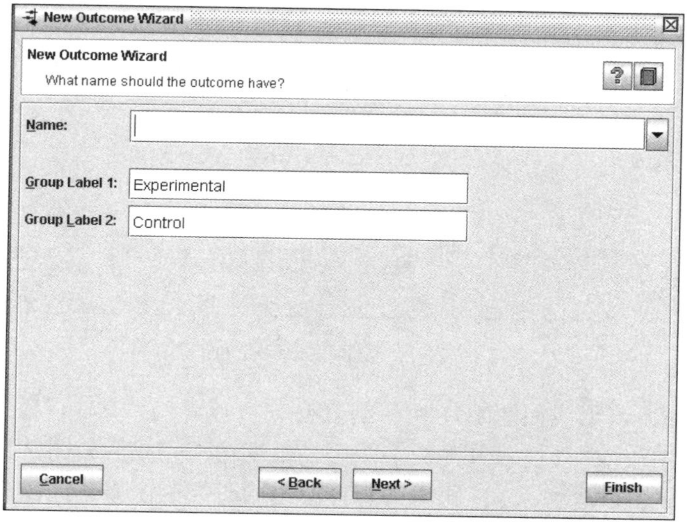

图 7.8　New Outcome Wizard 菜单

此时，双击"1 试验组 vs 对照组"，在该标题下方会出现"发生事件率"的字样，如图 7.9 所示。

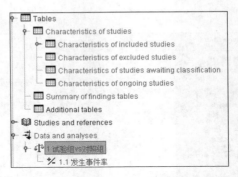

图 7.9 "1 试验组 vs 对照组"菜单

右击"发生事件率"，在弹出菜单中选择第二项"Add Study Data"，弹出"New Study Wizard"向导窗口。在"Included Studies"栏中分别选中"A 2000""B 2002""C 2005" "D 2009""E 2010""F 2012""G 2015"，单击【Finish】按钮完成，如图 7.10 所示。

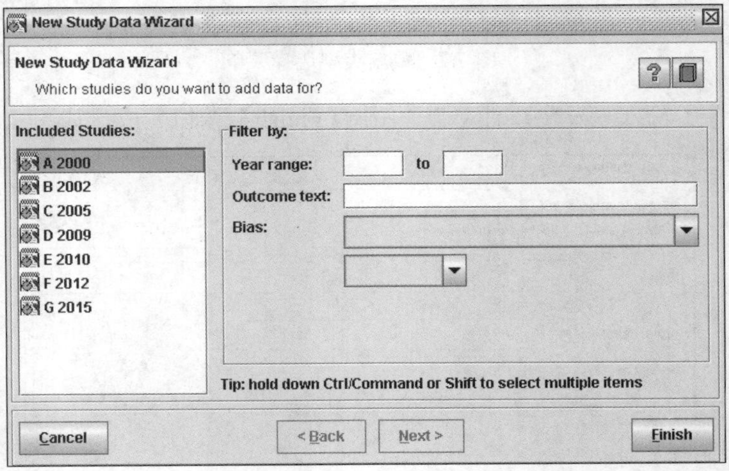

图 7.10 New Study Data Wizard 菜单

全部添加完成后，形成如图 7.11 所示的表格。

在表格中的白色空白处填入具体数字即可，数据输入完成后如图 7.12 所示。

此时，结果会自动显示出来，相应的森林图也同时绘制出来，如图 7.13 所示。

RevMan 中主要使用 Q 统计量和 I^2 统计量进行异质性检验。图 7.13 中的"Heterogenity"中的"Chi^2"即为 Q 统计量结果。

Text of Review　☒ **1.1 发生事件率**

Comparison: 1 试验组vs对照组, Outcome: 1.1 发生事件率　　OR　FE

Study or Subgroup	Experimental Events	Experimental Total	Control Events	Control Total	Weight	Odds Ratio M-H, Fixed, 95% CI
☑ A 2000	0	0	0	0		Not estimable
☑ B 2002	0	0	0	0		Not estimable
☑ C 2005	0	0	0	0		Not estimable
☑ D 2009	0	0	0	0		Not estimable
☑ E 2010	0	0	0	0		Not estimable
☑ F 2012	0	0	0	0		Not estimable
☑ G 2015	0	0	0	0		Not estimable
Total (95% CI)		0		0		Not estimable
Total events	0		0			
Heterogeneity: Not applicable						
Test for overall effect: Not applicable						

图 7.11　Meta 分析数据输入表格

Study or Subgroup	Experimental Events	Experimental Total	Control Events	Control Total	Weight	Odds Ratio M-H, Fixed, 95% CI
☑ A 2000	11	50	25	58	17.4%	0.37 [0.16, 0.87]
☑ B 2002	3	40	8	32	7.9%	0.24 [0.06, 1.01]
☑ C 2005	10	45	22	45	16.5%	0.30 [0.12, 0.75]
☑ D 2009	12	50	19	40	15.5%	0.35 [0.14, 0.86]
☑ E 2010	22	60	32	61	19.4%	0.52 [0.25, 1.09]
☑ F 2012	25	63	39	60	23.3%	0.35 [0.17, 0.74]
☑ G 2015	30	70	48	0		Not estimable
Total (95% CI)		378		296	100.0%	0.37 [0.26, 0.53]
Total events	113		193			
Heterogeneity: Chi² = 1.46, df = 5 (P = 0.92); I² = 0%						
Test for overall effect: Z = 5.53 (P < 0.00001)						

图 7.12　Meta 分析数据完成表格

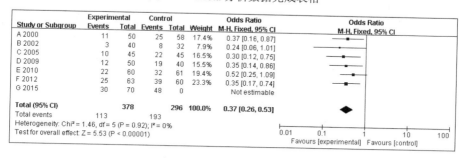

图 7.13　Meta 分析森林图

在图 7.13 的结果中，OR 的异质性检验结果 "Heterogenity: Chi²=1.46，df=5（P=0.92>0.05），I²=0%" 说明各研究之间不存在异质性，可以选择固定效应模型进行分析。基于固定效应模型的合并效应量 OR 值为 0.37，95% 置信区间为［0.26,0.53］。合并效应的检验结果为 Z=5.53（P<0.00001），说明实验组与对照组的事件发生率有统计学差异。

漏斗图是一种以视觉识别是否存在发表偏倚的方法，该方法以"倒漏斗图"的形式，通过视觉观察是否对称。如果漏斗图显示大部分研究处于图的上部而基底部研究少且左右大致对称，则提示发表偏倚不明显，反之存在发表偏倚。单击表格上方工具栏的 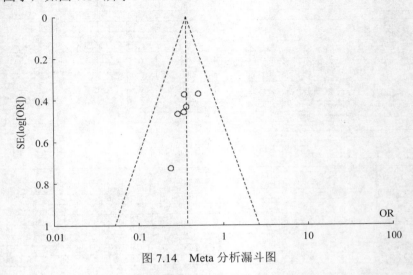 ，就可以绘制漏斗图了，如图 7.14 所示。

图 7.14　Meta 分析漏斗图

漏斗图虽然简单直观，但无法对图形的对称性进行精确检验。当前也有一些其他方法，如 Begg 法和 Egger 法分别采用秩相关和线性回归方法对漏斗图的非对称性进行检验。下面采用 R 软件的 meta 软件包实现这两种方法的检验。

将数据录入 Excel 表并保存为 csv 格式的文件 meta1.csv，存于 D 盘下，如图 7.15 所示。数据中的 event.e 表示试验组发生的事件数；n.e 表示试验组的总观察数；event.c 表示对照组发生的事件数；n.c 表示对照组的总观察数。

	A	B	C	D	E	F
1	author	year	event.e	n.e	event.c	n.c
2	A	2000	11	50	25	58
3	B	2002	3	40	8	32
4	C	2005	10	45	22	45
5	D	2009	12	50	19	40
6	E	2010	22	60	32	61
7	F	2012	25	63	39	60
8	G	2015	30	70	48	62

图 7.15　Meta 分析二分类数据录入界面

在 R 窗口中输入语句完成 meta 软件包的安装和加载。

```
install.packages(pkgs="meta")          （安装 meta 软件包）
library(meta)                          （加载 meta 软件包）
```

下面采用 Begg 法和 Egger 法对漏斗图的非对称性进行检验。

在 R 窗口中输入语句：

```
read.table("D:\\meta1.csv",header=TRUE,    （从 D 盘中读入数据,并命名为 a）
sep=",")->a
meta<-metabin(event.e, n.e, event.c, n.c,data=a, sm="OR", method="MH")
（进行 Meta 分析,其中 sm="OR"表示选择 OR 值作为效应指标,method="MH"表示采用
Mantel-Haenszel 方法进行 Meta 分析）
metabias(meta,method="rank")           （采用秩相关进行漏斗图非对称性检验）
metabias(meta,method="linreg")         （采用线性回归进行漏斗图非对称性检验）
```

输出结果如图 7.16 所示。

```
> metabias(meta,method="rank")

        Rank correlation test of funnel plot asymmetry

data: meta
z = -1.6521, p-value = 0.09852
alternative hypothesis: asymmetry in funnel plot
sample estimates:
        ks        se.ks
-11.000000    6.658328

> metabias(meta,method="linreg")

        Linear regression test of funnel plot asymmetry

data: meta
t = -0.8104, df = 5, p-value = 0.4545
alternative hypothesis: asymmetry in funnel plot
sample estimates:
     bias       se.bias      slope
-1.2205193   1.5060820   -0.5643296
```

图 7.16　漏斗图的非对称性检验

其中,秩相关检验的结果是 Z=-1.6521,P=0.09852>0.05,说明漏斗图是对称的；线性回归检验的结果是 t=-0.8104,P=0.4545>0.05,同样也说明漏斗图是对称的。该结果提示发表偏倚不明显。

7.4 应用实例 2：连续资料的 Meta 分析

对连续资料进行 Meta 分析，根据研究目的可以选择标准化均数差、相关系数等作为效应尺度，再根据异质性检验结果选择不同的分析模型。若研究间具有同质性，则采用固定效应模型；若研究间具有异质性，则采用随机效应模型。

下面看一个连续资料的 Meta 分析应用实例，数据如表 7.2 所示。

表 7.2   连续资料 Meta 分析数据表

研究 ID	作者	发表时间	试验组			对照组		
			样本数	均数	标准差	样本数	均数	标准差
1	A1	1998	20	1.9	0.8	21	5.6	2.4
2	B1	2003	25	2.8	1.4	25	7.2	3.5
3	C1	2004	30	2.1	0.5	31	6.9	2.7
4	D1	2010	45	2.5	0.6	45	7.0	2.8
5	E1	2014	50	2.9	1.6	52	6.0	2.6

右击"Characteristic of included studies"，在弹出的菜单中选择"Add Study"，在"Study ID"中依次添加"A1 1998""B1 2003""C1 2004""D1 2010""E1 2014"，单击【Finish】按钮。右击"Data and analyses"，在弹出菜单中选择"Add Comparison"，弹出"New Comparison Wizard"向导窗口后，在"Name"中输入比较的名称"2 新试验组 vs 新对照组"，单击【Finish】按钮，如图 7.17 所示。

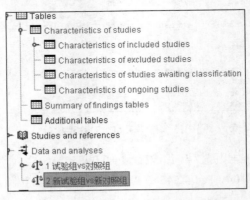

图 7.17   新试验组 vs 新对照组比较菜单

右击"2 新试验组 vs 新对照组"，在弹出菜单中选择"Add Outcome"，在"Data type"中选择连续型变量（Continuous），并单击"Next>"按钮，如图 7.18 所示。

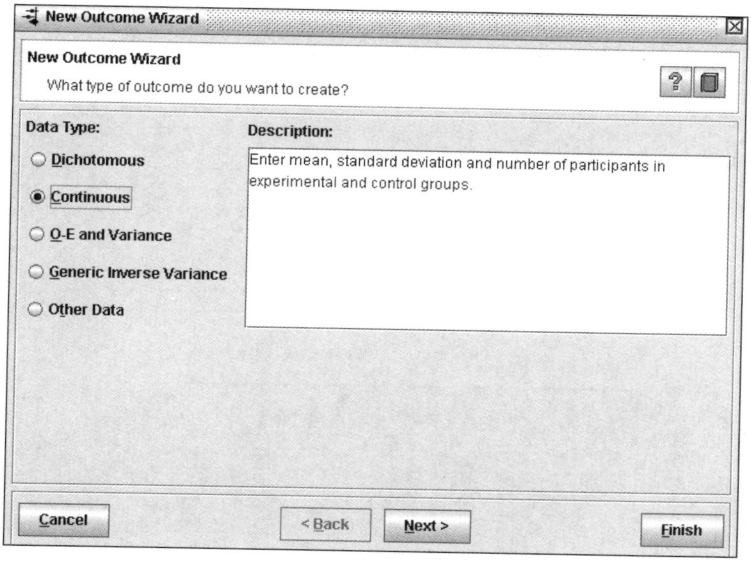

图 7.18　New Outcome Wizard 菜单

在"Name"中输入"分析指标",单击"Finish"按钮。此时,双击"2 新试验组 vs 新对照组",会在该标题下方出现"分析指标"的字样,如图 7.19 所示。

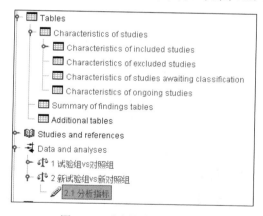

图 7.19　分析指标创建菜单

右击"分析指标",在弹出菜单中选择"Add Study Data",弹出"New Study Wizard"向导窗口。在"Included Studies"栏中分别选中"A1 1998""B1 2003""C1 2004""D1 2010""E1 2014",单击"Finish"按钮。全部添加完后,得到如图 7.20 所示的表格。

在表格的空白处填入具体的数值,数据输入完成后如图 7.21 所示,此时表格结果显示的是随机效应模型合并效应量标准化均数差(Standard Mean Difference,SMD)。

图 7.20　数据输入表格

图 7.21　数据输入完成表格

输出结果及绘制的森林图如图 7.22 所示。

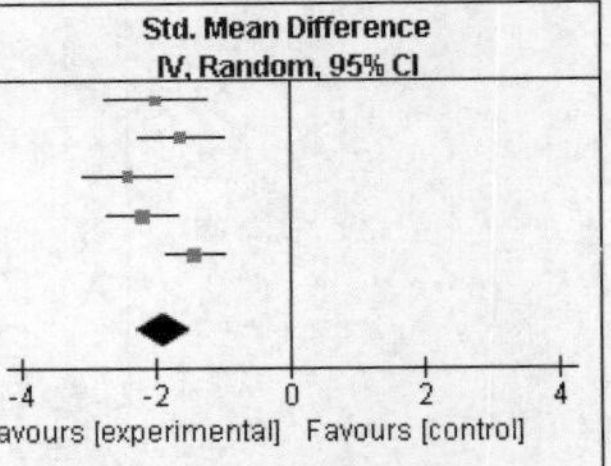

图 7.22　连续资料 Meta 分析森林图

RevMan 使用 Tau^2 统计量对 SMD 进行异质性检验。图 7.22 中的异质性检验结果为：Heterogenity: $Tau^2=0.11$，$Chi^2=8.90$，df=4（P=0.06>0.05），$I^2=55\%$。尽管 P>0.05，但一般认为如果 $I^2>50\%$，即可说明各研究之间存在异质性，此时应选择随机效应模型进行分析。基于随机效应模型的合并效应量 SMD 值为-1.90，95%置信区间为[-2.30，-1.51]。合并效应的检验结果为 Z=9.44（P<0.00001），说明试验组与对照组的总体均数有统计学差异。

单击表格上方工具栏的 ，绘制的漏斗图如图 7.23 所示。漏斗图显示左右大致对称，提示发表偏倚不明显。

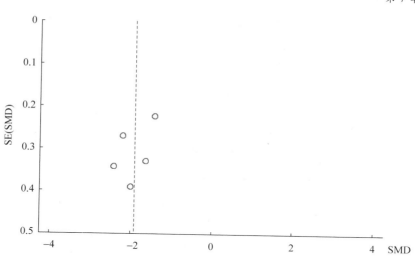

图 7.23　连续资料 Meta 分析漏斗图

下面仍采用 Begg 法和 Egger 法对漏斗图的非对称性进行检验。将连续资料的数据表录入到 Excel 中，保存为 meta2.csv 文件，存储在 D 盘下，如图 7.24 所示。其中，n.e 表示试验组的样本数；mean.e 表示试验组的均数；sd.e 表示试验组的标准差；n.c 表示对照组的样本数；mean.c 表示对照组的均数；sd.c 表示对照组的标准差。

	A	B	C	D	E	F	G	H
1	study	year	n. e	mean. e	sd. e	n. c	mean. c	sd. c
2	A1	1998	20	1.9	0.8	21	5.6	2.4
3	B1	2003	25	2.8	1.4	25	7.2	3.5
4	C1	2004	30	2.1	0.5	31	6.9	2.7
5	D1	2010	45	2.6	0.6	45	7	2.8
6	E1	2014	50	2.9	1.6	52	6	2.6

图 7.24　连续资料 Meta 分析数据录入界面

在 R 窗口中输入语句：

```
read.table("d:\\meta2.csv",header=TRUE,sep=",")->b          （从 D 盘中读入数据，并
                                                            命名为 b）
meta<-metacont(n.e, mean.e, sd.e, n.c, mean.c, sd.c, study,data=b,sm="SMD")
                （进行 Meta 分析，其中 sm="SMD" 表示选择标准化均数差作为效应指标）
metabias(meta,method="rank")              （采用秩相关进行漏斗图非对称性检验）
metabias(meta,method="linreg")            （采用线性回归进行漏斗图非对称性检验）
```

输出结果如图 7.25 所示。

```
> metabias(meta,method="rank")

          Rank correlation test of funnel plot asymmetry

data:  meta
z = -0.9798, p-value = 0.3272
alternative hypothesis: asymmetry in funnel plot
sample estimates:
       ks      se.ks
-4.000000   4.082483

> metabias(meta,method="linreg")

          Linear regression test of funnel plot asymmetry

data:  meta
t = -1.2085, df = 3, p-value = 0.3134
alternative hypothesis: asymmetry in funnel plot
sample estimates:
     bias       se.bias      slope
-3.8112678   3.1537952   -0.7565462
```

图 7.25　秩相关和线性回归的漏斗图非对称性检验

其中，秩相关检验的结果是 Z=−0.9798，P=0.3272>0.05，说明漏斗图是对称的；线性回归检验的结果是 t=−1.2085，P=0.3134>0.05，同样也说明漏斗图是对称的，提示发表偏倚不明显。

Meta 分析的根本目的在于合并针对某一问题的独立研究中的相同统计值。这种合并有两大前提：一个前提是用于合并的独立研究在设计和施行上的规范可信性。研究者必须明确可以纳入 Meta 分析的独立研究的目的、设计类型和偏倚控制标准，减少各研究中除样本量以外的差异，从而保证入选研究的科学性和可信度。另一个前提是统计量的同质性。研究者必须明确进行合并的统计量定义和限制条件，避免出现错误合并。

此外，在进行 Meta 分析之前，应先阅读相关文献，看看针对某一问题的 Meta 分析文章是否已经发表，同时还应观察研究数据是否足够进行 Meta 分析。

第 8 章

剂量-反应模型的 Meta 分析

在流行病学研究中，经常评价某暴露因素水平的增加（或降低）与疾病发生的关系是否符合剂量-反应关系（Dose-Response Relations），即随着剂量的增加或减少对结局指标的影响。剂量-反应关系研究的 Meta 分析则为合并多个相同的剂量-反应研究的结果，从而获得更为可靠的结论。

目前有关剂量-反应模型的 Meta 分析研究较少，本案例采用 R 软件的 dosresmeta 软件包对剂量-反应模型的 Meta 分析案例进行讲解。

8.1 剂量-反应关系的数据结构

剂量-反应关系研究的数据主要有 3 种类型：病例-对照型数据结构（case-control，cc）、累积发病率型数据结构（cumulative incidence，ci）和发病率型数据结构（incidence-rate，ir）。

下面采用 dosresmeta 软件包中的自带数据进行分析。

```
install.packages(pkgs="dosresmeta")      （安装 dosresmeta 软件包）
library (dosresmeta)                      （加载 dosresmeta 软件包）
data (alcohol_cvd)                        （加载数据，数据名为 alcohol_cvd）
```

先来看 alcohol_cvd 的数据结构，如图 8.1 所示。

该研究共纳入了 5 篇饮酒与直肠癌之间的剂量-反应关系，其中 4 篇为病例-对照研究（cc），1 篇为累积发病率研究（ci）。

数据第一列为文章 id 号，第二列为作者姓名，第三列为研究类型，第四列为剂量水平，第五列为发病人数，第六列为总研究人数，第七列为 logrr=log(adjrr)，其中 adjrr 为校正的 RR 值。logrr 表示 adjrr 以自然对数为底的对数值。第八列为 logrr 的标准误。

```
> alcohol_cvd
   id           author type   dose cases   n       logrr         se
1  1          Bianchi   cc  0.000   126 414 0.0000000          NA
2  1          Bianchi   cc  9.060    61 261 -0.2231435 0.2233380
3  1          Bianchi   cc 27.000    69 228 -0.0001000 0.2337519
4  1          Bianchi   cc 45.000    22  44  0.5306283 0.3765137
5  1          Bianchi   cc 64.800    19  34  0.8754687 0.4440046
6  2            Bobak   cc  0.000    77 258  0.0000000          NA
7  2            Bobak   cc 16.050    88 413 -0.4307829 0.2213052
8  2            Bobak   cc 46.425    24 202 -1.0788100 0.2975654
9  2            Bobak   cc 77.160    13  64 -0.6161861 0.3870792
10 3    Malarcher-wine  cc  0.000    83 208  0.0000000          NA
11 3    Malarcher-wine  cc  1.176    46 175 -0.5798185 0.3171470
12 3    Malarcher-wine  cc  8.916    17  58 -0.5621189 0.4186140
13 3    Malarcher-wine  cc 18.720     4  11  0.6151856 0.9091006
14 4    Malarcher-beer  cc  0.000    83 208  0.0000000          NA
15 4    Malarcher-beer  cc  0.955    29 117 -0.2876821 0.3332336
16 4    Malarcher-beer  cc  7.430    32  81  0.5128236 0.3383726
17 4    Malarcher-beer  cc 15.600    18  39 -0.3147107 0.4713454
18 5 Vliegenthart-wine  ci  0.000   159 480  0.0000000          NA
19 5 Vliegenthart-wine  ci  6.000   229 975 -0.4155155 0.1442153
20 5 Vliegenthart-wine  ci 18.000    38 207 -0.6348783 0.2383486
21 5 Vliegenthart-wine  ci 28.800    39 133 -0.0833816 0.2738854
```

图 8.1　alcohol_cvd 数据集的数据结构

如果原始数据没有提供标准误 se，也可以采用公式 se=(logub-loglb)/(2×1.96)进行计算，其中 ub 与 lb 分别代表校正的 RR 值 95%置信区间的下限和上限。

8.2　线性拟合

先采用线性模型对该数据进行拟合分析。在 R 窗口中输入如下语句：

```
model<-dosresmeta(formula=logrr~dose, type=type, id=id, se=se, cases=
cases, n=n, data=alcohol_cvd)
summary(model)
```

运行结果如图 8.2 所示。

从上述结果可以看出：Q=14.1464，P=0.0147<0.05，I^2=64.7%，说明研究存在异质性，应采用随机效应模型。

卡方检验结果为 $\chi^2 = 0.5495$，P=0.4585>0.05，说明采用线性模型拟合不合适，而应采用非线性模型。如果要绘制剂量-反应模型 Meta 分析的线性拟合图，可以在 R 窗口中输入语句：

```
Call:  dosresmeta(formula = logrr ~ dose, id = id, type = type, cases = cases,
    n = n, data = alcohol_cvd, se = se)

Univariate random-effects meta-analysis
Dimension: 1
Estimation method: REML
Variance-covariance matrix Psi: unstructured
Approximate covariance method: Greenland & Longnecker

Fixed-effects coefficients
      Estimate  Std. Error       z  Pr(>|z|)  95%ci.lb  95%ci.ub
dose    -0.0044     0.0059  -0.7413    0.4585   -0.0159    0.0072
---
Signif. codes:  0 '***' 0.001 '**' 0.01 '*' 0.05 '.' 0.1 ' ' 1

Chi2 model: X2 = 0.5495 (df = 1), p-value = 0.4585
Univariate Cochran Q-test for heterogeneity:
Q = 14.1464 (df = 5), p-value = 0.0147
I-square statistic = 64.7%

6 studies, 6 observations, 1 fixed and 1 random-effects parameters
  logLik      AIC        BIC
 13.1383  -22.2765  -23.0577
```

图 8.2　线性模型拟合分析结果

```
with (predict(model), {
plot (dose, pred, log="y", type="1",
xlim=c(0,45), ylim=c(0.4,2))
lines (dose,ci.lb, lty=2)
lines (dose, ci.ub, lty=2)})            （其中 lty=2 表示曲线的样式是虚线）
```

　　绘制的拟合图如图 8.3 所示，其中实线表示模型预测的 RR 值，虚线为预测的 RR 值的 95%置信区间。

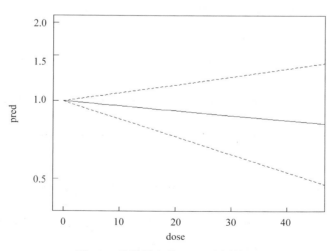

图 8.3　线性拟合的 Meta 分析结果

8.3　非线性拟合-三次曲线拟合

由于采用线性模型拟合不合适，下面采用非线性模型拟合，这里考虑采用三次曲线拟合。

在 R 窗口中输入如下语句：

```
model<-dosresmeta(formula=logrr~dose+I(dose^2)+I(dose^3), type=type,
id=id, se=se, cases=cases, n=n, data=alcohol_cvd)
summary(model)
```

输出的结果如图 8.4 所示。

```
Call:  dosresmeta(formula = logrr ~ dose + I(dose^2) + I(dose^3), id = id,
    type = type, cases = cases, n = n, data = alcohol_cvd, se = se)

Multivariate random-effects meta-analysis
Dimension: 3
Estimation method: REML
Variance-covariance matrix Psi: unstructured
Approximate covariance method: Greenland & Longnecker

Fixed-effects coefficients
            Estimate   Std. Error          z    Pr(>|z|)    95%ci.lb   95%ci.ub
dose        -0.0396       0.0202    -1.9606      0.0499     -0.0792    -0.0000    *
I(dose^2)    0.0014       0.0012     1.1734      0.2406     -0.0009     0.0037
I(dose^3)   -0.0000       0.0000    -0.9749      0.3296     -0.0000     0.0000
---
Signif. codes:  0 `***' 0.001 `**' 0.01 `*' 0.05 `.' 0.1 ` ' 1

Chi2 model: X2 = 10.9783 (df = 3), p-value = 0.0118
Multivariate Cochran Q-test for heterogeneity:
Q = 37.5476 (df = 15), p-value = 0.0011
I-square statistic = 60.1%

6 studies, 18 observations, 3 fixed and 6 random-effects parameters
   logLik        AIC         BIC
  68.2387   -118.4773   -112.1049
```

图 8.4　三次曲线拟合结果

从上述结果可以看出：Q=37.5476，P=0.0011<0.05，I^2=60.1%，说明研究存在异质性，应采用随机效应模型。

卡方检验结果为 $\chi^2 = 10.978$，P=0.012<0.05，说明该数据符合非线性模型。同样可以绘制出剂量-反应模型 Meta 分析的三次曲线拟合图，在 R 窗口中输入语句：

```
with (predict (model), {
plot (dose, pred, log="y", type="1",
xlim=c (0,45), ylim=c (0.4,2))
lines (dose, ci.lb, lty=2)
lines (dose, ci.ub, lty=2)})
```

　　绘制出的图如图 8.5 所示，图中实线表示模型预测的 RR 值，虚线表示预测的 RR 值的 95%置信区间。

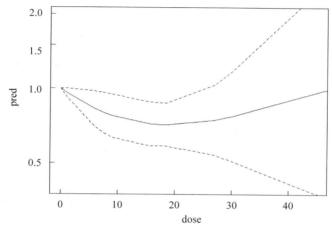

图 8.5　三次曲线拟合的 Meta 分析结果

　　剂量反应的 Meta 分析，是对多个原始剂量反应研究进行综合汇总，得出一个合并的剂量反应关系效应并绘制线性或非线性曲线。在进行剂量反应 Meta 分析之前，需对原始数据进行二分类 Meta 分析，以确定是否需要进行剂量反应 Meta 分析。

　　进行剂量反应 Meta 分析时涉及线性剂量反应关系和非线性剂量反应关系的问题，可以先用三次曲线拟合出一个非线性模型，利用卡方检验确定是否存在非线性剂量反应关系。如果不能认为存在非线性剂量反应关系，此时再考虑使用线性的回归模型。

第 9 章

决策树模型分析

在临床研究工作中，有时常常需要根据某些对象的特征属性判断其类别。这种分析过程称为分类（Classification）。分类树（决策树）是一种十分常用的分类方法。该方法是一种监督学习，每个样本都有一组属性和一个类别，这些类别是事先确定的，通过学习得到一个分类器，这个分类器能够对新出现的对象给出正确的分类。

9.1 分类的概念

分类是一种数据分析过程，即根据记录的各种属性值来确定该记录属于预定类别中的哪一类。分类是数据挖掘中的常用方法。在医学应用中，疾病的诊断和鉴别诊断就是典型的分类过程。

9.2 分类的步骤

分类器的产生主要通过学习和测试两部分完成。学习过程是依据训练样本（Training Sample）进行有监督的学习，通过学习得到特定的分类器（Classifier）。测试过程是以学习得到的分类器对测试样本（Testing Sample）进行分类，并将分类结果与该样本的类别归属进行对照，以此判断分类器的性能。当分类器的分类性能达到预定目标后，即可用该分类器对未知数据的类别进行判定。用于评估分类器性能的测试样本必须独立于训练样本。测试样本主要有以下几种方法。

（1）随机分组法：将已知数据集合随机地分为互不重叠的学习样本和测试样本，训练样本量越大，对于分类器的学习就会越准确。因此，当已知数据集较大的时候，常采用原始数据的三分之二作为训练样本，但缺点是可能会导致不同类别的样本在两个样本中分布不均衡。

（2）N 倍交叉验证（Cross Validation，CV）法：将原有数据集随机的分为 N 组，分别以其中的一组数据作为测试样本，其他组数据作为训练样本进行训练和测试。这样一共训练了 N 次，得到 N 个分类准确率。最后取 N 次测试的分类准确率的均值来反映分类器的性能。特别地，当 N 为总样本数时，此方法则成为留一法（Leave-One-Out，LOO）。

（3）Booststrap 法：假设原数据集中有 m 个样本，对样本重复进行抽样，每次取 m 个样本，没有抽取的样本作为测试样本，训练分类器。该过程重复 n 次，计算分类正确率。该方法适用于样本量较少的情况。

9.3　分类器性能的评估

分类准确率（Classification Accuracy）是反映分类器能否将未知数据正确的划归某一特定类别的能力。此外，灵敏度（Sensitivity）、特异度（Specificity）和 ROC 曲线下面积 AUC 也是常用的判断分类器的指标。

9.4　决策树分类器简介

决策树分类器的构建不需要应用领域的学科知识和数据的正态性假设，不需要设置参数，可以处理不同的数据类型，包括连续型数值变量、分类变量、顺序变量、二元变量等，适用于探索性的数据挖掘和知识发现。决策树构建容易，运行速度快，以树形结构表达知识直观且易于理解和认同，不需要复杂的数学背景，计算量相对较小，在相对短的时间内可应用于大型数据集。但决策树对训练样本的噪声较敏感，对海量数据的分类效率较低。

决策树常采用信息增益法和基尼指数等度量参数指导特征属性的选择。下面以信息增益为例进行说明。

考虑类标号属性只有两个不同取值的情况。假设训练集 S 有 p 个正例和 n 个反例，那么一个例子属于正例的概率为 p/（p+n），属于反例的概率为 n/（p+n）。设属性 A 的取值有 r 个，则它把 S 分成 r 个子集 $\{s_1, s_2, \cdots, s_r\}$，则 S 的期望信息如下：

$$I(p,n) = -\frac{p}{p+n}\log_2\frac{p}{p+n} - \frac{n}{p+n}\log_2\frac{n}{p+n}$$

假设 s_i 有 p_i 个正例和 n_i 个反例，则子树 s_i 所需要的期望信息为 $I(p_i, n_i)$，并且以 A 为根的树所需要的期望信息为各子树所需要的期望信息的加权平均值，即

$$E(A) = \sum_{i=1}^{r} \frac{p_i + n_i}{p + n} I(p_i, n_i)$$

而以 A 为根进行分类所得到的信息增益为

$$gain(A) = I(p, n) - E(A)$$

计算出各属性的信息增益后，选取信息增益最大的属性作为节点向下生成决策树。下面通过一个简单的小例子来说明决策树生成的过程。假设将人员按照年龄和薪水分为两类，一类记为 C1，一类记为 C2。人员有 2 个属性描述，即 age（年龄）和 salary（薪水）。age 取值为 youth（年轻）和 old（年老）；salary 取值为 high（高）和 low（低）。有 9 个记录，如表 9.1 所示。

表 9.1　人员情况表

ID	age	salary	Class
1	youth	high	C1
2	youth	low	C2
3	youth	low	C2
4	old	high	C2
5	youth	low	C2
6	youth	low	C2
7	old	low	C1
8	youth	high	C1
9	old	high	C2

在表 9.1 中，p=3，n=6，有

$$I(p, n) = -\frac{3}{9} \log_2 \frac{3}{9} - \frac{6}{9} \log_2 \frac{6}{9} = 0.918$$

$$E(age) = \frac{6}{9} I(2, 4) + \frac{3}{9} I(1, 2)$$

$$= \frac{6}{9} (-\frac{2}{6} \log_2 \frac{2}{6} - \frac{4}{6} \log_2 \frac{4}{6}) + \frac{3}{9} (-\frac{1}{3} \log_2 \frac{1}{3} - \frac{2}{3} \log_2 \frac{2}{3}) = 0.918$$

同理可求得：$E(salary) = \frac{4}{9} I(2, 2) + \frac{5}{9} I(1, 4) = 0.845$

于是得到信息增益为

$$gain(age) = 0.918 - 0.918 = 0$$

$$gain(salary) = 0.918 - 0.845 = 0.073$$

因此，salary 具有最大的信息增益，作为根节点向下扩展。使用同样的方法，最后可生成决策树如图 9.1 所示。

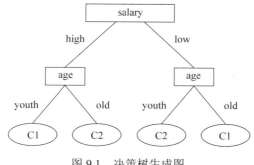

图 9.1 决策树生成图

9.5 应用实例：决策树分类分析

近年来，糖尿病发病率不断上升，早期诊断和治疗对降低糖尿病发病率非常有帮助。当前很多研究都涉及提取糖尿病的风险因素，如糖尿病家族史、体重指数（BMI）、腰围、臀围、吸烟、高血压和饮酒等。

下面用一个简单的案例来看看如何进行决策树分析，数据格式如表 9.2 所示。

表 9.2 糖尿病风险因素表

ID	年龄（age）	腰臀比（whr）	体重指数（BMI）	糖尿病诊断（diagnosis）
1	35	0.894	27.76	N
2	42	0.759	21.08	N
3	53	0.753	19.20	Y
…	…	…	…	…
253	61	0.989	33.75	N
254	65	0.910	28.40	Y

类别属性为糖尿病诊断结果（N 表示非糖尿病，Y 表示糖尿病），特征属性包括年龄（age）、腰臀比（whr）和体重指数（BMI）。254 个样本中含有 109 个糖尿病患者和 145 个非糖尿病患者。将该数据保存为 csv 格式的 decisiontree.csv 文件存入 D 盘。本案例采用 R 软件的 rpart 软件包进行决策树分析。

首先安装加载软件包并读入数据，在 R 窗口中输入语句：

```
install.packages(pkgs="rpart")           （安装决策树 rpart 软件包）
library(rpart)                           （加载决策树 rpart 软件包）
read.table("d:\\decisiontree.csv",       （从 D 盘中读入数据并命名为 data）
header=TRUE, sep=",")->data
```

现从 254 个样本中随机抽取 170 个样本作为训练集，其余 84 个样本作为测试集。在 R 窗口中输入语句：

```
sub<-sample(1:254,170)        （从 254 个编号中随机抽取 170 个编号）
train<-data[sub,]             （构建训练集）
test<-data[-sub,]             （构建测试集）
```

下面构建决策树模型并绘制决策树图。在 R 窗口中输入语句：

```
model<-rpart(diagnosis~age+whr+BMI,data=data)   （构建决策树模型）
post(model,file="d:\\graph.ps")                 （将决策树图命名为 graph.ps，并
                                                存于 D 盘）
```

应用 Adobe Reader 浏览器即可以打开决策树图，如图 9.2 所示。

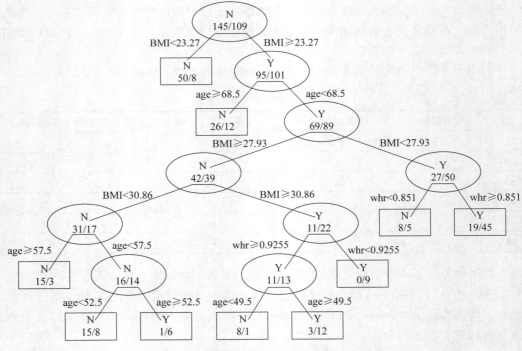

图 9.2　糖尿病诊断决策树生成图

在图 9.2 中，每个长方形结点表示叶子结点，即终止结点。每一个椭圆形结点为非终止结点。沿着树的每一个分支就找到了对应的决策规则。例如 BMI<23.27，患糖尿病的概率是（8÷58≈13.8%）；再比如 BMI≥23.27、age<68.5 岁、BMI<27.93、whr≥0.851 时患糖

尿病的概率是（45÷64≈70.3%）。

下面对决策树模型进行评价。在 R 窗口中输入语句：

```
x<-subset(test, select=-Diagnosis)        （去掉测试样本的样本标签）
pred<-predict(model, x, type="class")     （应用决策树模型对样本类别作预测）
k<-test[,"Diagnosis"]                     （保留预测样本的类别标签）
table(pred,k)                             （构建模型预测表）
```

预测结果如表 9.3 所示。

表 9.3 决策树模型预测表

预测	实际	
	患糖尿病	非糖尿病
患糖尿病	41	11
非糖尿病	8	24

可以计算出分类准确率为（41+24）÷84≈77.4%，灵敏度=41÷（41+8）≈83.7%，特异度=24÷（11+24）≈68.6%。

也可以应用 SPSS 软件计算出 ROC 曲线下面积 AUC=0.761 并绘制 ROC 曲线图，如图 9.3 所示。图 9.3 中的横轴为 1−特异度，纵轴为灵敏度。结果表明，该决策树模型对糖尿病的诊断有一定价值。

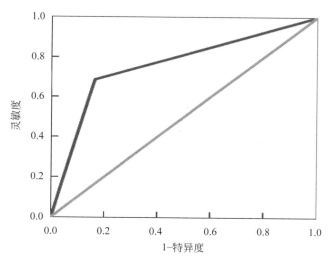

图 9.3 糖尿病诊断决策树预测的 ROC 曲线图

9.6 应用实例：决策树回归分析

决策树模型也可以用于回归分析。回归树和分类树的区别在于最终的输出值是连续的还是离散的。对于每个特征（也就是分裂点决策条件），无论特征值本身是连续的还是离散的，都会被当作离散变量来处理并被转化为二分类特征。下面以一个案例进行讲解。这里采用 R 软件包中自带的数据。首先加载软件包和数据，在 R 窗口中输入语句：

```
install.packages("maptree")                （安装 maptree 软件包）
install.packages("TH.data")                （安装 TH.data 软件包）
library(maptree)                           （加载 maptree 软件包）
library(TH.data)                           （加载 TH.data 软件包）
data("bodyfat", package="TH.data")         （读取样本数据）
```

其中部分数据展示如图 9.4 所示。

age	DEXfat	waistcirc	hipcirc	elbowbreadth	kneebreadth	anthro3a	anthro3b
57	41.68	100.0	112.0	7.1	9.4	4.42	4.95
65	43.29	99.5	116.5	6.5	8.9	4.63	5.01
59	35.41	96.0	108.5	6.2	8.9	4.12	4.74
58	22.79	72.0	96.5	6.1	9.2	4.03	4.48
60	36.42	89.5	100.5	7.1	10.0	4.24	4.68
61	24.13	83.5	97.0	6.5	8.8	3.55	4.06
56	29.83	81.0	103.0	6.9	8.9	4.14	4.52
60	35.96	89.0	105.0	6.2	8.5	4.04	4.70
58	23.69	80.0	97.0	6.4	8.8	3.91	4.32
62	22.71	79.0	93.0	7.0	8.8	3.66	4.21
63	23.42	79.0	99.0	6.2	8.6	3.70	4.28
62	23.24	72.0	94.0	6.7	8.7	4.14	4.48
64	26.25	81.5	95.0	6.2	8.2	4.00	4.50
60	21.94	65.0	90.0	5.7	8.2	3.72	4.11
61	30.13	79.0	107.5	5.8	8.6	4.01	4.34
66	36.31	98.5	109.0	6.9	9.6	4.42	4.80
63	27.72	79.5	101.5	7.0	9.4	3.78	4.05
57	46.99	117.0	116.0	7.1	10.7	4.14	4.44
49	42.01	100.5	112.0	6.9	9.4	4.25	4.64
65	18.63	82.0	91.0	6.6	8.8	3.90	4.00
58	38.65	101.0	107.5	6.4	8.6	4.15	4.71
63	21.20	80.0	96.0	6.9	8.6	3.70	4.06
60	35.40	89.0	101.0	6.2	9.2	3.73	4.47
59	29.63	89.5	99.5	6.0	8.1	3.89	4.29

图 9.4 bodyfat 数据集结构

这里以肥胖（DEXfat）作为因变量，年龄（age）、腰围（waistcirc）、臀围（hipcirc）、肘宽（elbowbreadth）和膝宽（kneebreadth）作为自变量构建决策树回归模型，在 R 窗口中输入语句：

```
fit<- rpart(DEXfat~age+waistcirc+hipcirc+elbowbreadth+kneebreadth,
method='anova',data=bodyfat)
```
（构建决策树回归模型，其中 `method` 是根据因变量数据类型选择相应的变量分割方法，连续型为
"anova"，离散型为 "class"，计数型(泊松分布)为 "poisson"，生存数据类型为 "exp"）
```
draw.tree(fit)
```
（以绘图的方式展示决策树回归分析结果）

输出结果如图 9.5 所示。

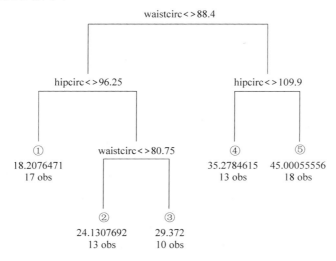

图 9.5 决策树回归模型图

每一类下面的两个数值分别表示该类肥胖的平均值和观察的人数。从结果中可以看出，
腰围是肥胖最主要的因素，其次是臀围，腰围大的人肥胖程度也较高。

构建决策树回归模型一方面要使分组后的组内变异变小（用 CP 参数控制），另一方面
要防止使模型的误差过大（用 xerror 参数控制）。因此在满足 xerror 最小的情况下，也尽量
满足 CP 比较小。下面来看一下该模型的参数，在 R 窗口中输入语句：

```
printcp(fit)
```
（输出决策树回归模型参数）

输出结果如图 9.6 所示。

其中，第 5 类的 CP 和 xerror 都相对较小。

下面利用构建的决策树回归模型对某个样本的肥胖程度进行预测，在 R 窗口中输入语
句：

```
x=data.frame(age=57,waistcirc=84,hipcirc=98,
elbowbreadth=6.3,kneebreadth=8.9)
```
（输入某个样本的 5 个指标: 年龄、
腰围、臀围、肘宽和膝宽）

```
predict(fit,x)                                         （预测该样本的肥胖程度）
```

```
Regression tree:
rpart(formula = DEXfat ~ age + waistcirc + hipcirc + elbowbreadth +
    kneebreadth, data = bodyfat, method = "anova")

Variables actually used in tree construction:
[1] hipcirc   waistcirc

Root node error: 8536/71 = 120.23

n= 71

        CP nsplit rel error  xerror     xstd
1 0.662895      0   1.00000 1.01462 0.170121
2 0.083583      1   0.33710 0.46002 0.101556
3 0.077036      2   0.25352 0.41932 0.086078
4 0.018190      3   0.17649 0.33455 0.064439
5 0.010000      4   0.15830 0.28712 0.065152
```

图 9.6   决策树回归模型参数

输出结果显示该样本的肥胖程度是 29.372，如图 9.7 所示。

```
       1
    29.372
```

图 9.7   决策树回归模型预测样本的肥胖程度

　　基本的决策树构造方法没有考虑噪声，所以生成的决策树完全与训练集拟合。在有噪声的情况下，这种拟合会导致过拟合（overfit），此时反而不具有很好的性能。此时可以采用剪枝技术克服噪声。另外，如果属性间存在相关性，生成的决策树会有子树复制的问题，当树很大，会造成数据集的划分越来越小，最后导致没有预测能力。

　　目前解决子树复制和碎片问题的方法主要是采用特征构造方法。但传统的决策树算法主要是针对小数据集的，而在实际的数据挖掘应用中我们面临的数据集往往容量巨大，因此很多学者提出了处理大型数据集的决策树算法，并对算法进行了不少改进。

第10章

随机森林法提取特征属性

当前，随着生物医学技术的发展及大数据时代的到来，高通量多指标的高维数据越来越多。比如高通量的芯片技术，可以同时检测成千上万个基因的表达谱，已经成为功能基因组研究中的重要工具。对于这些数据，一方面希望能够构建模型，获得样本最大的分类准确率，另一方面如何能够从海量的指标中提取出重要的特征属性也是较为重要的问题。随机森林（Random Forest）方法能够比较有效地解决这些问题。

10.1　随机森林方法基本概念

随机森林算法是基于递归分类树的有监督学习方法。对原始训练集采用自助（Bootstrap）法有放回地随机抽取新的样本集并由此构建分类树，每次未被抽到的样本组成了袋外数据OOB（Out-of-Bag），作为测试集。在树的每个分叉结点对特征空间进行一次穷尽搜索，提取一个特征基因 g_t，使得在结点 t 的划分最大程度降低类别杂质度。采用 Gini 差异性指标作为结点 t 的杂质函数：

$$E(t) = 1 - \sum_{k=1}^{K} P^2(w_k|t), P(w_k|t) = p_k = n_k / n, \quad k = 1, 2, 3, \cdots, K$$

其中，p_k 表示结点 t 中某一样品属于第 k 类的频率。这种递归反复进行，直到满足树的增长停止规则。每棵树保证最大限度的增长，中间不进行任何修剪。用袋外样本数据检验树的分类效果。将生成的多棵分类树组成随机森林，用随机森林对袋外数据进行判别与分类，分类结果按树分类器的投票多少而定。

10.2　基于平均基尼指数减少量的特征属性选择

先来看基尼指数的定义。假设在样本采集中有两种不同性质的样本，其中包含目标检测物的待测样本为 n_1 个，不包括目标检测物的对照样本为 n_2 个，则特征属性 S 的基尼指数

定义为

$$\text{gini}(S) = 1 - \left[\left(\frac{n_1}{n_1 + n_2} \right)^2 + \left(\frac{n_2}{n_1 + n_2} \right)^2 \right]$$

根据上述基尼指数的定义，如果采用决策树模型，可以获得在决策树中分裂节点（每一个分裂节点对应一个特征属性 S）的基尼指数，即

$$\text{gini}_{\text{split}}(S) = \sum_{i}^{N} p_i \text{gini}(S_i)$$

在上述公式中，N 表示 N 个分裂条件，p_i 表示满足第 i 个分裂条件的样本数占全部样本数的比例。其中，$\text{gini}(S_i) = 1 - (p_{\text{casei}}^2 + p_{\text{controli}}^2)$。这里的 pcasei 和 pcontroli 表示在第 i 个分裂条件下待测样本和对照样本占全部样本的比例。

$\text{gini}_{\text{split}}(S)$ 越小，表明该分裂节点（每一个分裂节点对应一个特征属性）对样本的分类越好。下面来看平均基尼指数减少量的定义。首先定义基尼指数减少量 DG（Decrease in the Gini index）：

$$\text{DG} = \text{gini}(S) - \text{gini}_{\text{split}}(S)$$

此时，平均基尼指数减少量 MDG（Mean Decrease in the Gini index）就定义为

$$\text{MDG} = \frac{\sum_{i=1}^{N} \text{DG}_i}{N_{\text{tree}}}$$

其中，N_{tree} 表示决策森林中总的树的个数。该公式表明平均基尼指数减少量 MDG 是用总的分裂结点的杂质减少量除以构建的决策森林中的树的个数。MDG 越大，表明该分裂结点对样本的分类越好。换句话说，某个特征属性的平均基尼指数减少量 MDG 越大，表明该特征属性的特异性越明显，对样本的分类贡献越大。

以一个简单的例子进行说明：假设在决策森林中构建了 2 棵决策树，有一个特征属性 S 对样本进行了分类，如图 10.1 所示。

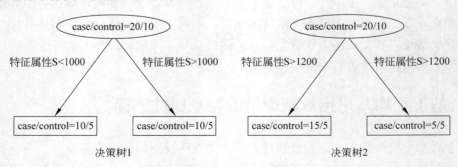

图 10.1　决策森林生成示例图

则可以计算出：

$$\text{gini}(S) = 1 - \left[\left(\frac{10}{30}\right)^2 + \left(\frac{20}{30}\right)^2\right] = \frac{4}{9}$$

对于第一棵决策树，假设有两个分裂条件 S_1（特征属性 S<1000）和 S_2（特征属性 S>1000），则可得：

$$\text{gini}(S_1) = 1 - \left[\left(\frac{10}{15}\right)^2 + \left(\frac{5}{15}\right)^2\right] = \frac{4}{9}, \quad \text{gini}(S_2) = 1 - \left[\left(\frac{10}{15}\right)^2 + \left(\frac{5}{15}\right)^2\right] = \frac{4}{9}$$

此时得到的特征属性 S 分裂节点的基尼指数为

$$\text{gini}_{\text{split}}(S) = \frac{1}{2}\text{gini}(S_1) + \frac{1}{2}\text{gini}(S_2) = \frac{4}{9}$$

则 S 的基尼指数减少量为

$$DG(S) = \text{gini}(S) - \text{gini}_{\text{split}}(S) = \frac{4}{9} - \frac{4}{9} = 0$$

类似地，对于第二棵决策树进行相同的计算。假设有两个分裂条件 S_1（特征属性 S<1200）和 S_2（特征属性 S>1200），则可得

$$\text{gini}(S_1) = 1 - \left[\left(\frac{15}{20}\right)^2 + \left(\frac{5}{20}\right)^2\right] = \frac{3}{8}$$

$$\text{gini}(S_2) = 1 - \left[\left(\frac{5}{10}\right)^2 + \left(\frac{5}{10}\right)^2\right] = \frac{1}{2}$$

此时，$\text{gini}_{\text{split}}(S) = \frac{2}{3}\text{gini}(S_1) + \frac{1}{3}\text{gini}(S_2) = \frac{5}{12}$，则有

$$DG(S) = \text{gini}(S) - \text{gini}_{\text{split}}(S) = \frac{4}{9} - \frac{5}{12} = \frac{1}{36}$$

如果按照两棵决策树计算，则可以获得特征属性 S 的平均最小基尼指数减少量，即

$$MDG(S) = \frac{0 + \frac{1}{36}}{2} = \frac{1}{72}$$

下面来看一个应用案例，该案例中的随机森林分类和特征属性筛选均采用 R 软件的 randomForest 软件包进行运算。

10.3　应用实例：随机森林法提取特征属性

MicroRNA（miRNA）是在真核生物中发现的一类内源性的具有调控功能的非编码 RNA，其大小长为 20～25 个核苷酸。miRNA 可指导沉默复合体降解靶 mRNA 或者阻遏靶 mRNA 的翻译。

最近的研究表明，miRNA 参与各种各样的调节途径，包括发育、病毒防御、造血过程、

器官形成、细胞增殖和凋亡、脂肪代谢等，且已证实一些 miRNA 与肿瘤特别相关。

现有 20 个 miRNA 的表达值，来自 41 个正常对照样本和 15 个肿瘤样本，数据如图 10.2 所示。其中，phenotype 变量中的 control 表示对照样本，case 表示肿瘤样本。

	A	B	C	D	E	F	G	H	I	J	K	L
1	phenotype	miR-338-3p	miR-148b	miR-223	miR-423-3p	miR-768-5p	miR-125a-5p	miR-432	miR-193a-5p	miR-487b	let-7e	miR-142-3n
2	control	5.921231	9.086078	9.491478	4.0352654	10.231625	9.849999	6.278029	7.3064895	4.459082	11.60704	9.925036
3	control	5.195392	8.669117	7.539424	3.488953	9.591093	8.768077	5.521299	7.247863	5.209894	10.64431	8.501782
4	control	6.784049	8.272162	9.358217	3.6100824	9.725436	8.610981	5.264324	7.3547087	4.891178	10.32478	10.16048
5	control	7.559568	8.467871	7.522299	3.5388558	8.570812	9.042799	5.353201	7.009501	5.703304	10.83062	8.282814
6	case	5.1359315	8.162001	10.12854	2.7243667	8.214899	8.8963	3.786191	7.260341	3.568977	10.90669	10.54903
7	control	5.7376823	8.345126	9.329451	4.0515475	9.122255	8.459463	4.692539	7.4359436	4.951109	10.19378	10.78614
8	control	6.9907756	8.832105	9.192461	3.5185292	8.607862	9.417703	4.567323	6.951531	5.214785	11.1452	9.28666
9	case	6.318265	7.485958	12.21403	3.3841019	9.047555	9.459776	4.971683	6.369846	5.333621	10.73329	10.68001
10	case	5.778339	8.34505	10.43908	3.021425	7.930271	8.765896	5.157754	5.568358	5.256249	10.98253	10.57216
11	control	8.463308	8.488683	9.438016	3.152067	10.01216	9.466834	5.017315	6.5391517	4.558488	10.66412	9.658209
12	case	5.947807	7.429648	9.541813	2.966248	7.4175897	8.013168	3.780087	5.386712	4.615695	10.15665	10.20769
13	control	5.784305	8.824427	9.36286	3.6481988	7.7616196	8.904701	3.770835	5.9409385	5.34005	11.03678	10.18659
14	control	4.667121	8.531194	8.459306	4.4459066	9.38402	8.905749	4.888278	7.9962363	5.028119	10.58011	9.348874
15	case	5.16796	7.139476	9.411341	2.91633	8.4579525	7.633135	4.050405	5.8353996	4.513168	9.412734	11.04152
16	control	5.2477174	8.006035	8.926345	3.7592947	6.8802657	9.031587	4.686879	6.095185	6.049043	10.66122	9.983722
17	control	5.2255297	8.533041	8.3601274	10.167938	10.293941	4.37217	8.057452	5.167041	11.52363	9.939006	
18	control	5.857502	8.1745	9.006433	3.1344423	7.896915	8.995698	4.353593	6.4771285	6.032691	10.98364	9.219523
19	control	10.795453	9.495107	9.64991	3.8456933	8.659206	9.269218	5.74277	7.042076	5.593138	11.06838	9.584794
20	control	7.577568	8.491455	8.133287	4.2896156	8.724263	9.064661	5.523332	6.3606715	5.214785	10.58775	8.678929
21	control	6.728037	8.911905	7.835529	3.348074	9.067881	9.021745	5.22782	7.269387	5.730356	10.71238	8.740294
22	control	8.3573	9.161199	10.11714	3.8672042	8.898495	10.204144	4.294234	5.8663597	4.866084	11.5854	11.35292
23	control	5.760209	9.151888	8.433685	4.0245914	7.736243	9.355461	4.217341	7.1205964	5.31018	11.13785	9.664149
24	control	5.8990297	8.102468	10.31605	3.3907955	9.348696	9.3054085	4.436079	6.155524	5.279964	10.79376	11.69056
25	case	4.377444	6.737372	8.720377	4.547395	6.0313835	8.349876	5.084123	5.4419746	4.56599	9.576644	10.34622
26	control	5.2686844	8.060558	8.138585	3.7735593	8.939669	8.949952	4.912854	6.742229	5.450693	10.08439	7.662782
27	control	8.028167	9.462558	9.726275	3.5583584	8.7929945	8.736364	5.539048	6.689004	4.296487	10.91563	11.40568
28	case	6.51088	7.492919	10.25921	2.693833	7.385398	7.3085594	4.158591	5.3358126	4.351555	10.9285	
29	control	5.780694	8.729301	6.703745	4.214129	7.500024	8.627743	7.013971	5.535858	3.863317	10.44547	8.866909
30	control	9.099431	8.350533	9.586675	4.1758823	9.678465	9.20888	6.805308	6.7749286	3.965958	10.84002	11.50261
31	case	5.1586976	6.152775	8.703983	3.9318106	8.256413	5.9929605	5.790407	7.192366	5.456771	7.992003	8.683482
32	control	10.187727	9.359222	9.279167	4.1261725	9.22981	9.576494	5.409875	7.274532	5.38855	10.88571	10.06463
33	case	5.9840317	7.57767	11.6268	4.1629453	8.0907955	8.559022	4.438336	7.1108255	4.437646	10.15326	11.14925

图 10.2 随机森林数据录入界面（miRNA 表达值，部分数据）

将数据保存为 random.csv 文件，存于 D 盘，便于从 R 软件中导入。

首先来看随机森林的分类结果。在 R 窗口中输入以下语句：

`install.packages(pkgs="randomForest")`	（安装随机森林 randomForest 软件包）
`library(randomForest)`	（加载随机森林 randomForest 软件包）
`read.table("d:\\random.csv",header=TRUE,sep=",")->a`	（从 D 盘中读入数据，将数据命名为 a）

`a.rf<-randomForest(phenotype~.,data=a,importance=TRUE, proximity=TRUE)` （构建随机森林模型 a.rf，其中 importance=TRUE 表示估计每一个特征属性的预测效应。proximity=TRUE 表示计算样本间的距离测度）

此时构建了随机森林预测模型 **a.rf**，下面用该模型对样本的类别进行判别。在 R 窗中输入如下语句：

```
x<-subset(a,select=-phenotype)          （去掉测试样本的样本标签）
pred<-predict(a.rf,x,type="class")      （应用随机森林模型 a.rf 对样本类别作判别）
k<-a[,"phenotype"]                      （保留判别后的样本类别标签）
table(pred,k)                           （构建实际和预测的样本类别交叉表）
```

此时输出结果如图 10.3 所示。

从该结果中可以看出对样本类别判别的准确率达到了 100%。

当然用全部数据作验证会出现过拟合的现象，因此也可以取一部分样本作为训练集，而另一部分样本作为测试集进行验证，请参看决策树模型，这里不再赘述。在 R 窗口中输入如下语句：

```
              k
pred      case  control
  case      15        0
  control    0       41
```

图 10.3　随机森林预测结果

```
MDSplot(a.rf,a$phenotype)
```

该语句可以绘制多维尺度图（Multiple Dimension Scale，MDS），如图 10.4 所示，从该图中可以看出，15 例肿瘤样本和 41 例正常样本被分成了很清晰的两类。

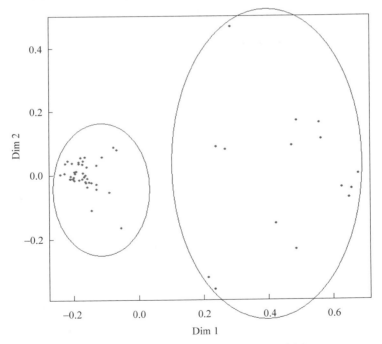

图 10.4　随机森林分类法获得的多维尺度图

下面计算每个 miRNA 的平均最小基尼指数减少量 MDG，在 R 窗口中输入下面的语句：

```
importance (a.rf,type=2)        （注意：如果输入 type=1，则输出的是平均准确率减少量）
```

此时输出了每个 miRNA 的 MDG，如图 10.5 所示。

```
              MeanDecreaseGini
miR.338.3p         0.1998657
miR.148b           3.0462812
miR.223            0.5170916
miR.423.3p         0.7249334
miR.768.5p         0.5279670
miR.125a.5p        1.6079181
miR.432            0.2443977
miR.193a.5p        0.3435433
miR.487b           0.1653791
let.7e             1.0580975
miR.142.3p         0.4626465
miR.199a.5p        1.0458169
miR.19a            2.6374649
miR.224            1.7970794
miR.452            0.4697877
miR.146b.5p        1.3725402
miR.34a            0.3495691
miR.10a            0.6704526
miR.135b           3.7108591
miR.182            0.4576660
```

图 10.5　随机森林输出的每个 miRNA 的 MDG

现在对 MDG 进行排序，此时可以看到 miR.135b 对样本的分类贡献最大（MDG≈3.711），其次是 miR.148b（MDG≈3.046），排在第三位的是 miR.19a（MDG≈2.637）。

下面对数据采用 5 倍交叉验证法，应用随机森林分析这些 miRNAs 对样本的分类准确率并筛选对样本分类贡献最大的 miRNA。在 R 窗口中输入语句：

```
data<-a
k=5                                          （k=5 表示作 5 倍交叉验证）
id<-sample(1:k,nrow(data),replace=TRUE)      （对行号随机抽取）
list<-1:k                                    （应用循环语句构建 5 个训练和测试
for (i in 1:k){train<-subset(data, id %in%   集）
list[-i])
test<-subset(data,id %in% c(i))
model<-randomForest(phenotype~.,data=train,  （对每个训练集构建模型，计算并输出
importance=TRUE)                             MDG）
print(importance(model, type=2))
pred<-predict(model,test[,-1],type="class")  （应用构建的随机森林模型对测试集
n<-test[,"phenotype"]                        的样本标签进行预测，并与真实样本
print (table(pred,n))                        标签构建交叉表）
}
```

输出的 5 倍交叉验证结果如图 10.6 所示。

	MeanDecreaseGini		MeanDecreaseGini
miR.338.3p	0.09215412	miR.338.3p	0.12846795
miR.148b	1.35401717	miR.148b	3.12438957
miR.223	0.41482406	miR.223	0.64867861
miR.423.3p	0.86240980	miR.423.3p	0.93275185
miR.768.5p	0.14150015	miR.768.5p	0.31221229
miR.125a.5p	1.34616605	miR.125a.5p	1.28243274
miR.432	0.40050560	miR.432	0.09399368
miR.193a.5p	0.22476619	miR.193a.5p	0.25742929
miR.487b	0.06755224	miR.487b	0.33656655
let.7e	0.78548987	let.7e	1.31042938
miR.142.3p	0.21604038	miR.142.3p	0.21942895
miR.199a.5p	0.30162413	miR.199a.5p	0.64236283
miR.19a	2.17811092	miR.19a	1.83984564
miR.224	1.48957176	miR.224	1.81413029
miR.452	0.81810472	miR.452	0.51357955
miR.146b.5p	1.05749809	miR.146b.5p	1.48241533
miR.34a	0.22646865	miR.34a	0.37323782
miR.10a	0.51289526	miR.10a	0.44351118
miR.135b	2.21083562	miR.135b	1.72700477
miR.182	0.54664703	miR.182	0.22440445

n			n		
pred	case	control	pred	case	control
case	4	0	case	2	0
control	1	7	control	0	10

	MeanDecreaseGini		MeanDecreaseGini
miR.338.3p	0.1210232	miR.338.3p	0.2461833
miR.148b	2.8444997	miR.148b	2.0139860
miR.223	0.3354676	miR.223	0.3034592
miR.423.3p	0.2108470	miR.423.3p	0.4254813
miR.768.5p	0.1846069	miR.768.5p	0.4887942
miR.125a.5p	0.6331316	miR.125a.5p	1.3140945
miR.432	0.1474593	miR.432	0.3008343
miR.193a.5p	0.4388157	miR.193a.5p	0.3145932
miR.487b	0.3698807	miR.487b	0.2317726
let.7e	0.7792880	let.7e	1.6805630
miR.142.3p	0.6810953	miR.142.3p	0.3118814
miR.199a.5p	1.0719968	miR.199a.5p	0.7201843
miR.19a	1.4170676	miR.19a	2.3628703
miR.224	0.6131056	miR.224	1.4705512
miR.452	0.2061120	miR.452	0.3929914
miR.146b.5p	0.6737226	miR.146b.5p	0.9745926
miR.34a	0.5476478	miR.34a	0.6106980
miR.10a	0.8924010	miR.10a	1.2780395
miR.135b	2.3738377	miR.135b	2.1926639
miR.182	0.3392961	miR.182	0.2398123

n			n		
pred	case	control	pred	case	control
case	5	0	case	2	0
control	0	8	control	0	11

图 10.6　随机森林 5 倍交叉验证输出结果

```
                      MeanDecreaseGini
         miR.338.3p       0.1294403
         miR.148b         2.2262355
         miR.223          0.5176323
         miR.423.3p       0.6629375
         miR.768.5p       0.1595074
         miR.125a.5p      1.1668358
         miR.432          0.1963600
         miR.193a.5p      0.2911281
         miR.487b         0.1822392
         let.7e           1.1595329
         miR.142.3p       0.7395992
         miR.199a.5p      0.7515653
         miR.19a          3.0506339
         miR.224          1.7663443
         miR.452          0.6080767
         miR.146b.5p      1.5907160
         miR.34a          0.3478861
         miR.10a          0.6147518
         miR.135b         3.5270008
         miR.182          0.1892569
                  n
         pred    case  control
           case     0        0
           control  1        5
```

图 10.6　（续）

从输出结果可以看出，每一次交叉验证的分类准确率分别是 11/12（91.7%）、12/12（100.0%）、13/12（100.0%）、13/12（100.0%）和 5/6（83.3%）。全部样本的分类准确率是 54/56（96.4%）。在 5 倍交叉验证中，MDG 五次均排在前三位的 miRNA 是 miR.19a，四次均排在前三位的 miRNA 是 miR.135b 和 miR.148b。因此，miR.19a、miR.135b 和 miR.148b 这三个 miRNA 可以为分子生物学实验提供参考。

随机森林具有很高的预测准确率，对异常值和噪声具有非常好的容忍度，且不会随着构建的决策树的增加而出现过拟合现象。但是在应用随机森林方法时，也会产生一定限度内的泛化误差。随机特征（特征变量）的数目对泛化误差会产生一定的影响。

第11章
倾向性得分匹配方法

在医学研究工作中，研究者常常会受到混杂因素的困扰。由于主客观原因或其他不可抗力因素，可能会出现不同组样本协变量不匹配或不均衡的情况。比如要研究两组人群，一组人群样本很容易获得，可以获得较大的样本量，而另一组人群样本不易获得，造成样本量较小，且两组样本的协变量不均衡。如果直接进行两组比较，则可能会产生偏差。那么，怎样才能从样本量较大的群体中筛选出与小样本群体中的每一个样本都匹配的样本呢？这就需要用到倾向性得分匹配方法了。

11.1 倾向性得分匹配方法概述

倾向得分匹配（Propensity Score Matching，PSM）是使用非实验数据或观测数据进行干预效应分析的一类统计方法。其基本思想是将不同组间倾向性得分相近的个体进行匹配，达到不同组间个体协变量平衡的目的。倾向性得分计算在给定一组变量条件下，将任意一个个体划分到处理组的条件概率。经计算后，每个研究个体均可以得到一个倾向性得分，不同组间倾向得分相近的个体的协变量是均衡的。倾向性得分匹配法作为一种统计方法，近年来在医学研究中得到了广泛的应用，如评价治疗方法、制定医疗政策、分析其他事件的影响因素等。

11.2 倾向性得分匹配方法的步骤

一般来说，倾向性得分匹配方法主要分为两部分：第一部分是计算倾向性得分，第二部分是运用倾向性得分进行样本匹配。具体来说，倾向性得分匹配方法主要有以下几个步骤。

（1）首先对总体样本执行 Logit 模型，然后估计出每一个观测对象的概率。

（2）对每一个观测值，根据估计出来的 Logit 模型，计算出相应的条件概率。

（3）对于每个观测对象，找出一个与之具有最接近的概率值的，即为可能匹配的观测对象。

下面介绍一个应用实例，数据分析采用 R 软件的 nonrandom 软件包实现。如果新升级的 R 版本中没有这个软件包，可以使用以前的 R 版本，或者将以前 R 版本的 nonrandom 文件夹复制到新版本的 library 文件夹中就可以使用了，也可以使用其他新开发的 R 软件包。

11.3　应用实例：倾向性得分匹配

应用 R 软件 nonrandom 软件包自带的一个数据集，名称为 stu1。

该数据集考察了 646 名乳腺癌患者的生存质量，其中包括了 9 个变量，录入的数据如图 11.1 所示。其中，klinik 为临床研究中心编号，idnr 为患者编号，tmass 为肿瘤尺寸（单位：mm），therapie 为治疗手段（1 表示乳房切除术，0 表示乳腺保守治疗），alter 表示实际的年龄，tgr 为肿瘤大小的分组（1 表示肿瘤尺寸≤10mm；2 表示肿瘤尺寸>10mm），age 为年龄分组（1 表示年龄<55 岁，2 表示年龄>55 岁），ewb 表示情感状态评分，pst 表示身体状态评分。

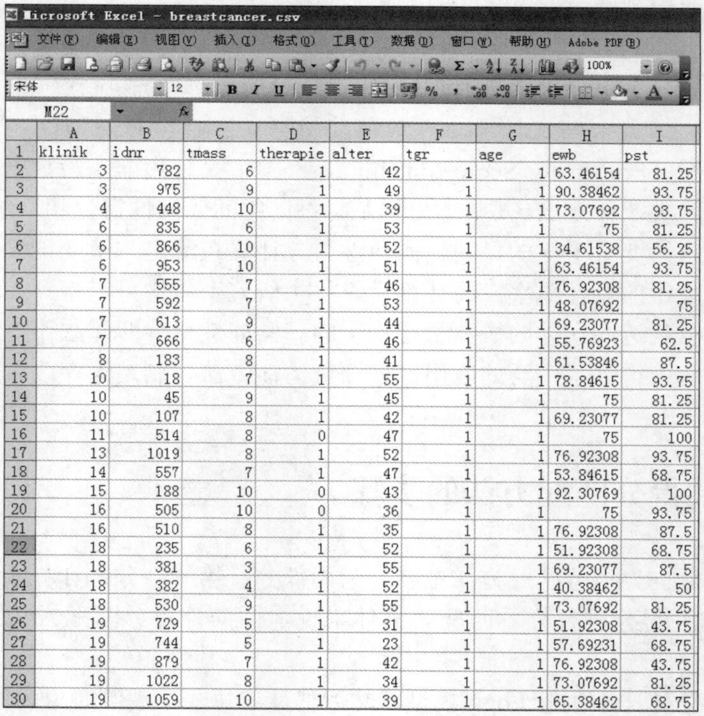

	A	B	C	D	E	F	G	H	I
1	klinik	idnr	tmass	therapie	alter	tgr	age	ewb	pst
2	3	782	6	1	42	1	1	63.46154	81.25
3	3	975	9	1	49	1	1	90.38462	93.75
4	4	448	10	1	39	1	1	73.07692	93.75
5	6	835	6	1	53	1	1	75	81.25
6	6	866	10	1	52	1	1	34.61538	56.25
7	6	953	10	1	51	1	1	63.46154	93.75
8	7	555	7	1	46	1	1	76.92308	81.25
9	7	592	7	1	53	1	1	48.07692	75
10	7	613	9	1	44	1	1	69.23077	81.25
11	7	666	6	1	46	1	1	55.76923	62.5
12	8	183	8	1	41	1	1	61.53846	87.5
13	10	18	7	1	55	1	1	78.84615	93.75
14	10	45	9	1	45	1	1	75	81.25
15	10	107	8	1	42	1	1	69.23077	81.25
16	11	514	8	0	47	1	1	75	100
17	13	1019	8	1	52	1	1	76.92308	93.75
18	14	557	7	1	47	1	1	53.84615	68.75
19	15	188	10	0	43	1	1	92.30769	100
20	16	505	10	0	36	1	1	75	93.75
21	16	510	8	1	35	1	1	76.92308	87.5
22	18	235	6	1	52	1	1	51.92308	68.75
23	18	381	3	1	55	1	1	69.23077	87.5
24	18	382	4	1	52	1	1	40.38462	50
25	18	530	9	1	55	1	1	73.07692	81.25
26	19	729	5	1	31	1	1	51.92308	43.75
27	19	744	5	1	23	1	1	57.69231	68.75
28	19	879	7	1	42	1	1	76.92308	43.75
29	19	1022	8	1	34	1	1	73.07692	81.25
30	19	1059	10	1	39	1	1	65.38462	68.75

图 11.1　乳腺癌患者的生存质量数据录入界面（部分数据）

采用 R 软件的 nonrandom 软件包进行分析。先安装和加载软件包，在 R 窗口中输入语句：

```
install.packages(pkgs="nonrandom")        （安装 nonrandom 软件包）
library(nonrandom)                        （加载 nonrandom 软件包）
data(stu1)                                （加载数据 stu1）
```

首先要估计协变量 tgr 和 age 的相关效应，此时将 pst 作为响应变量，therapie 作为主效应。在 R 窗口中输入如下语句：

```
rel.eff <- relative.effect(data = stu1, formula = pst~therapie+tgr+age)
rel.eff
```

此时输出结果如图 11.2 所示。

该结果说明对于身体状态评分 pst，两个协变量（肿瘤尺寸分组 tgr 和年龄分组 age）影响治疗手段主效应 therapie。对于年龄分组 age 变量，调整后主效应 therapie 降低了（从 1.5894 降低到 0.7880392）；对于肿瘤尺寸分组 tgr 变量，调整后的主效应 therapie 提高了（从 1.5894 提高到 1.7004732）。下面应用 Logistic 回归模型计算倾向性分数（propensity score，PS）。

```
Treatment: therapie
Outcome: pst
Covariates:  tgr age


Unadjusted treatment effect: 1.5894

Adjusted and relative effects:

     adj. treatment effect rel. effect
age            0.7880392    50.420198
tgr            1.7004732     6.985956
```

图 11.2　协变量 tgr 和 age 的相关效应

在 R 窗口中输入如下语句：

```
ps <- pscore(data = stu1, formula = therapie~tgr+age)
ps
```

输出结果如图 11.3 所示。

```
Call:  glm(formula = formula, family = family, data = data, na.action = na.action)

Coefficients:
(Intercept)          tgr           age
     3.6355       -0.4803       -1.1320

Degrees of Freedom: 645 Total (i.e. Null);   643 Residual
Null Deviance:        738.4
Residual Deviance: 694.9          AIC: 700.9
```

图 11.3　应用 Logistic 回归模型计算倾向性分数

该结果输出了协变量 tgr 和 age 的回归系数及 AIC 等指标值。继续在 R 窗口中输入语句：

```
plot.pscore (ps, with.legend = TRUE, par.1 = list(lty=1, lwd=2), par.0 =
list(lty=3, lwd=2), xlab = "", ylim = c(0,4.5))    （这里 lty 表示曲线的样式，
lwd 表示曲线的宽度）
```

此时可以绘制出倾向性分数 PS 的密度函数图，如图 11.4 所示。其中，实线和虚线分别表示手术组（乳房切除术）和未手术组（乳腺保守治疗）的 PS 密度函数。

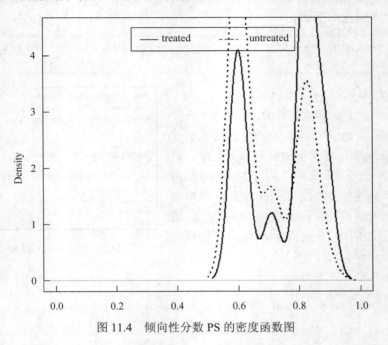

图 11.4　倾向性分数 PS 的密度函数图

下面采用 PSM 方法对数据进行匹配，由于未手术的样本远远小于手术的样本，因此选择 2:1 进行匹配，即两个手术的个体匹配一个未手术的个体。采用 Logit 模型。在 R 窗口中输入如下语句：

```
psm<-ps.match(object=ps, ratio=2, x=0.2, caliper="logit", givenTmatchingC=
FALSE, setseed=39062) （其中，ratio=2 表示按照 2:1 进行匹配，x=0.2 为系统默认值，
caliper 为 Logit 模型，setseed    为随机种子数，givenTmatchingC= TRUE 表示未手术
个体匹配给手术个体，而如果选择 givenTmatchingC= FALSE 则表示手术个体匹配给未手术个体）
psm
```

输出结果如图 11.5 所示。

```
Matched by:  pscore

Matching parameter:

Caliper size:    0.5
Ratio:           2.0
Who is treated?: 1.0

Matching information:

Untreated to treated?: FALSE
Best match?:           TRUE

Matching data:

Number of matched obs:              501
Number of matched treated obs:      334
Number of matched untreated obs:    167
Number of dropped obs:              145
Number of matching sets:            167
Number of incomplete matching sets:  0
```

图 11.5　倾向性得分匹配结果

从该结果中可以看出，有 501 个样本进行了匹配，1 个未手术个体匹配了 2 个手术的个体，匹配集合是 167 个，有 145 个样本未参加匹配。继续在 R 窗口中输入语句：

write.csv(psm$data, file="d:\\matching.csv")
（将匹配好的数据保存为 matching.csv 文件，并存放在 D 盘中）

然后将该数据用 excel 格式打开，数据格式如图 11.6 所示，可以发现数据中新增了 1

	A	B	C	D	E	F	G	H	I	J	K
1	klinik	idnr	tmass	therapie	alter	tgr	age	ewb	pst	pscore	match.index
2	3	782	6	1	42	1	1	63.4615385	81.25	0.883216625	1
3	3	975	9	1	49	1	1	90.3846154	93.75	0.883216625	1
4	4	448	10	1	39	1	1	73.0769231	93.75	0.883216625	2
5	6	835	6	1	53	1	1	75	81.25	0.883216625	2
6	6	866	10	1	52	1	1	34.6153846	56.25	0.883216625	3
7	6	953	10	1	51	1	1	63.4615385	93.75	0.883216625	3
8	7	555	7	1	46	1	1	76.9230769	81.25	0.883216625	4
9	7	592	7	1	53	1	1	48.0769231	75	0.883216625	4
10	7	613	9	1	44	1	1	69.2307692	81.25	0.883216625	5
11	7	666	6	1	46	1	1	55.7692308	62.5	0.883216625	5
12	8	183	8	1	41	1	1	61.5384615	87.5	0.883216625	6
13	10	18	7	1	55	1	1	78.8461538	93.75	0.883216625	6
14	10	45	9	1	45	1	1	75	81.25	0.883216625	7
15	10	107	8	1	42	1	1	69.2307692	81.25	0.883216625	7
16	11	514	8	0	47	1	1	75	100	0.883216625	1
17	13	1019	8	1	52	1	1	76.9230769	93.75	0.883216625	0
18	14	557	7	1	47	1	1	53.8461538	68.75	0.883216625	0
19	15	188	10	1	43	1	1	92.3076923	100	0.883216625	2
20	16	505	10	0	36	1	1	75	93.75	0.883216625	3
21	16	510	8	1	35	1	1	76.9230769	87.5	0.883216625	0
22	18	235	6	1	52	1	1	51.9230769	68.75	0.883216625	0
23	18	381	3	1	55	1	1	69.2307692	87.5	0.883216625	0
24	18	382	4	1	52	1	1	40.3846154	50	0.883216625	0
25	18	530	9	1	55	1	1	73.0769231	81.25	0.883216625	0

图 11.6　匹配的数据集（部分）

列 match.index，表示样本被分配到的匹配集合。例如，782 号、975 号两个手术个体与 514 号的未手术个体组成第一个匹配集合。448 号、835 号两个手术个体与 188 号的未手术个体组成第二个匹配集合。match.index=0 表示没有被匹配，是需要去掉的数据。

去除 match.index 为 0 的数据，重新将数据整理成匹配的格式，如图 11.7 所示。

	A	B	C
1	idnr	therapie	matirxid
2	782	1	1
3	975	1	1
4	514	0	1
5	448	1	2
6	835	1	2
7	188	0	2
8	866	1	3
9	953	1	3
10	505	0	3
11	555	1	4
12	592	1	4
13	19	0	4
14	613	1	5
15	666	1	5
16	1029	0	5
17	183	1	6
18	18	1	6
19	1048	0	6
20	45	1	7
21	107	1	7
22	226	0	7
23	321	1	8
24	363	1	8
25	373	0	8
26	648	1	9
27	813	1	9
28	26	0	9

图 11.7　匹配完成后的数据集（部分数据）

从图 11.7 可以看出，2 个手术个体匹配给 1 个未手术个体。最后共有 501 个个体，匹配成 167 个集合。

匹配完成后，可以检查数据匹配前后的结果。例如，按照肿瘤尺寸分组 tgr 和按照年龄分组 age 来看匹配前后的结果。在 R 窗口中输入语句：

```
plot1<-dist.plot(object=psm,sel=c("tgr"), compare=TRUE, label.match=
c("orgrinal data", "matched sample"))
plot2<-dist.plot(object=psm, sel=c("age"), compare=TRUE, label.match=
c("orgrinal data", "matched sample"))
```

运行输出如图 11.8 所示。

从图 11.8 可以看出，对于肿瘤尺寸分组变量 tgr 和年龄分组变量 age 的频数分布，手术组（编码为 1）与未手术组（编码为 0）匹配后（matched sample）比匹配前（orgrinal data）的均衡性有了较大的改善。同时也可以比较一下匹配前后的标准差。

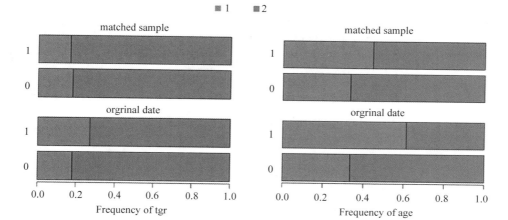

图 11.8　数据匹配前后结果对比

在 R 窗口中输入语句：

```
plot3<-plot.stdf (object=psm, sel=c("tgr", "age"), main = "Standardized
differences", method="stand.diff", alpha=20)    （其中 main 表示图的标题名称，
alpha=20 表示以 20 作为标准差的分界线）
```

运行后输出结果如图 11.9 所示。

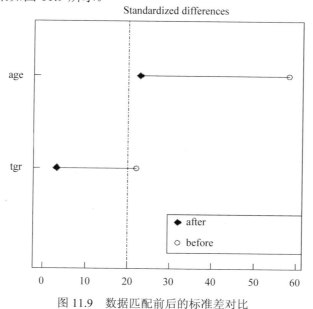

图 11.9　数据匹配前后的标准差对比

在图 11.9 中，白色空心圆圈表示匹配前 tgr 变量和 age 变量的标准差，黑色实心菱形表示匹配后 tgr 变量和 age 变量的标准差。可以看出 tgr 变量的标准差从匹配前的大于 20 缩小到匹配后的小于 5，age 变量的标准差从匹配前的接近 60 缩小到匹配后的小于 25，可见匹配后 tgr 变量和 age 变量的标准差比匹配前大大缩小。

需要注意的是，在进行倾向性得分匹配时，应根据数据的实际情况，例如选择适当的协变量和匹配比例，用以控制不同组间协变量不均衡的影响。

第 12 章

用广义估计方程分析重复测量的定性资料

在临床研究工作中，可能会遇到这种情况：假设有 n 个受试者分别在 m 个时间点进行测试，测试结果为阳性或者阴性。记录了不同时间点的阳性人数和阴性人数。此时收集的数据属于重复测量的计数资料。再比如，在调查问卷中涉及的多选题，如某题有 5 个选项，每个选项都有选和未选两种情况。此时，该题的 5 个选项相当于 5 个重复测量的点。那么，对于这样的数据，应该如何进行分析呢？广义估计方程可以用来解决这些问题。

12.1 广义估计方程的基本概念

广义估计方程又称为 GEE（Generalized Estimating Equations）算法，是在广义线性模型（Generalized Linear Model）的基础上发展起来的一种拟似然估计方法，可用于分析具有组内相关性的资料，特别是可用于分析重复测量的计数资料。

12.2 广义线性模型的结构

普通广义线性模型的结构为

$$y_i = \mu_i + e_i$$

其中，y_i 是具有正态分布的随机变量，期望值 μ_i 直接与解释变量建立线性关系：

$$\mu_i = \beta_0 + \beta_1 x_{i1} + \ldots + \beta_q x_{iq}$$

随机误差 $e_i \sim N(0, \sigma^2)$。

广义线性模型是用一个平均值的函数与解释变量建立线性关系。模型由 3 部分组成：

（1）线性预报值 η_i：其形式与普通线性模型一样。

$$\eta_i = \beta_0 + \beta_1 x_{i1} + \ldots + \beta_q x_{iq}$$

（2）连接函数 $g(\mu_i)$：该连接函数将平均值与线性预报值连接起来。

$$g(\mu_i) = \eta_i = \beta_0 + \beta_1 x_{i1} + \ldots + \beta_q x_{iq}$$

$g(\mu_i)$ 要求单调可微，该连接函数描述了反应变量 y_i 的期望值 μ_i 与线性预报值 η_i 之间的关系。

（3）y_i 的方差：

$$V(y_i) = \frac{\phi V(\mu_i)}{W_i}$$

其中，ϕ 为离散参数，$V(\mu_i)$ 为方差函数，W_i 为权值。该公式表示 y_i 的方差的是通过方差函数 $V(\mu_i)$ 与平均值相联系。

12.3 GEE 算法

GEE 算法的计算步骤如下。

（1）建立结果变量与协变量之间的函数关系：

$$g(\mu_{ij}) = x'_{ij}\beta$$

其中，$\mu_{ij} = E(y_{ij}), \beta = (\beta_1, \ldots \beta_q)'$ 为 $q \times 1$ 维的未知参数。如果因变量为二分类变量，$g(\mu_{ij})$ 可选为 Logit 函数或 pobit 函数。

（2）建立 y_{ij} 的方差与平均值之间的函数关系：

$$Var(y_{ij}) = v(\mu_{ij})\varphi$$

其中 $v(\mu_{ij})$ 是已知方差函数，ϕ 是一个已知或未知的离散参数。

（3）对 $y_i = (y_{i1}, \ldots, y_{ip})'$ 选择一个 $p \times p$ 维相关矩阵 $R_i(\alpha)$。

$R_i(\alpha)$ 又称为作业相关矩阵（Working Correlated Matrix），表示因变量的各次重复测量值之间相关性的大小。

（4）求参数 β 的估计值 $\hat{\beta}$ 及其协方差矩阵，令 A_i 为一个 $p \times p$ 维的对角矩阵，其作业协方差矩阵为

$$V_i(\alpha) = \phi A_i^{\frac{1}{2}} R_i(\alpha) A_i^{\frac{1}{2}}$$

由此，可以得到 β 的估计方程为

$$S(\beta; \alpha, \phi) = \sum_{i=1}^{n} \left(\frac{\partial \mu_i}{\partial \beta}\right)' V_i^{-1}(\alpha)(y_i - \mu_i) = 0$$

采用拟似然函数法，通过迭代解上述方程就可以得到 β 的一致性估计了。

12.4　应用实例 1：重复测量的实验数据

探讨吡格列酮对非肥胖性糖尿病（NOD）小鼠胰岛炎和糖尿病的影响及其作用机理。采用实验方法：在饲养 NOD 小鼠的营养配方饲料中加入吡格列酮原料药制成分别含 0.01%（小剂量）和 0.04%（大剂量）吡格列酮的颗粒食物。

4 周龄 NOD 雌性小鼠随机分为对照组（25 只）和小剂量（23 只）或大剂量（25 只）药物组，对照组喂饲普通营养饲料，药物组喂饲小剂量或大剂量吡格列酮混合颗粒食物，观察至发生糖尿病或 30 周龄时处死。

自 10 周龄始，每周测尿糖 1 次。当出现尿糖阳性或多饮，多尿等症状时测血糖，连续 2 次血糖≥1.617 mmol/L 即诊断为糖尿病。数据如表 12.1 所示。

表 12.1　药物组与对照组 NOD 小鼠不同时点发病情况

分组	鼠数/只	时间/d					
		100	**110**	**120**	**135**	**185**	**210**
对照	25	4	4	6	9	17	20
小剂量	23	0*	1	2	5	9*	14
大剂量	25	0*	0*	1*	3*	14	15

注：*与对照组比较，P<0.05。

如果把药物剂量作为自变量，而时间点不另作为一个自变量，仅作为重复考虑的因素，这就是广义估计方程方法。

假设发病情况为因变量 y（未发病=0，发病=1），自变量为处理因素 group（1=对照组，2=小剂量组，3=大剂量组），测量时间点分别设为 d1（100d）、d2（110d）、d3（120d）、d4（135d）、d5（185d）、d6（210d），ID 为小鼠的编号。

考虑到应用 SAS 软件分析较为方便，因此这里采用 SAS（Statistical Analysis System）软件来实现。对于 SAS 软件的具体介绍这里就不再赘述了，请参考 SAS 软件相关的书籍及网络资源。

SAS 程序的主要命令如下：

```
data case1;                              （定义数据集名称为 case1）
input id group d1 d2 d3 d4 d5 d6 @@;     （定义变量名称）
cards;                                   （输入数据）
1 1 1 1 1 1 1 1
2 1 1 1 1 1 1 1
3 1 1 1 1 1 1 1
```

```
4 1 1 1 1 1 1 1
5 1 0 0 1 1 1 1
..............................
71 3 0 0 0 0 0 0
72 3 0 0 0 0 0 0
73 3 0 0 0 0 0 0
;
data case1_b;                                   （构建数据集 case1_b）
set case1;
array d{6} d1 d2 d3 d4 d5 d6;
do i=1 to 6;y=d{i};
time=i;output;
end;
run;
proc genmod data=case1_b descending;           （调用 genmod 过程）
class id time;
model y=group;
repeated subject=id/within=time type=un;        （申请广义估计方程 GEE）
run;
```

其中在 proc genmod 执行程序中，用 repeated 申请广义估计方程 GEE。在 repeated 中，用 subject=id 识别变量代码并在 class 语句中指定。

输出结果得到：$\chi^2 = 5.10$，P=0.0239，说明不同剂量的处理组间发病率的差异具有显著性（P<0.05）。处理因素的参数估计值为-0.1050，说明大剂量组的发病情况是对照组的 exp（−0.1050）=0.9 倍。

12.5　应用实例 2：问卷调查中的多选题数据

多选题是调查问卷中十分常见的数据形式，即受试者的选择答案不止一个，在统计学上也称为多重响应。多选题在社会科学领域中的应用十分广泛，而目前对于多选题资料的分析主要限于频数描述，尚无较好的统计推断方法。有研究提出可以将多选题的选项看作是对问卷填答者的重复测量，此时就可以将数据资料看做是重复测量的计数资料，采用广义估计方程进行分析了。

本案例的题目选自《医疗防疫机构应对突发公共卫生事件的管理研究》中的调查问卷，该问卷包含对社会公众（A 卷）及对医务工作者（B 卷）的调查，这里选择对社会公众（408人）调查问卷的其中一道题目：

您对医务人员在突发事件的紧急救治过程中可能出现的问题能够谅解的:
①首诊有缺陷; ②治疗欠缺; ③护理不够到位; ④用药和治疗难于征求患者; ⑤其他。

由该数据获得的多重响应分析结果如表 12.2 所示。

表 12.2　多重响应分析结果

选项	选填次数	响应百分比/%	样本百分比/%
首诊有缺陷	215	25.3	52.7
治疗欠缺	169	19.9	41.4
护理不够到位	180	21.2	44.1
用药和治疗难于征求患者	200	23.5	49.0
其他	86	10.1	21.1
合计	850	100.0	208.3

现在想分析该多选题填答的情况和填答者的个人信息有没有关系,如性别、年龄、文化程度等。由于多选题的多个选项之间可能存在相关,如果采用通常的 Logistic 回归模型就可能会低估标准误,使得检验统计量值偏高,检验结果出现偏差。而广义估计方程可以较简便地解决这个问题。下面采用广义估计方程进行实例分析,仍采用 SAS 软件实现。

设定选项结果为因变量 y(没选择=0,选择=1);自变量为性别、年龄、文化程度、月收入与健康状况。各变量所用代码及赋值如下:

```
编号: ID
性别: 男=0, 女=1
年龄: 18～40 岁=0; 40 岁以上(不含 40 岁)=1
文化程度: 大专以下=0; 大专以上(含大专)=1
月收入: 3000 元以下=0; 3000 元以上(不含 3000 元)=1
健康状况: 较差=0; 健康=1
```

SAS 程序的主要命令如下:

```
data case2;                              (定义数据集名称为 case2)
input id sex age bach income health y1 y2 y3 y4   (定义变量名称,bach 表示学历)
y5 @@;
cards;                                    (输入数据)
1 1 0 1 0 1 1 1 1 0 0
2 0 0 1 1 1 1 0 1 0 0
3 0 1 0 0 1 1 0 0 0 0
...
```

```
406 1 1 1 0 1 0 0 0 0 1 0
407 1 0 1 0 1 0 0 0 0 1 0
408 1 1 1 0 1 1 1 1 1 1 1
;
data case2_b;                                （构建数据集 case2_b）
set case2;
array vt{5} y1 y2 y3 y4 y5;
do i=1 to 5;y=vt{i};
choose=i;output;
end;
run;
proc genmod data=case1_b descending;        （调用 genmod 过程）
class id choose;
model y=sex age bach income health/D=B;
repeated subject=id/within=choose type=un corrw;  （申请广义估计方程 GEE）
run;
```

在 proc genmod 中，用语句 repeated 申请 GEE。在 repeated 中，subject=id 是给出能识别受试对象的变量代码并用 class 语句规定每个受试对象是独立的而选项是相关的。同时也指定了选项顺序的变量名为 choose。type=un 是指定每个受试对象的各个选项结果之间的相关矩阵结构为无结构相关。corrw 是输出作业相关矩阵。

下面看主要的输出结果。输出的作业相关矩阵如表 12.3 所示。

表 12.3   广义估计方程的作业相关矩阵

选项	首诊有缺陷	治疗欠缺	护理不够到位	用药和治疗难于征求患者	其他
首诊有缺陷	1.0000	0.4522	0.1994	0.2137	−0.0981
治疗欠缺	0.4522	1.000	0.2779	0.1661	0.0574
护理不够到位	0.1994	0.2779	1.0000	0.1915	−0.0036
用药和治疗难于征求患者	0.2137	0.1661	0.1915	1.0000	−0.0527
其他	−0.0981	0.0574	−0.0036	−0.0527	1.0000

作业相关矩阵反映的是控制各自变量的影响后对 5 个选项回答的关联性估计。相关系数表明第五选项（其他）和第一选项（首诊有缺陷）、第三选项（护理不够到位）、第四选项（用药和治疗难于征求患者）存在明显的负相关。即回答者选中第一选项（首诊有缺陷）、第三选项（护理不够到位）和第四选项（用药和治疗难于征求患者认可）时，往往不会选择第五项（其他）。从相关系数来看，这 5 个选项彼此相差不大。

广义估计方程的参数估计值如表 12.4 所示。

从该输出结果中可以看出具有统计学意义的因素只有年龄（P=0.0106<0.05）。OR=exp(−0.2847)=0.7522，说明 40 岁以上的受试者比 40 岁以下的受试者更不容易对可能出现的问题达成谅解。

表 12.4　广义估计方程的参数估计值

变量名	参数估计值	标准误	Z 值	P 值
常数	−0.1751	0.1557	−1.12	0.2608
性别	0.0382	0.1122	0.34	0.7337
年龄	−0.2847	0.1114	−2.56	0.0106*
文化程度	−0.0495	0.1175	−0.42	0.6738
月收入	−0.0148	0.1472	−0.1	0.9201
健康状况	−0.1042	0.1356	−0.77	0.4422

当数据为重复测量的定性资料时，不同时点间的数据并非独立，此时采用卡方检验或 Logistic 回归是不适合的，因为这两种方法都需满足各观察值是相互独立的条件。广义估计方程为回归系数及其方差提供了一致性估计，因此在考虑因变量相关的同时得到了稳健的参数估计，保证了统计推断的可靠性。广义估计方程可输出作业相关矩阵，分析各时点的相关参数（相关系数），从而比较不同时点的差异。

此外，用广义估计方程还可以探讨各因素的交互作用及对自变量作用的分解，检验自变量对于不同时间点的影响大小是否相同。在对广义估计方程实际模型的设定时可以根据影响因素的个数设定一个或多个常数项。广义估计方程也可作为多选题的统计推断方法加以推广。

第13章

基于支持向量机的微阵列数据分类

随着分子生物领域科学技术手段的发展，生命科学进入了后基因组时代，各种芯片技术，如基因芯片、单核甘酸多态（SNP）芯片、微小 RNA（MicroRNA）芯片和 DNA 甲基化芯片以及 RNA-Seq 测序技术获得的非编码 RNA 表达，如长链非编码 RNA（LncRNA）和环状 RNA（CircRNA）表达等已经得到了广泛的应用。对于芯片技术，研究人员可以同时测定海量生物标记的表达从而获得大量的微阵列数据。微阵列数据的特点是样本含量小，而变量数（生物标记）可高达千万，此时传统的统计方法往往因为数据的高维属性而失效。第 10 章已经介绍了随机森林方法处理微阵列数据，作为另一种处理高维小样本数据的统计学习方法，支持向量机如今也已经被迅速推广到各个领域并得到了广泛的应用，特别是用于对样本的分类判别。

13.1 支持向量机简介

支持向量机（Support Vector Machine，SVM）方法是统计学习理论中最年轻的算法，近年来发展迅速。统计学习理论从 20 世纪 90 年代以来受到越来越多的重视，很大程度上是因为支持向量机这一通用学习方法的出现和发展。支持向量机特别适合应用于小样本高维数据的分类问题。

13.2 支持向量机的基本原理

支持向量机的基本思想是首先应用核函数（线性函数、多项式核函数、高斯径向基核函数、Sigmoid 核函数等）将输入向量映射到高维特征空间 F 中。然后在高维空间 F 中通过最大化训练样本集中最接近的正负样本所在边界距离来搜索最优超平面（Optimal Separating Hyperplane，OSH），正负类别边界上的点称为支持向量，如图 13.1 所示。最后，将测试集样本投影到高维空间，由投影点相对于最优超平面的位置来确定待测样本的类别，得到预测结果。

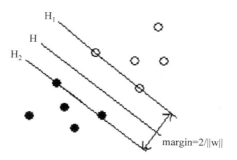

图 13.1　最优分类面示意图

具体分析过程如下：

考虑两类判别问题，设线性可分样本集为 $X = (x_1, x_2, \cdots, x_p)'$，对训练样本的每个样品 $X_i, i = 1, 2, \cdots, n$，均有类别编号 $y_i \in \{+1, -1\}$，则 d 维空间中的线性分类面方程为：

$$\sum_{j=1}^{d} w_j X_j + b = 0$$

其中，w_j 是权系数，$w = (w_1, w_2, \cdots, w_d)'$，最优分类面就是使边缘距离（$\text{margin} = 2 / \|w\|$）最大，即 $\|w\|$ 最小。采用拉格朗日数乘法可求得 w 的最优解为

$$w^* = \sum_{i \in SV} \alpha_i y_i X_i$$

其中，SV 表示支持向量，α_i 表示正的拉格朗日系数。最优分类函数为

$$f(x) = \text{sgn} \left\{ \sum_{i \in SV} \alpha_i y_i (X_i \bullet X) + b \right\}$$

若推广到高维空间，最优分类函数为：

$$f(x) = \text{sgn} \left\{ \sum_{i \in SV} \alpha_i y_i K(X_i, X) + b \right\}$$

其中，$K(X_i, X)$ 为核函数。对于不同的数据，核函数的选择非常重要。采用不同的内积函数会导致不同的支持向量机的算法，目前得到研究的内积函数形式主要有如下 3 类：

（1）多项式形式的内积函数：$K(X_i, X) = [(X_i^T \bullet X) + 1]^q$。

此时，得到的支持向量机是一个 q 阶多项式分类器。

（2）径向基核函数（Radial Basis Function，RBF）：$K(X_i, X) = \exp \left(-\dfrac{|X - X_i|^2}{\sigma^2} \right)$。

此时，得到的支持向量机是一种径向基函数分类器，每一个基函数的中心对应于一个支持向量，它们以及输出权值都是由算法自动确定的。

（3）双曲正切核函数： $K(X_i, X) = \tanh(\beta(X \bullet X_i) + \gamma)$ 。

此时，支持向量机的实现就是一个两层的多层感知器神经网络，网络的权值和网络的隐层结点数目是由算法自动确定的。

13.3　应用实例：支持向量机分类

本节提供一个前列腺癌的微阵列数据。各种基因组学的微阵列数据可以到 Gene Expression Omnibus（GEO：https://www.ncbi.nlm.nih.gov/geo/）网站中进行数据的下载与分析。此外，如果读者对生物信息学感兴趣，Bioconductor（http://www.bioconductor.org/）网站提供了大量开放式的生物信息学软件包，这些软件包中包括各种基因组数据分析和注释工具，通过运行 R 软件来实现。感兴趣的读者可以浏览该网站并下载软件包进行学习。在 R 窗口中输入简单语句就可以进行软件包的安装、加载和数据分析。

本节中提供的案例数据是微阵列芯片实验所得的前列腺癌基因表达数据集，该数据集中包括了 60 个肿瘤样本和 15 个正常对照样本的 70 个基因表达值。案例数据如图 13.2 所示，将该数据命名为 svm.csv 并保存于 D 盘中。

	A	B	C	D	E	F	G	H	I	J
1	group	LHCGR	SH3GL3	BAGE	DAZ1	DAZ3	DAZ2	DAZ4	LOC732447	MEFV
2	D	4.19	4.59	4.23	4.61	4.61	4.61	4.61	4.61	4.6
3	D	4.3	4.6	4.25	4.38	4.38	4.38	4.38	4.38	4.79
4	D	4.08	4.46	4.23	4.44	4.44	4.44	4.44	4.44	4.55
5	N	9.11	9.62	9.24	9.53	9.53	9.53	9.53	9.53	9.8
6	N	9.31	9.68	9.3	9.53	9.53	9.53	9.53	9.53	9.96
7	D	4.26	4.81	4.32	4.69	4.69	4.69	4.69	4.69	4.53
8	D	4.25	4.46	4.18	4.7	4.7	4.7	4.7	4.7	4.72
9	D	4.14	4.71	4.35	4.65	4.65	4.65	4.65	4.65	4.85
10	N	9.18	9.76	9.3	9.56	9.56	9.56	9.56	9.56	9.91
11	D	4.16	4.46	4.39	4.68	4.68	4.68	4.68	4.68	4.7
12	D	4.23	4.58	4.26	4.46	4.46	4.46	4.46	4.46	4.76
13	D	4.13	4.76	4.26	4.39	4.39	4.39	4.39	4.39	5.4
14	N	9.14	9.83	9.4	9.72	9.72	9.72	9.72	9.72	9.6
15	D	4.19	4.48	4.16	4.82	4.82	4.82	4.82	4.82	4.79
16	D	4.25	5.12	4.52	4.77	4.77	4.77	4.77	4.77	4.78
17	D	4.22	4.46	4.25	4.51	4.51	4.51	4.51	4.51	4.72
18	D	12.19	13.49	12.44	14.07	14.07	14.07	14.07	14.07	13.15
19	D	4.23	4.66	4.33	4.61	4.61	4.61	4.61	4.61	4.55
20	N	9.3	9.54	9.32	9.67	9.67	9.67	9.67	9.67	9.93
21	N	9.22	9.8	9.35	9.51	9.51	9.51	9.51	9.51	9.73
22	D	4.17	4.67	4.37	4.56	4.56	4.56	4.56	4.56	4.69
23	D	4.18	4.57	4.21	4.39	4.39	4.39	4.39	4.39	4.74
24	D	4.35	4.81	4.23	4.61	4.61	4.61	4.61	4.61	5.1
25	D	4.21	4.5	4.28	4.57	4.57	4.57	4.57	4.57	4.81

图 13.2　前列腺癌微阵列案例数据（部分数据）

从 75 个样本中随机抽取 60 个样本作为训练集并应用该模型对其余 15 个样本进行预

测，核函数采用径向基核函数（RBF）来构建支持向量机。这里应用 R 软件的 kernlab 软件包实现。

在 R 窗口中输入语句：

```
install.packages(pkgs="kernlab")              （安装 kernlab 软件包）
library(kernlab)                              （加载 kernlab 软件包）
read.table("d:\\svm.csv",header=TRUE,sep=",")->a    （读入外部数据）
sub<-sample(1:75,60)              （从 75 个样本中随机抽取 60 个样本）
train<-a[sub,]                                （构建训练样本集）
test<-a[-sub,]                                （构建测试样本集）
model<-ksvm(group~.,data=train,kernel="rbfdot",kpar=list(sigma=0.1),
cross=5)
（group 是样本标签，用训练样本集构建支持向量机，采用径向基核函数（RBF），取 σ=0.1 并选
择 5 倍交叉验证）
testtype<-predict(model, test[,-1])      （用由训练样本集构建的支持向量机对测试
样本集进行判别）
table(testtype,test[,1])                      （构建分类交叉表）
```

执行 R 程序后，获得的支持向量为 43 个，训练误差为 0.01，交叉验证误差为 0.12。表 13.1 给出了采用支持向量机得到的对测试样本的判别结果，预测准确率达到了 100.0%。

表 13.1　测试样本的支持向量机判别结果

实际分类	预测分类	
	前列腺癌	正常对照
前列腺癌	10	0
正常对照	0	5
预测准确率	100.0%	

对于表 13.1，可以计算出灵敏度 Sen=100.0%，特异度 Spe=100.0%，判别准确率为 100.0%，说明由训练样本得到的支持向量机对测试样本的识别能力较好。如果使用全部样本训练的模型再对全部样本进行判别，则可能会出现过拟合现象。

如果想让结果具有重复性，可以设定随机数种子，输入语句"set.seed(2021)"后再重复运行代码，结果就不会改变。该语句中括号内的参数可以是任意数字，不参与运算，仅是标记而已。

支持向量机算法是基于经验风险最小化原则的同时，强调置信范围最小，这样可以调节算法复杂度与泛化能力之间的矛盾，因此在小样本学习领域优于传统的模式识别方法。核函数的选择对支持向量机也有很大的影响。有研究比较了 3 种核函数的支持向量机，发现采用 Sigmoid 核函数的支持向量机的分类准确率要高于其他两种核函数的支持向量机。不过，目前，对于如何选择核函数，还没有一定的标准，仍然是研究的一个焦点。

第14章

时间序列分析

在临床研究工作中，会经常会发现有些指标是随时间变化的，有明显的时间先后顺序。例如，1955—2010 年的儿童结脑死亡率的变化规律，从 1980—2010 年我国高压氧舱数量的增长规律等。这种依时间序列排列起来的一系列观测值称为时间序列（Time Series）。时间序列数据中的观测值不独立，因此不能采用常规的统计方法解决。此时应采用时间序列分析对数据进行处理。

14.1　时间序列分析的基本概念

时间序列分析（Time Series Analysis）是一种动态数据处理的统计方法。该方法基于随机过程理论和数理统计学方法，研究随机数据序列所遵从的统计规律，以用于解决实际问题。它包括一般统计分析（如自相关分析、谱分析等），统计模型的建立与推断，以及关于时间序列的最优预测、控制与滤波等内容。经典的统计分析都假定数据序列具有独立性，而时间序列分析则侧重研究数据序列的互相依赖关系。后者实际上是对离散指标的随机过程的统计分析，所以又可看作是随机过程统计的一个组成部分。

14.2　时间序列分析的主要步骤

（1）用观测、调查、统计、抽样等方法取得被观测系统时间序列动态数据。

（2）根据动态数据作相关图，进行相关分析。相关图能显示出变化的趋势和周期，并能发现跳点和拐点。跳点是指与其他数据不一致的观测值。如果跳点是正确的观测值，在建模时应考虑进去；如果是反常现象，则应把跳点调整到期望值。拐点则是指时间序列从上升趋势突然变为下降趋势的点。如果存在拐点，则在建模时必须用不同的模型去分段拟合该时间序列。

（3）辨识合适的随机模型，进行曲线拟合，即用通用随机模型去拟合时间序列的观测数据。对于短的或简单的时间序列，可用趋势模型和季节模型加上误差来进行拟合。对于平稳时间序列，可用通用 ARMA 模型（Autoregressive Moving Average Model，自回归滑动平均模型）及其特殊情况的 AR 模型（Autoregressive Model，自回归模型）、MA 模型（Moving Average Model，移动平均模型）和 ARIMA（Autoregressive Integrated Moving Average Model，整合自回归移动平均模型）等来进行拟合。当观测值多于 50 个时一般都采用 ARMA 模型。对于非平稳时间序列则要先将观测到的时间序列进行差分运算，化为平稳时间序列，再用适当模型去拟合这个差分序列。

（4）通过采用 ARIMA 模型拟合时间序列，预测该时间序列未来值。

14.3　应用实例：时间序列分析

假设记录了某儿童医院 1955—2010 年的儿童结脑死亡率数据如表 14.1 所示。现在分析结脑死亡率随时间变化的规律并进行预测。

表 14.1　某儿童医院 1955—2010 年结脑死亡率（1/10 万）

1955	1956	1957	1958	1959	1960	1961	…	2007	2008	2009	2010
25000	26667	24706	12500	27778	14102	22857	…	0	0	0	0

现在对该数据进行时间序列分析。当前，很多统计软件都可以进行时间序列分析，如 SPSS 软件的"Time Series"菜单，Stata 的"Time Series"菜单，SAS 软件的 arima 主程序及 R 软件的 timeSeries 软件包等。

为了便于解释，这里采用 SAS 软件进行时间序列分析。

首先进行自相关系数的白噪声检验。SAS 程序如下：

```
Data prg_1;                    （定义数据集名称为 prg_1）
input year rate;               （定义变量名称）
cards;                         （输入数据）
1955 25000
1956 26667
1957 24706
;
proc arima data=prg_1;         （调用 ARIMA 过程）
identify var=rate;             （检验结脑死亡率时间序列是否平稳）
identify var=rate(1);          （检验结脑死亡率时间序列的一阶差分是否平稳）
identify var=rate (2);         （检验结脑死亡率时间序列的二阶差分是否平稳）
run;
```

主要的输出结果如图 14.1 所示。

```
                    The ARIMA Procedure

              Autocorrelation Check for White Noise

     Chi-              Pr >
 To  Square   DF      ChiSq   -------------------Autocorrelations-------------------
Lag
  6  10.71     6     0.0978    0.007   -0.267   -0.108    0.015    0.235   -0.204
 12  15.55    12     0.2126    0.021   -0.012   -0.209   -0.091    0.112    0.083
```

图 14.1　自相关系数的白噪声检验主要输出结果

该结果是二阶差分后的结果。通过自相关系数的白噪声检验来确定序列是否为平稳的。在 α =0.05 的条件下，白噪声检验的 p 值均大于 0.05（p 值分别为 0.0978 和 0.2126），说明白噪声检验不显著，结脑死亡率经过二阶差分后序列是平稳的。

下面采用整合自回归移动平均模型 ARIMA 对结脑死亡率序列进行拟合。ARIMA 模型公式为：

$$y_t = \phi_1 y_{t-1} + \phi_2 y_{t-2} + \cdots + \phi_p y_{t-p} + \varepsilon_t - \theta_1 e_{t-1} - \theta_2 e_{t-2} \cdots - \theta_q e_{t-q}$$

该模型中 y_i 不仅与前 p 个时刻的自身观测值有关，而且还与其以前时刻进入系统的 q 个随机误差存在依存关系。采用 SAS 软件中的典型相关系数平方估计值对 p、q 定阶。在 SAS 中输入语句：

```
identify var=rate (2) scan p=(0:6)    （对结脑死亡率序列的二阶差分数据进行 SCAN
q=(0:6);                              识别，指定 p、q 的最小值为 0，最大值为 6）
run;
```

程序运行后，主要看最后一个输出表，输出结果如图 14.2 所示。

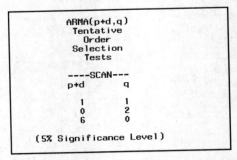

图 14.2　基于典型相关系数平方估计值对 p、q 定阶

从该输出表中可以看到，在 α =0.05 的条件下，从上至下给出了优先选用的模型识别结果。其中 p+d=1，q=1 是模型的最优选择。由于数据是经过二阶差分后的结果，所以此时 d=0，则 p=1，q=1。由此选择 ARIMA（1，2，1）进行分析，在 SAS 中输入语句：

```
estimate p=1 q=1;          （估计二阶差分结脑死亡率时间序列的 ARIMA（1,2,1）模型）
```

```
run;
```

程序运行后，输出结果如图 14.3 所示。

```
                          Standard            Approx
Parameter      Estimate     Error    t Value  Pr > |t|   Lag

MU          -980.74295   743.37746    -1.32    0.1931      0
MA1,1         -1.00000     0.08572   -11.67   <.0001       1
AR1,1         -0.88744     0.14671    -6.05   <.0001       1
```

图 14.3 ARIMA（1，2，1）模型拟合结脑死亡率

该输出结果为模型参数估计值。其中，MU 表示 p=0，q=0 时的情况。结果可以整理为如表 14.2 所示，结果表明模型的两个参数估计值均十分显著（P<0.0001）。

表 14.2 ARIMA（1，2，1）模型拟合结脑死亡率参数估计

模型参数	估计值	标准误	t	P
1 期时滞自回归系数	−0.88744	0.14671	−6.05	<0.0001
1 期时滞移动平均系数	−1.0000	0.08572	−11.67	<0.0001

模型拟合程度相关统计量如图 14.4 所示。

```
Constant Estimate           -1851.09
Variance Estimate           26108114
Std Error Estimate           5109.61
AIC                          1058.44
SBC                         1064.351
Number of Residuals               53
* AIC and SBC do not include log determinant.
```

图 14.4 模型拟合程度相关统计量

在输出的模型拟合程度相关统计量中，AIC 和 SBC 用于利用信息准则对模型进行比较，二者越小，说明模型的拟合效果越好。

对于 ARIMA 模型拟合，应当使得估计值后的模型残差项不存在自相关，即模型的残差项是白噪声。图 14.5 是对模型残差项的白噪声检验结果。

```
                  Autocorrelation Check of Residuals

To      Chi-              Pr >
Lag    Square    DF     ChiSq   --------------------Autocorrelations--------------------
 6     10.19      4    0.0374   -0.010   -0.251   -0.112    0.017    0.232   -0.203
12     14.86     10    0.1373    0.024   -0.014   -0.203   -0.092    0.110    0.083
18     25.83     16    0.0564   -0.230   -0.216    0.100    0.177    0.039   -0.055
24     29.32     22    0.1360    0.116    0.119   -0.044   -0.041    0.032    0.079
```

图 14.5 模型残差项的白噪声检验结果

如果按照 0.05 的标准，除了第一个滞后期的残差项有轻微的自相关（P=0.0374<0.05），其余滞后期的残差项均不存在自相关（P>0.05）。说明选择该模型基本是合适的。

下面应用该时间序列模型对结脑死亡率进行预测，在 SAS 中输入语句：

```
forecast printall lead=4 out=rate_        （lead=4 表示向后预测 4 期，并将预测结果
predicted;                                存于 rate_predicted 数据集中）
run;
```

程序运行结果如图 14.6 所示。

Obs	Forecast	Std Error	\u200b95% Confidence Limits		Actual	Residual
			Forecasts for variable rate			
3	24019.2570	5109.6099	14004.6056	34033.9085	24705.8824	686.6253
4	25763.2131	5109.6099	15748.5617	35777.8646	12500.0000	-13263.2131
5	22163.5870	5109.6099	12148.9355	32178.2384	27777.7778	5614.1908
6	13536.9915	5109.6099	3522.3400	23551.6429	14102.5641	565.5726
7	25070.0883	5109.6099	15055.4369	35084.7398	22857.1429	-2212.9455
8	14405.2768	5109.6099	4390.6253	24419.9283	11250.0000	-3155.2768
9	20382.2442	5109.6099	10367.5927	30396.8957	15000.0000	-5382.2442
10	10989.3762	5109.6099	974.7248	21004.0277	15789.4737	4800.0974
11	13920.5166	5109.6099	3905.8652	23935.1681	12941.1765	-979.3402
12	14786.1178	5109.6099	4771.4664	24800.7693	18918.9189	4132.8011
13	12445.7065	5109.6099	2431.0550	22460.3579	17886.1789	5440.4724
14	18119.9298	5109.6099	8105.2784	28134.5813	13103.4483	-5016.4816
15	16179.4648	5109.6099	6164.8133	26194.1162	16129.0323	-50.4325
16	12761.2812	5109.6099	2746.6297	22775.9327	23636.3636	10875.0824
17	15805.7392	5109.6099	5791.0878	25820.3907	24175.8242	8370.0850
18	23014.3480	5109.6099	12999.6966	33028.9995	25252.5253	2238.1772
19	23128.6724	5109.6099	13114.0209	33143.3238	7608.6957	-15519.9767
20	22583.7221	5109.6099	12569.0706	32598.3735	18085.1064	-4498.6157
......						
56	-682.7396	5109.6099	-10697.3910	9331.9119	.	.
57	-1245.2018	5141.8792	-11323.0999	8832.6963	.	.
58	-1428.7923	6898.6592	-14949.9159	12092.3313	.	.
59	-2434.2173	6974.8500	-16104.6721	11236.2375	.	.

图 14.6　时间序列模型对结脑死亡率的预测结果

编号 56～59 是预测的向后 4 期的结脑死亡率、结脑死亡率标准误和结脑死亡率的 95% 置信区间（由于原始数据中最后 4 期的结脑死亡率都是 0，因此预测的后四期结脑死亡率都是负值，无实际意义）。最后将观测值和预测值放在一起绘制时间序列趋势图，如图 14.7 所示。从图 14.7 中看出模型的预测值与原观测值拟合较好。

由于时间序列是随机生成的，很多情况下时间序列数据都是非平稳时间序列。如果时间序列具有不平稳性，在这样的情况下建立起来的回归模型是不可靠的。因此，在进行时间序列分析时，最先要考虑的就是时间序列的平稳性。通过平稳性检验，确定是否需要对时间序列进行差分，形成差分后的平稳时间序列，再进行分析。

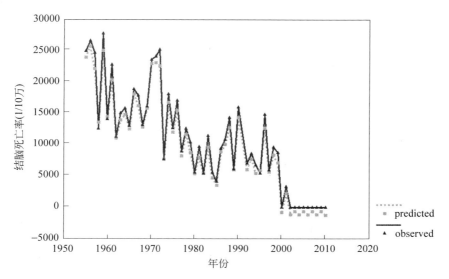

图 14.7　时间序列分析预测的结脑死亡率

第15章

路径图分析

当研究中涉及多个变量，如果想研究多个变量之间的多层因果关系及其相关强度，此时可以考虑采用路径图分析。路径图分析是由美国遗传学家 S.赖特于 1921 年首创，后被引入社会学的研究中，并发展成为社会学的主要分析方法之一。

15.1 路径图分析基本理论

路径图分析（Path Diagram Analysis，PDA）又称为结构方程模型（Structural Equation Models，SEM），它是一种研究多个变量之间多层因果关系及其相关强度的方法。路径图分析的主要目的是检验一个假想的因果模型的准确和可靠程度，测量变量间因果关系的强弱。例如，要判断模型中两个变量是否存在相关关系，进一步判断两变量之间是否有因果关系，它们之间的关系是直接影响还是通过中间变量影响以及这两种影响的大小如何，等等，此时采用路径图分析较为合适。

15.2 路径图分析的基本步骤

路径图分析的基本步骤可简要归纳如下。

（1）根据相关理论与文献资料，建立一个可检验的初始模型，绘制出初始的路径图。路径图中的因果关系用箭头表示，箭头指向的是因变量，箭头起始处是自变量。

（2）选择适当的回归模型来估计路径系数并检验是否显著。在路径分析中，通常选用的分析方法为多元回归方法（Multiple Regression Analysis），而路径系数就是回归方程中的标准化回归系数。

（3）评估理论模型，可再删除不显著的路径系数，重新计算新模型的路径系数。

15.3　应用实例：路径图分析

首先研究假设年龄会影响体重指数、腰围和血糖；而体重指数又会影响腰围及血糖，腰围会直接影响血糖。此时腰围可以看作是一个中间变量。由此，变量间因果关系如图 15.1 所示。

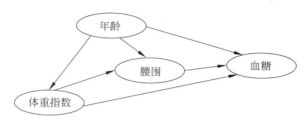

图 15.1　路径图分析示例

从图 15.1 中看出，影响路径共有如下 6 条。

（1）年龄对血糖的影响路径有 3 条：年龄直接影响血糖；年龄通过腰围影响血糖；年龄通过体重指数影响血糖。

（2）体重指数对血糖的影响路径有 2 条：体重指数直接影响血糖；体重指数通过腰围影响血糖。

（3）腰围直接影响血糖。

下面做 3 个回归分析：

（1）第 1 个回归：因变量为血糖，自变量为年龄、体重指数和腰围。

（2）第 2 个回归：因变量为腰围，自变量为年龄和体重指数。

（3）第 3 个回归：因变量为体重指数，自变量为年龄。

本案例采用 SPSS 软件进行路径图分析。首先录入数据，如图 15.2 所示。

	空腹血糖	腰围	年龄	体重指数
1	6.99	101.00	29.0	32.73
2	23.31	86.00	42.4	21.71
3	6.94	69.50	67.8	21.16
4	16.82	91.00	38.2	28.78
5	6.49	98.00	40.4	26.46
6	18.09	77.00	51.8	25.39
7	17.98	85.50	47.1	24.27
8	17.37	86.50	52.4	23.57
9	16.93	98.00	59.5	29.22
10	16.93	88.00	66.2	25.00
11	6.44	111.00	39.5	33.27

图 15.2　路径图数据录入界面（部分数据）

15.3.1　第一个回归分析

将因变量"Dependent"放入"空腹血糖"，自变量"Independent(s)"放入"腰围""年龄""体重指数"，如图 15.3 所示。

输出结果如图 15.4 所示。

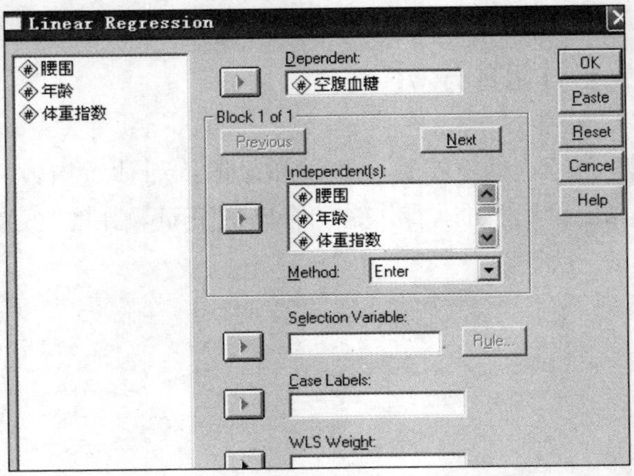

图 15.3　第一个回归分析对话框

Model Summary

Model	R	R Square	Adjusted R Square	Std. Error of the Estimate
1	0.161[a]	0.026	0.025	1.96603

a. Predictors: (Constant),体重指数,年龄,腰围

ANOVA[b]

Model		Sum of Squares	df	Mean Square	F	Sig.
1	Regression	222.208	3	74.069	19.163	0.000[a]
	Residual	8348.974	2160	3.865		
	Total	8571.182	2163			

a. Predictors: (Constant),体重指数,年龄,腰围

b. Dependent Variable:空腹血糖

Coefficients[a]

Model		Unstandardized Coefficients		Standardized Coefficients	t	Sig.
		B	Std. Error	Beta		
1	(Constant)	4.716	0.390		12.083	0.000
	腰围	0.021	0.007	0.110	3.107	0.002
	年龄	0.023	0.004	0.131	6.108	0.000
	体重指数	-0.030	0.019	-0.055	-1.546	0.122

a. Dependent Variable:空腹血糖

图 15.4　第一个回归分析结果

第 1 个结果（Model Summary）输出的是多元相关系数为 R=0.161，确定系数 R^2=0.026。

第 2 个结果（ANOVA）输出的是方差分析表，结果说明 3 个预测变量对因变量的影响是显著的（P<0.001）。

第 3 个结果（Coefficients）输出的是回归系数表，在路径图分析中选择的路径系数为标准化回归系数 Beta，本例中腰围、年龄和体重指数的标准化回归系数分别为 0.110、0.131 和-0.055，其中体重指数对血糖的路径系数未达到显著。

15.3.2　第二个回归分析

将因变量"Dependent"放入"腰围"，自变量"Independent(s)"放入"年龄"和"体重指数"，如图 15.5 所示。

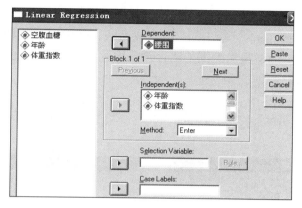

图 15.5　第二个回归分析对话框

主要分析结果如图 15.6 所示。

第一个结果（Model Summary）输出的是多元相关系数为 R=0.801，确定系数 R^2=0.642。

第二个结果（ANOVA）输出的是方差分析表，结果说明两个预测变量对因变量的影响是显著的（P<0.001）。

Model Summary

Model	R	R Square	Adjusted R Square	Std. Error of the Estimate
1	0.801[a]	0.642	0.642	6.15844

a. Predictors: (Constant),体重指数,年龄

ANOVA[b]

Model		Sum of Squares	df	Mean Square	F	Sig.
1	Regression	147152.5	2	73576.242	1939.976	0.000[a]
	Residual	81958.874	2161	37.926		
	Total	229111.4	2163			

a. Predictors: (Constant),体重指数,年龄

b. Dependent Variable:腰围

图 15.6　第二个回归分析结果

Coefficients^a

Model		Unstandardized Coefficients		Standardized Coefficients	t	Sig.
		B	Std. Error	Beta		
1	(Constant)	24.596	1.102		22.314	0.000
	年龄	0.083	0.011	0.094	7.286	0.000
	体重指数	2.253	0.037	0.792	61.498	0.000

a. Dependent Variable: 腰围

图 15.6　（续）

第三个结果（Coefficients）输出的是回归系数表，年龄和体重指数的标准化回归系数分别为 0.094 和 0.792，两变量对腰围的路径系数均达到显著（P<0.001）。

15.3.3　第三个回归分析

将因变量"Dependent"放入"体重指数"，自变量"Independent(s)"放入"年龄"，如图 15.7 所示。

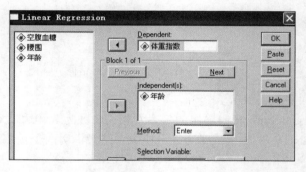

图 15.7　第三个回归分析对话框

主要分析结果如图 15.8 所示。

第一个结果（Model Summary）输出的是多元相关系数为 R=0.042，确定系数 R^2=0.002。

第二个结果（ANOVA）输出的是方差分析表，结果说明年龄对体重指数影响的显著性处于边界值（P=0.049）。

第三个结果（Coefficients）输出的是回归系数表，年龄的标准化回归系数分别为 0.042，年龄对体重指数的路径系数的显著性处于边界值（P=0.049）。

Model Summary

Model	R	R Square	Adjusted R Square	Std. Error of the Estimate
1	0.042^a	0.002	0.001	3.61491

a. Predictors: (Constant), 年龄

图 15.8　第三个回归分析结果

ANOVA^b

Model		Sum of Squares	df	Mean Square	F	Sig.
1	Regression	50.791	1	50.791	3.887	0.049^a
	Residual	28252.112	2162	13.068		
	Total	28302.902	2163			

a. Predictors: (Constant) , 年龄

b. Dependent Variable:体重指数

Coefficients^a

Model		Unstandardized Coefficients		Standardized Coefficients	t	Sig.
		B	Std. Error	Beta		
1	(Constant)	25.436	0.345		73.624	0.000
	年龄	0.013	0.007	0.042	1.971	0.049

a. Dependent Variable:体重指数

图 15.8　　（续）

下面按照上述结果绘制路径图，如图 15.9 所示。

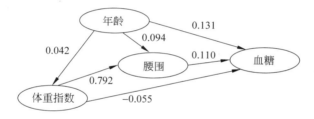

图 15.9　由回归分析结果获得的路径图

从该路径图可以看出，在对血糖的影响路径中，有 4 条特别显著的路径，分别是：年龄→血糖；年龄→腰围→血糖；腰围→血糖；体重指数→腰围→血糖。从标准化回归系数可以看出：年龄越大，血糖越高（Beta=0.131）；年龄越大，腰围越大（Beta=0.094），血糖越高（Beta=0.110）；体重指数越大，腰围越大（Beta=0.792）。

需要注意的是，采用路径图分析，如果研究者提出的因果模式无法与数据吻合，则应重新考虑提出的因果模式。否则应该考虑是否在抽样、数据收集和实验室误差等方面存在问题。

第 16 章

主成分分析与因子分析

在研究工作中，某一考察对象常常与多个变量相关，而这多个变量中可能存在若干个变量，它们之间具有某种相关性。这种相关性，也就是共线性可能会导致多元分析结果的失真。为了发现这些可能存在的共线性并解决由此可能带来的分析失真，就需要进行主成分分析了。

假设研究中有 10 个变量，而这些变量中的有些变量可能具有相关性，现在要找到另外 2～4 个变量，使之能涵盖这 10 个变量的尽可能多的信息，而这几个新的变量又是相互独立的，此时就可以考虑主成分分析了。如果想从原始变量的相关关系入手，找出支配这些相关关系的潜在变量，并用这些潜在变量解释原始变量之间的相关性，就需要采用因子分析了。下面对这两种分析方法进行案例说明。

16.1 主成分分析概念

主成分分析（Principal Components Analysis，PCA）是考察多个定量变量之间相关性的一种多元统计方法，其目的是通过对原始变量的线性组合，提取几个彼此独立的新变量。主成分分析是在不损失原始主要信息的前提下，避开了变量间的共线性问题，从而便于对数据进行深入分析。一般在实际应用中常常提取前 2～3 个主成分，且这些主成分包含 90% 以上的信息。主成分分析的主要步骤包括：对各原始指标数据进行标准化；求出相关矩阵；求出相关矩阵的特征值和特征值所对应的特征向量；提取主成分并获得主成分的表达式。

16.2 应用实例 1：主成分分析

在某次儿童生长发育调查中，设计测量了 5 个指标：心脏横径（x1：cm）、心脏纵径（x2：cm）、心脏宽径（x3：cm）、胸腔横径（x4：cm）和心脏面积（x5：cm^2）。现从这 5 个指标中提取主成分。

当前，很多统计分析软件，如 SPSS、SAS、Stata、MATLAB、R 等都含有主成分分析功能，本案例分别采用 SAS 软件和 R 软件实现。

在 SAS 中输入如下语句：

```
data prgpca;                          （定义数据集名称为 prgpca）
input x1-x5;                          （输入变量名称）
cards;                                （输入数据）
7.5 7.9 6.4 18.6 37.76
7.1 8.3 6.8 18.9 40.29
8.5 9.1 7.2 20.7 48.1
8.33 8.8 7.2 18.4 48.28
8.6 9.2 7.2 20.5 48.47
9.1 10.2 7.7 20.9 49.09
8.3 9.3 7.4 20.2 49.74
8.8 9.3 7.3 18.5 51.37
9 9.7 6.9 19.8 52.27
9 9.6 7.1 20.2 52.49
8.9 9.2 8 20.9 53.41
8.6 10 7.3 19.39 53.79
9 9.4 7.6 19.7 54.05
9.4 10 7.4 21 54.3
9 9.6 7.7 20.5 54.63
8.6 9.8 7.6 20.4 54.66
8.8 9.7 8 19.8 54.73
9 10 7.8 20 56.08
9.5 9.9 7.8 20.8 57
9.2 10.4 7.6 20.6 58.73
9.3 10.2 7.7 21.9 60.1
9.4 10.4 7.2 21.5 60.61
9.4 10.1 8.3 20.4 61.56
8.8 10.2 8.3 20.4 63.19
9.3 10.4 8 21.3 63.85
9.4 10.7 8 21 64.1
9.1 10.5 8 21.7 64.1
10.3 10.5 7.6 21.7 64.71
9.6 10.7 8.5 22.5 66.16
9.6 10.3 8.1 21.6 66.89
10.3 10.9 8.4 22.1 68.61
10.2 11.1 8.4 22.4 70.95
```

```
10.3 10.8 8.6 21.5 71.72
;
proc princomp;                                    （调用主成分分析 princomp 过程）
run;
```

主要输出结果 1：5 个变量的相关系数矩阵，如图 16.1 所示。

	Correlation Matrix				
	x1	x2	x3	x4	x5
x1	1.0000	0.8834	0.7191	0.7809	0.8861
x2	0.8834	1.0000	0.7723	0.8075	0.9264
x3	0.7191	0.7723	1.0000	0.6760	0.8534
x4	0.7809	0.8075	0.6760	1.0000	0.7899
x5	0.8861	0.9264	0.8534	0.7899	1.0000

图 16.1　5 个变量的相关系数矩阵

从该矩阵结果中可以看出，5 个变量间的相关系数非常高（所有相关系数均>0.6）。如果直接用于其他分析，比如多元线性回归，就会导致严重的共线性问题。

主要输出结果 2：相关矩阵的特征值提取，如图 16.2 所示。

	Eigenvalues of the Correlation Matrix			
	Eigenvalue	Difference	Proportion	Cumulative
1	4.24546689	3.89981458	0.8491	0.8491
2	0.34565231	0.10745546	0.0691	0.9182
3	0.23819685	0.12461726	0.0476	0.9659
4	0.11357958	0.05647521	0.0227	0.9886
5	0.05710437		0.0114	1.0000

图 16.2　相关矩阵的特征值提取

该结果提取了 5 个主成分，第 1 列表示 5 个主成分的特征值，第 2 列表示前后特征值的差值，第 3 列表示该主成分的贡献率，第 4 列为累积贡献率。一般在考虑保留主成分时，主要考虑累积贡献率，其次考虑特征值。从上述结果可以看出，第一个主成分的特征值是 4.24546689，解释了总变异的 84.91%。第二个主成分的贡献率为 6.91%，特征值仅为 0.34565231，小于 1。因此可以考虑只保留第一个主成分。

主要输出结果 3：特征值对应的特征向量，如图 16.3 所示。

	Eigenvectors				
	Prin1	Prin2	Prin3	Prin4	Prin5
x1	0.450868	-.244186	-.521322	0.666075	0.147169
x2	0.463659	-.103636	-.274270	-.675402	0.492836
x3	0.422724	0.766171	0.352266	0.214467	0.253373
x4	0.426371	-.563484	0.703535	0.064290	-.039988
x5	0.470373	0.158430	-.184243	-.223710	-.818326

图 16.3　特征值对应的特征向量

如果仅选择第一主成分，则：

第一主成分=0.451×x1+0.464×x2+0.422×x3+0.426×x4+0.470×x5

在 SAS 中，也可采用对话框操作形式来进行主成分分析。只需要在 SAS/INSIGHT 模块中进行。首先选择菜单 Solutions→Analysis→Interactive Data Analysis，如图 16.4 所示。

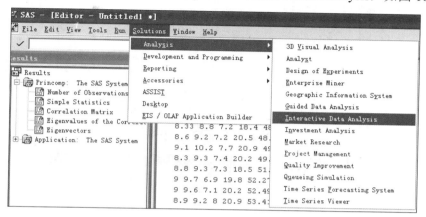

图 16.4　SAS/INSIGHT 模块菜单

此时，弹出如图 16.5 所示对话框。

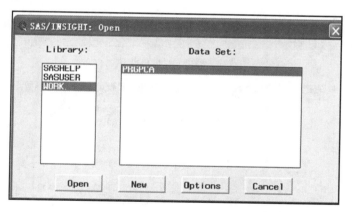

图 16.5　SAS/INSIGHT 模块对话框

单击【Open】按钮，就可以打开数据集。选择 Analyze→Multivariate（Y X），如图 16.6 所示。

把各指标变量都选为 Y 变量，然后单击【Output】按钮，如图 16.7 所示。

选中主成分分析"Principal Component Analysis"复选框，如图 16.8 所示。

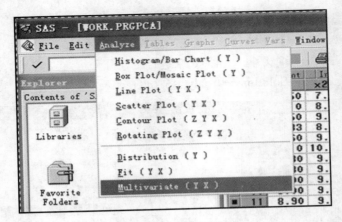

图 16.6　主成分分析菜单

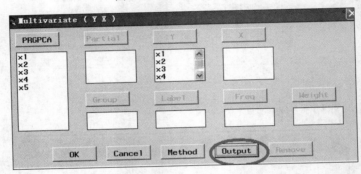

图 16.7　主成分分析变量选择对话框

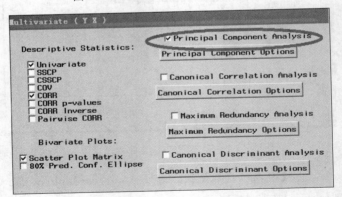

图 16.8　主成分分析方法对话框

运行后就得到多变量分析结果（包括原始变量的简单统计量、相关阵）和主成分分析的结果（特征值、累积贡献率、特征向量）。另外，还可以输出前两个主成分的散点图，如

图 16.9 所示。

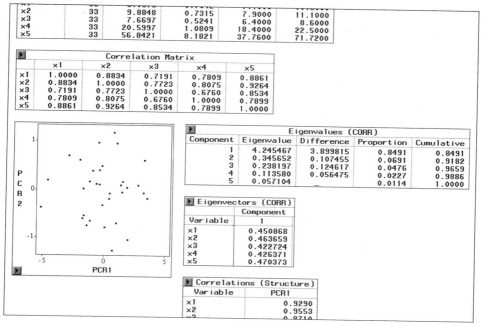

图 16.9　主成分分析输出结果

　　下面看本案例的 R 软件实现。将该数据命名为 pca.csv，存于 D 盘中。在 R 窗口中输入语句：

```
read.table("d:\\pca.csv", header=TRUE,sep=",")->a        （读入数据）
cor(a)                                                    （输出变量相关矩阵）
pc.cr<-princomp(a,cor=TRUE)                               （主成分分析）
summary(pc.cr,loading=TRUE)                               （输出主成分分析结果）
```

程序运行后，主要的输出结果如下。

第一部分：5 个变量的相关系数矩阵如图 16.10 所示。

	x1	x2	x3	x4	x5
x1	1.0000000	0.8833612	0.7190988	0.7808595	0.8860678
x2	0.8833612	1.0000000	0.7723296	0.8074540	0.9263976
x3	0.7190988	0.7723296	1.0000000	0.6759845	0.8533688
x4	0.7808595	0.8074540	0.6759845	1.0000000	0.7899449
x5	0.8860678	0.9263976	0.8533688	0.7899449	1.0000000

图 16.10　5 个变量的相关系数矩阵

第二部分：主成分的标准差、方差比例、累积贡献率和因子载荷值，如图 16.11 所示。

该结果输出了 5 个主成分的标准差、方差比例、累积贡献率和因子载荷值。其中第一个主成分解释了总变异的 84.91%，前两个主成分解释了总变异的 91.82%。如果仅选择第一主成分，则第一主成分=0.451×x1+0.464×x2+0.423×x3+0.426×x4+0.470×x5，该结果和 SAS 输出的结果相同。

如果要计算出每个样本的第一主成分值用于后续分析，可以在 R 窗口中输入语句：

```
m<-summary(pc.cr)$loading[,1]          （提取第一主成分的载荷向量）
x<-array(m,dim=c(5,1))                 （将载荷向量转置）
a<-as.matrix(a)                        （将载荷向量转换为矩阵形式）
y<-a%*%x                               （通过矩阵乘法计算每个样本的第一主成分值）
y                                      （输出每个样本的第一主成分值）
```

输出结果如图 16.12 所示。

```
Importance of components:
                  Comp.1     Comp.2     Comp.3     Comp.4     Comp.5
Standard deviation     2.0604531 0.58792203 0.48805414 0.33701570 0.23896521
Proportion of Variance 0.8490934 0.06913046 0.04763937 0.02271592 0.01142087
Cumulative Proportion  0.8490934 0.91822384 0.96586321 0.98857913 1.00000000

Loadings:
   Comp.1 Comp.2 Comp.3 Comp.4 Comp.5
x1  0.451 -0.244  0.521  0.666 -0.147
x2  0.464 -0.104  0.274 -0.675 -0.493
x3  0.423  0.766 -0.352  0.214 -0.253
x4  0.426 -0.563 -0.704
x5  0.470  0.158  0.184 -0.224  0.818
```

图 16.11   主成分的标准差、方差比例、累积贡献率和因子载荷值

```
          [,1]
[1,]  35.44164
[2,]  36.93380
[3,]  42.54611
[4,]  41.43438
[5,]  42.72633
[6,]  44.08896
[7,]  43.19144
[8,]  43.41648
[9,]  44.50065
[10,] 44.81286
[11,] 45.69396
[12,] 45.16864
[13,] 45.45208
[14,] 46.49796
[15,] 46.20100
[16,] 46.04259
[17,] 46.03259
[18,] 46.89759
[19,] 47.85050
[20,] 48.59100
[21,] 49.78432
[22,] 49.78012
[23,] 50.08386
[24,] 50.62642
[25,] 51.51194
[26,] 51.68581
[27,] 51.75628
[28,] 52.41516
[29,] 53.59587
[30,] 53.20096
[31,] 54.94380
[32,] 56.22003
[33,] 56.18902
```

图 16.12   获取的每个样本的第一主成分值

16.3　因子分析概念

因子分析（Factor Analysis，FA）是从多个原始变量的相关性入手，找出支配这种相关性的潜在变量（或称为公因子），并用这些潜在变量解释原始变量的信息。因子分析提取的公因子可以分别解释由不同变量构成的不同性质。公因子与原始变量的关系可以通过线性组合来表达。在线性组合中，一个公因子中不同原始变量的系数称为因子载荷。因子分析主要有两种基本形式：探索性因子分析（Exploratory Factor Analysis，EFA）和验证性因子分析（Confirmatory Factor Analysis，CFA）。EFA 在于寻找支配原始变量的潜在变量，从而探讨事物内在的本质结构；CFA 是用来检验假定的因子结构模型是否与观察数据吻合。

因子分析的主要步骤包括：对各原始指标数据进行标准化；求出相关矩阵及可约相关矩阵；求出可约相关矩阵所有大于零的特征值和特征值所对应的特征向量；获得因子载荷及公因子表达式。

16.4　应用实例 2：因子分析

某医院为了合理评价该院各月的医疗工作质量，搜集了 3 年有关门诊次数（x1）、出院人数（x2）、病床利用率（x3）、病床周转次数（x4）、平均住院天数（x5）、治愈好转率（x6）、病死率（x7）、诊断符合率（x8）和抢救成功率（x9），共 9 项指标数据，现采用因子分析方法，探讨评价体系。本例仍采用 SAS 软件实现。

在 SAS 中输入如下语句：

```
data prgfa;                                              （定义数据集名称为 prgfa）
input x1-x9;                                             （输入变量名称）
cards;                                                   （输入数据）
4.34 389 99.06 1.23 25.46 93.15 3.56 97.51 61.66
3.45 271 88.28 0.85 23.55 94.31 2.44 97.94 73.33
4.38 385 103.97 1.21 26.54 92.53 4.02 98.48 76.79
4.18 377 99.48 1.19 26.89 93.86 2.92 99.41 63.16
4.32 378 102.01 1.19 27.63 93.18 1.99 99.71 80.00
4.13 349 97.55 1.10 27.34 90.63 4.38 99.03 63.16
4.57 361 91.66 1.14 24.89 90.60 2.73 99.69 73.53
4.31 209 62.18 0.52 31.74 91.67 3.65 99.48 61.11
4.06 425 83.27 0.93 26.56 93.81 3.09 99.48 70.73
4.43 458 92.39 0.95 24.26 91.12 4.21 99.76 79.07
4.13 496 95.43 1.03 28.75 93.43 3.50 99.10 80.49
```

```
4.10 514 92.99 1.07 26.31 93.24 4.22 100.00 78.95
4.11 490 80.90 0.97 26.90 93.68 4.97 99.77 80.53
3.53 344 79.66 0.68 31.87 94.77 3.59 100.00 81.97
4.16 508 90.98 1.01 29.43 95.75 2.77 98.72 62.86
4.17 545 92.98 1.08 26.92 94.89 3.14 99.41 82.35
4.16 507 95.10 1.01 25.82 94.41 2.80 99.35 60.61
4.86 540 93.17 1.07 27.59 93.47 2.77 99.80 70.21
5.06 552 84.38 1.10 27.56 95.15 3.10 98.63 69.23
4.03 453 72.69 0.90 26.03 91.94 4.50 99.05 60.42
4.15 529 86.53 1.05 22.40 91.52 3.84 98.58 68.42
3.94 515 91.01 1.02 25.44 94.88 2.56 99.36 73.91
4.12 552 89.14 1.10 25.70 92.65 3.87 95.52 66.67
4.42 597 90.18 1.18 26.94 93.03 3.76 99.28 73.81
3.05 437 78.81 0.87 23.05 94.46 4.03 96.22 87.10
3.94 477 87.34 0.95 26.78 91.78 4.57 94.28 87.34
4.14 638 88.57 1.27 26.53 95.16 1.67 94.50 91.67
3.87 583 89.82 1.16 22.66 93.43 3.55 94.49 89.07
4.08 552 90.19 1.10 22.53 90.36 3.47 97.88 87.14
4.14 551 90.81 1.09 23.06 91.65 2.47 97.72 87.13
4.04 574 81.36 1.14 26.65 93.74 1.61 98.20 93.02
3.93 515 76.87 1.02 23.88 93.82 3.09 95.46 88.37
3.90 555 80.58 1.10 23.08 94.38 2.06 96.82 91.79
3.62 554 87.21 1.10 22.50 92.43 3.22 97.16 87.77
3.75 586 90.31 1.12 23.73 92.47 2.07 97.74 93.89
3.77 627 86.47 1.24 23.22 91.17 3.40 98.98 89.80;
proc factor;                         （调用因子分析 factor 过程）
run;
```

主要输出结果 1：可约相关矩阵的特征值，如图 16.13 所示。

```
Eigenvalues of the Correlation Matrix: Total = 9  Average = 1

        Eigenvalue    Difference    Proportion    Cumulative

   1    2.80742422    0.81629387      0.3119        0.3119
   2    1.99113034    0.54280803      0.2212        0.5332
   3    1.44832232    0.66324920      0.1609        0.6941
   4    0.78507312    0.10436961      0.0872        0.7813
   5    0.68070351    0.13944226      0.0756        0.8570
   6    0.54126125    0.08823292      0.0601        0.9171
   7    0.45302833    0.27852154      0.0503        0.9674
   8    0.17450679    0.05595665      0.0194        0.9868
   9    0.11855013                    0.0132        1.0000

3 factors will be retained by the MINEIGEN criterion.
```

图 16.13　可约相关矩阵的特征值

　　该输出结果中第 1 列表示各个公因子的特征值，第 2 列表示前后特征值的差值，第 3 列表示该公因子的贡献率，第 4 列为累积贡献率。系统默认的最小特征值（MINEIGEN）为 1，即 3 个特征值大于 1 的因子被保留，累积贡献率为 69.41%。

　　主要输出结果 2：因子载荷阵（Factor Pattern），如图 16.14 所示。

```
                     Factor Pattern

               Factor1          Factor2          Factor3
    x1        -0.25458          0.77000          0.00776
    x2         0.76587          0.12768          0.09055
    x3         0.24434          0.77639         -0.08574
    x4         0.68927          0.66058         -0.07059
    x5        -0.72423          0.12457          0.44013
    x6         0.03929         -0.07076          0.88821
    x7        -0.40462         -0.16381         -0.66326
    x8        -0.62276          0.40190          0.04132
    x9         0.73732         -0.36590          0.05894
```

图 16.14　因子载荷阵

　　从该输出结果中可以看出因子 1（Factor1）在 x2（出院人数）、x4（病床周转次数）、x5（平均住院天数）、x8（诊断符合率）和 x9（抢救成功率）上都有较大的载荷，因此可认为因子 1 反映了医院医疗工作各方面的情况；因子 2（Factor2）在 x1（门诊次数）、x3（病床利用率）和 x4（病床周转次数）上有较大的载荷，反映出病床的利用情况；因子 3（Factor 3）在 x6（治愈好转率）和 x7（病死率）上有较大的载荷，反映了医疗的水平。

　　主要输出结果 3：三个公因子解释的方差，如图 16.15 所示。

```
          Variance Explained by Each Factor

       Factor1          Factor2          Factor3

      2.8074242        1.9911303        1.4483223
```

图 16.15　三个公因子解释的方差

　　从该输出结果中看出因子 1 所能解释的方差为 2.8074242，因子 2 所能解释的方差为 1.9911303，因子 3 所能解释的方差为 1.4483223。

　　主要输出结果 4：最终共性估计值，如图 16.16 所示。

```
        Final Communality Estimates: Total = 6.246877
       x1           x2           x3           x4           x5
   0.65777314   0.61105506   0.66984084   0.91645247   0.73374725

       x6           x7           x8           x9
   0.79547358   0.63046393   0.55106590   0.68100470
```

图 16.16　最终共性估计值

从输出结果中看出最终共性估计值的和为 6.246877，x1～x9 的公共度分别为 0.65777314、0.61105506、0.66984084、0.91645247、0.73374725、0.79547358、0.63046393、0.55106590 和 0.68100470。

由于寻找公因子的主要目的在于弄清各公因子的专业意义，因此如果认为提取的公因子专业意义不明显，且无法解释时，可以通过因子旋转和定义公因子数目再进行因子分析。对上述案例，可在 SAS 窗口中输入如下语句：

```
proc factor data=prgfa n=4 rotate=quartimax;    （n=4 表示保留 4 个公因子，
rotate=quartimax                                 表示采用四次方最大旋转法）
run;
```

主要输出结果 1：正交变换矩阵，如图 16.17 所示。

Orthogonal Transformation Matrix			
1	2	3	4
1 −0.89810	0.39544	0.15259	0.11734
2 0.41035	0.78330	0.02679	0.46619
3 0.11509	−0.13990	0.98040	0.07741
4 −0.10857	−0.45880	−0.12169	0.87345

图 16.17   正交变换矩阵

主要输出结果 2：旋转后的因子载荷矩阵，如图 16.18 所示。

Rotated Factor Pattern			
Factor1	Factor2	Factor3	Factor4
x1 0.49446	0.28568	−0.06783	0.74036
x2 −0.68021	0.15692	0.14719	0.60049
x3 0.13738	0.92004	0.02794	−0.00300
x4 −0.35394	0.80893	0.05607	0.36614
x5 0.73164	−0.33728	0.30128	0.17258
x6 0.03886	−0.16008	0.87598	0.03264
x7 0.19348	−0.30688	−0.74592	0.03680
x8 0.74161	0.11615	−0.02959	0.01586
x9 −0.80782	−0.01288	0.15794	−0.06125

图 16.18   旋转后的因子载荷矩阵

主要输出结果 3：4 个公因子所解释的方差，如图 16.19 所示。

Variance Explained by Each Factor			
Factor1	Factor2	Factor3	Factor4
2.6281286	1.8542802	1.4705359	1.0790053

图 16.19   四个公因子所解释的方差

主要输出结果 4：最终共性估计值，如图 16.20 所示。

```
           Final Communality Estimates: Total = 7.031950
            x1              x2              x3              x4              x5
   0.87883331      0.86956640      0.86612855      0.91684156      0.76961646
            x6              x7              x8              x9
   0.79555211      0.68936759      0.56460286      0.68144115
```

图 16.20　最终共性估计值

从上述输出结果可以看出，因子 1（Factor1）在 x2（出院人数）、x5（平均住院天数）、x8（诊断符合率）和 x9（抢救成功率）上都有较大的载荷，因此仍可认为因子 1 是反映医院医疗工作各方面的情况的综合因子；因子 2（Factor2）在 x3（病床利用率）和 x4（病床周转次数）上有较大的载荷，为病床利用因子；因子 3（Factor3）在 x6（治愈好转率）和 x7（病死率）上有较大的载荷，可认为是反映医疗水平的水平因子；因子 4（Factor4）在 x1（门诊次数）和 x2（出院人数）上有较大的载荷，可以认为是数量因子。从公共度上看，这 4 个公因子在每个原始指标上的公共度都达到了比较满意的结果，且最终共性估计值的和达到了 7.031950。该结果说明保留 4 个公因子，采用最大 4 次方旋转达到了比较理想的结果。

主成分分析是当前较为常用的数据降维方法，其目的就是从多个数值变量之间的相互关系入手，找出各变量之间的共享信息，将多个变量简化为少数几个互不相关的能充分反映总体信息的综合变量，从而在不损失主要信息的前提下解决多元共线性问题，便于进一步分析。但是主成分分析也有使用条件和范围。比如异常值对主成分分析的结果会有影响，因此进行主成分分析前必须对异常值进行处理。在进行主成分分析前，应该先对指标大致分类，将指标中同一类型或者衡量同一个方面的指标归为一类，这样在分类的基础上进行分析比较有效。此外，主成分加权的依据是各个主成分的方差贡献率。在实际应用中，应将方差贡献率和指标的实际意义相结合，而不应简单地依靠方差大小来判定。

在进行因子分析时，因子分析的解并不唯一，可通过各种方法进行因子旋转获得更为满意的结果。如果一次旋转的结果不理想，还可以进行多次旋转，直到最后相邻两次旋转所得的因子载荷阵改变不大时停止。

需要注意的是，尽管从方法学上主成分分析和因子分析并没有本质上的差别，但两者的分析目的不同，主成分分析侧重于综合原始变量的信息，而因子分析侧重于解释原始变量之间的关系。

第 17 章

判别分析

前面案例中提到过的决策树、支持向量机和随机森林等数据挖掘方法都属于分类方法，即依据样本所具有的各种特征，遵从一定的原则对样本的所属类别进行判别。同样，判别分析也是根据已知对象的观察指标和所属类别对未知样本的类别进行判别。

17.1 判别分析的概念

判别分析（Discriminant Analysis，DA）的目的是从现有已知类别的样本数据中训练出一个判别函数，对未知类别的数据，根据建立的判别函数来判断其类别。判别分析在医学应用中十分常见，如医生根据患者的主诉、体征和实验室检查结果，结合临床诊断模式及临床经验等对患者的疾病做出诊断。判别函数的一般形式表示如下：

$$Y=a_1X_1+a_2X_2+\cdots+a_nX_n$$

其中，Y 为判别指标，$X_1,X_2,\cdots,X_n$ 为反映研究对象特征的变量，$a_1,a_2,\cdots,a_n$ 称为判别系数。

17.2 常用的判别分析方法

常用的判别分析方法如下。

（1）最大似然法：根据训练样本信息求得自变量各种组合下样品被分到任何一类的概率。当新样品进入时，计算它被分到每一类中的条件概率，最大的那一类为新样品的归类。

（2）距离判别：由训练样本得出每个分类的中心，然后对新样品求出它们离各个类别中心的距离，最近的类即为新样品的分类。常用的距离为马氏距离，偶尔也会采用欧氏距离。

（3）Fisher 判别：将原来在 R 维空间的自变量组合投影到维度较低的 D 维空间，在 D 维空间中进行分类。投影原则是使得每一类内的离差尽可能小，而不同类间投影的离差尽可能大。

（4）Bayes 判别：考虑先验概率的前提下，利用 Bayes 公式，按照一定准则构造一个判别函数，分别计算样品落入各个子域的概率，所有概率中最大的一类被认为是样品所属的类别。

但是，要特别注意的是：使用判别分析对样本量是有一定要求的，一般来说样本量应在所使用的自变量个数的 10～20 倍以上，函数才能较为稳定，而自变量个数为 8～10，函数的判别效果可能会比较理想。

17.3　判别函数的验证

判别函数建立好后，可以重新再收集一部分数据，用判别函数进行判别，看错判的情况。也可以随机将样本分成两份，一份用于建立判别函数，另一份用于验证。但需求的样本量会比较大。

17.4　应用实例：判别分析

为了进行肝癌的计算机辅助鉴别诊断，探讨哪些指标对区别正常人、肝硬化和肝癌患者有鉴别诊断价值，假设某医师对 25 例正常人、40 例血清甲胎蛋白阳性的肝癌患者、20 例甲胎蛋白阴性的肝癌患者及 15 例肝硬化患者的四种血清成分（PA、α1-AG、α1-AT、HP）进行观察，并据此建立判别函数。数据格式如表 17.1 所示。

表 17.1　肝癌四种指标诊断数据

group	PA	α1-AG	α1-AT	HP
1	37.14	60.22	266.17	210.94
…	…	…	…	…
2	0.15	50.97	335.07	34.52
…	…	…	…	…
3	5.02	36.34	351.19	34.52
…	…	…	…	…
4	10.61	174.44	375.96	397.25
…	…	…	…	…

其中，group 变量中的 1、2、3、4 分别代表正常人、血清甲胎蛋白阳性的肝癌患者、甲胎蛋白阴性的肝癌患者和肝硬化患者。

本案例采用 SPSS 软件进行分析。首先进行数据录入，然后在菜单中选择 Analyze→

Classify→Discriminant，如图 17.1 所示。

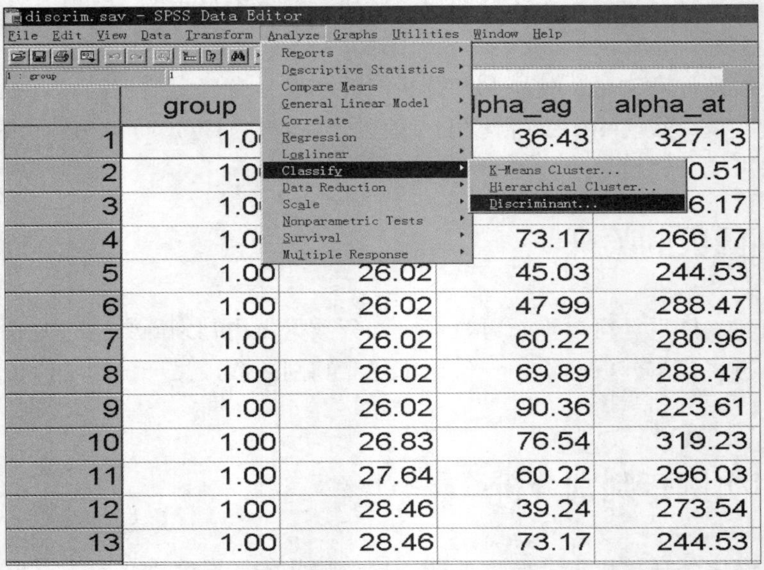

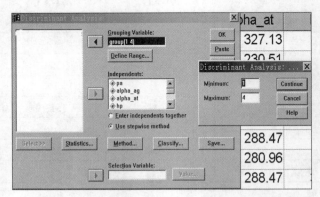

图 17.1　肝癌四种指标诊断数据录入界面

在弹出的如图 17.2 所示对话框"Discriminant Anlysis"中，在"Grouping Variable"中输入"group"，并单击【Define Range…】按钮，在打开的子对话框的"Minimum"中输入"1"，在"Maximum"中输入"4"，单击【Continue】按钮返回主对话框。在"Independent"中输入 4 个指标："PA""α1-AG""α1-AT""HP"。

图 17.2　肝癌 4 个指标诊断数据判别分析主对话框和子对话框

考虑到由于并未确定所用的 4 个指标是否都对结果有诊断价值，因此不能一次就建立好判别函数，而采用逐步筛选法获得有意义的变量。

单击【Statistics…】按钮，弹出子对话框"Discriminant Anlysis：Statistics"，勾选"Fisher's"，单击【Continue】按钮返回主对话框，如图 17.3 所示。

注意：这里给出的是 Bayes 判别准则的判别函数，而 Unstandardized 才是 Fisher 判别。

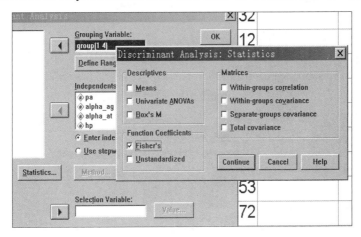

图 17.3　判别分析 Statistics 子对话框

单击【Method】按钮，弹出对话框"Discriminant Anlysis：Classification"，勾选"Leava-one-out classification"，如图 17.4 所示。

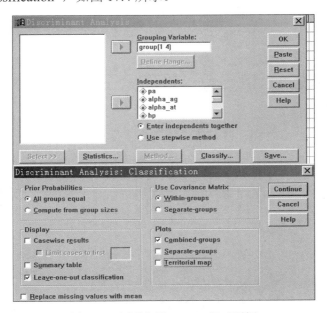

图 17.4　判别分析 Method 子对话框

　　该方法也称为留一法，是 K 倍交叉验证法的特殊情况，即此时 K 为样本量 n。对于第 i 个训练样本，将其取出，对剩下 n-1 个样本进行训练，得到决策函数，并用其对第 i 个训练样本进行判别，该过程重复 n 次。

　　在"Plots"组中勾选"Combined-groups"可以绘制出判别分析获得的样本分类图。单击【Continue】按钮返回主对话框。

　　单击【Save...】按钮，弹出对话框"Discriminant Anlysis：Save"，勾选"Predicted group membership"和"Probabilities of group membership"，可以获得每个样本的判别类别及其相应概率，如图 17.5 所示。单击【Continue】按钮返回主对话框，单击【OK】按钮执行分析。

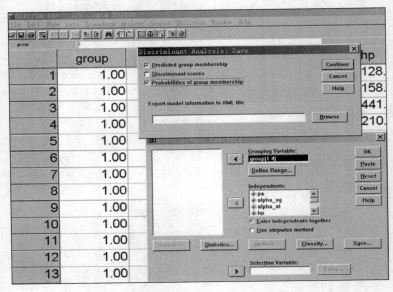

图 17.5　判别分析 Save 子对话框

主要输出结果如图 17.6～图 17.11 所示。

Eigenvalues

Function	Eigenvalue	% of Variance	Cumulative %	Canonical Correlation
1	0.908^a	82.3	82.3	0.690
2	0.195^a	17.7	100.0	0.404

a. First 2 canonical discriminant functions were used in the analysis.

图 17.6　判别分析结果（Eigenvalues）

　　如图 17.6 所示的输出结果表示提取出了两个维度的典则判别函数（特征值分别为 0.908 和 0.195），其中第一个函数解释了所有变异的 82.3%，第二个函数解释了 17.7% 的变异。

　　如图 17.7 所示的输出表说明前两个典则判别函数有统计学意义（P<0.001）。

Wilks' Lambda

Test of Function(s)	Wilks' Lambda	Chi-square	df	Sig.
1 through 2	0.439	79.090	6	0.000
2	0.837	17.085	2	0.000

图 17.7　判别分析结果（Wilks' Lambda）

Standardized Canonical Discriminant Function Coefficients

	Function	
	1	2
PA	−0.281	1.006
ALPHA_AT	0.882	0.561

图 17.8　判别分析结果（Standardized Canonical Discriminant Fuction Coefficients）

如图 17.8 所示，通过该输出表，得到了两个判别函数式（两个主成分）：

$$D1＝-0.281PA+0.882ALPHA\_AT$$
$$D2＝1.006PA+0.561ALPHA\_AT$$

Structure Matrix

	Function	
	1	2
ALPHA_AT	0.963*	0.269
ALPHA_AG [a]	0.497*	0.183
HP [a]	0.394*	0.391
PA	−0.537	0.844*

Pooled within-groups correlations between discriminating variables and standardized canonical discriminant functions Variables ordered by absolute size of correlation within function.

*. Largest absolute correlation between each variable and any discriminant function

a. This variable not used in the analysis

图 17.9　判别分析结果（Structure Matrix）

如图 17.9 所示，输出表表示的是各个变量与两个主成分间的相关系数。

Functions at Group Centroids

GROUP	Function	
	1	2
正常人	−1.080	0.480
肝癌，AFP检测阳性	1.108	0.126
肝癌，AFP检测阴性	−0.419	−0.781
肝硬化	−0.597	-9.35E-02

Unstandardized canonical discriminant functions evaluated at group means

图 17.10　判别分析结果（Functions at Group Centroids）

如图 17.10 所示的输出表输出的是各类别重心在空间中的坐标位置。通过计算出各观测具体坐标位置后，再计算出它们分别与各重心的距离，即可得知样本的分类了。

Classification Function Coefficients

	GROUP			
	正常人	肝癌，AFP 检测阳性	肝癌，AFP 检测阴性	肝硬化
PA	0.539	0.424	0.366	0.455
ALPHA_AT	3.840E-02	5.497E-02	3.722E-02	3.941E-02
(Constant)	−14.414	−18.280	−10.203	−12.582

Fisher's linear discriminant functions

图 17.11　判别分析结果（Classification Function Coefficients）

如图 17.11 所示的输出表输出的是 4 个类别各变量的系数表。通过该表，得到了 4 个类别的贝叶斯判别函数式：

正常人：$Y = -14.414 + 0.539 * PA + 0.0384 * ALPHA\_AT$

AFP 检测阳性的肝癌患者：$Y = -18.28 + 0.424 * PA + 0.05497 * ALPHA\_AT$

AFP 检测阴性的肝癌患者：$Y = -10.203 + 0.366 * PA + 0.03722 * ALPHA\_AT$

肝硬化患者：$Y = -12.582 + 0.455 * PA + 0.03941 * ALPHA\_AT$

如果切换到数据框，会发现原来的数据表中多出了一个变量 dis_1，该变量即为各样本的判别结果，如图 17.12 所示。

group	pa	alpha_ag	alpha_at	hp	dis_1
1.00	13.73	36.43	327.13	128.13	3.00
1.00	22.15	90.36	230.51	158.50	4.00
1.00	22.90	86.85	266.17	441.53	4.00
1.00	24.44	73.17	266.17	210.94	4.00
1.00	26.02	45.03	244.53	122.32	1.00
1.00	26.02	47.99	288.47	146.12	1.00
1.00	26.02	60.22	280.96	110.86	1.00
1.00	26.02	69.89	288.47	354.83	1.00
1.00	26.02	90.36	223.61	204.13	1.00
1.00	26.83	76.54	319.23	238.93	1.00
1.00	27.64	60.22	296.03	204.13	1.00
1.00	28.46	39.24	273.54	441.53	1.00
1.00	28.46	73.17	244.53	4.72	1.00
1.00	28.46	76.54	251.66	371.58	1.00
1.00	29.29	51.01	244.53	306.47	1.00
1.00	30.12	57.10	327.13	290.92	1.00
1.00	30.12	60.22	303.68	246.16	1.00
1.00	30.12	79.92	280.96	545.55	1.00
1.00	30.12	90.36	335.07	397.25	1.00
1.00	31.86	73.17	296.03	122.32	1.00
1.00	32.69	54.01	288.47	231.86	1.00
1.00	33.57	60.22	303.68	314.34	1.00
1.00	33.57	86.85	296.03	260.79	1.00
1.00	33.57	90.36	311.44	363.18	1.00
1.00	37.14	60.22	266.17	210.94	1.00
2.00	.15	50.97	335.07	34.52	3.00
2.00	2.56	73.17	335.07	.79	3.00

图 17.12　样本的判别结果

现在来看判别分类的准确度，即实际样本类别和判别分析获得的样本类别进行比较。

从图 17.13 中可以看出，判别分析的准确率为（21+25+13+3）/100=62.0%。此外，通过在 Plots 中勾选 Combined-groups，可以获得判别分析的样本分类图，如图 17.14 所示。

Classification Results[b,c]

		GROUP	正常人	肝癌，AFP检测阳性	肝癌，AFP检测阴性	肝硬化	Total
				Predicted Group Membership			
Original	Count	正常人	21	0	1	3	25
		肝癌，AFP检测阳性	6	25	9	0	40
		肝癌，AFP检测阴性	3	1	13	3	20
		肝硬化	5	2	5	3	15
	%	正常人	84.0	0.0	4.0	12.0	100.0
		肝癌，AFP检测阳性	15.0	62.5	22.5	0.0	100.0
		肝癌，AFP检测阴性	15.0	5.0	65.0	15.0	100.0
		肝硬化	33.3	13.3	33.3	20.0	100.0
Cross-validated[a]	Count	正常人	21	0	1	3	25
		肝癌，AFP检测阳性	6	25	9	0	40
		肝癌，AFP检测阴性	3	1	13	3	20
		肝硬化	5	2	5	3	15
	%	正常人	84.0	0.0	4.0	12.0	100.0
		肝癌，AFP检测阳性	15.0	62.5	22.5	0.0	100.0
		肝癌，AFP检测阴性	15.0	5.0	65.0	15.0	100.0
		肝硬化	33.3	13.3	33.3	20.0	100.0

a. Cross validation is done only for those cases in the analysis. In cross validation, each case is classified by the functions derived from all cases other than that case.

b. 62.0% of original grouped cases correctly classified.

c. 62.0% of cross-validated grouped cases correctly classified.

图 17.13　判别分析结果（Classification Results）

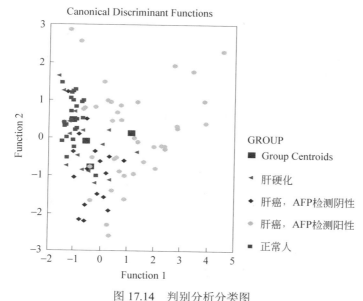

图 17.14　判别分析分类图

　　在前面的案例中提到过支持向量机和随机森林方法均可以对样本类别作出判别，而当前大量的数据分析实践已经证实支持向量机和随机森林分类判别的准确率要高于传统的贝叶斯判别和 Fisher 判别。

　　现将该案例中的数据采用随机森林法对样本类别作判别。将数据中的 group 变量中的 1、2、3、4 分别用 normal（正常人）、AFPP（血清甲胎蛋白阳性的肝癌患者）、AFPN（血清甲胎蛋白阴性的肝癌患者）和 Hepato（肝硬化患者）表示。将数据存为 csv 格式的文件并命名为 discriminant.csv，存于 D 盘中。

　　在 R 窗口中输入语句：

```
read.table ("d:\\discriminant.csv",header=TRUE,sep=",")->a （从 D 盘中读入数据）
a.rf<-randomForest(group~.,data=a,importance=TRUE, proximity=TRUE)
                                （构建随机森林模型 a.rf）
                                （去掉测试样本的样本标签）
x<-subset(a,select=-group)      （应用随机森林模型 a.rf 对样本类别作判别）
pred<-predict(a.rf,x,type="class") （保留判别后的样本类别标签）
k<-a[,"group"]                  （构建实际和预测的样本类别交叉表）
table(pred,k)
```

程序运行后，输出的结果如图 17.15 所示。

```
             k
pred     AFPN AFPP Hepato normal
  AFPN     20    0      0      0
  AFPP      0   40      0      0
  Hepato    0    0     15      0
  normal    0    0      0     25
```

图 17.15　随机森林分类结果

　　其中，pred 表示样本类别判别结果，k 表示样本的实际类别标签。将样本判别结果整理如表 17.2 所示。

表 17.2　随机森林法的样本判别结果

随机森林判别结果	样本实际类别标签			
	正常人	AFP 检测阳性的肝癌患者	AFP 检测阴性的肝癌患者	肝硬化患者
正常人	25	0	0	0
AFP 检测阳性的肝癌患者	0	40	0	0
AFP 检测阴性的肝癌患者	0	0	20	0
肝硬化患者	0	0	0	15

　　从这个结果可以看出，随机森林法对样本类别判别的准确率达到了 100.0%，大大高于

贝叶斯判别分析的准确率 62.0%。因此，在模式识别分类方法中，随机森林和支持向量机是当前公认的较好的分类和判别方法。当然，这里为了比较两种方法，都是采用了全部数据作训练和判别，实际应用中需要将样本划分为训练集和测试集以避免过拟合的现象。

在应用判别分析时，需要有足够的样本量，样本具有较好的代表性，且样本的分类必须正确无误。如果将全部观察指标用来建立判别函数，而这些指标中有的对判别分类贡献大，有的对判别分类贡献小，而有的甚至没有贡献。此时，采用逐步判别分析会更加有效。对于多个判别函数，要弄清各自的重要性。对于被误分类的观测值，可以进一步加以研究，找出其原因。

由于判别分析存在过度拟合的现象，因此必须预留足够的样本来考察判别函数的判别能力，且应不断积累新的数据资料，对判别函数进行修正。

第 18 章

聚类分析

常言道：物以类聚，人以群分。对事物进行归类是人类认识自然的一种重要方法。但是，仅凭经验和专业知识有时不能准确地将事物归类。随着多元统计和计算机技术的发展，聚类分析逐渐成为一种具有高度适用性的归类方法，尽管当前其理论还不尽完善。

聚类分析与前面提到的判别分析虽然都属于研究分类问题的统计方法，但是分析的目的不同。判别分析是在已知样本类别标签的前提下判断样本的归属；而聚类分析则是在不知道应分为多少类的情况下，借助统计方法，根据收集到的资料，找出研究对象的适当分类。

18.1　聚类分析的概念

对事物进行归类是人类认识自然的根本方法。聚类分析（Cluster Analysis）是多元统计分析方法之一，虽然理论上还不完善，但具有很高的适用性。聚类分析的实质是将观察单位分为若干类，满足同一类内的差别较小，而类与类之间的差别较大。

根据测量指标对各观察单位聚类，称为 Q 型分析；根据观察单位的测量值对指标进行聚类，称为 R 型分析。聚类分析常用的统计量为距离和相似系数。聚类分析的方法主要有 K 均值聚类法（K-means Cluster）和系统聚类法（Hierarchical Cluster）。

18.2　K 均值聚类法

K 均值聚类法的主要步骤如下。

（1）指定分类数，并指定某些观测为凝聚点作为各类的初始核心。

（2）按就近原则将其余观测向凝聚点聚集，从而得到初始分类，计算初始分类的中心位置。

（3）对中心位置重新聚类，完毕后再次计算中心位置，反复循环，直到中心位置改变很小（即收敛标准）。

18.3　应用实例 1：K 均值聚类及可视化

假设有 20 名患者的 3 个指标：体重指数、腰臀比和糖化血红蛋白。现采用 K 均值聚类法将样本分为三类，这里采用 SPSS 软件实现。首先进行数据录入，如图 18.1 所示。

选择 Analyze→Classify→K-Means Cluster，如图 18.2 所示。

	体重指数	腰臀比	糖化血红蛋白
1	39.20	0.81	6.90
2	23.90	0.98	6.10
3	25.80	1.04	10.00
4	21.26	0.94	8.40
5	26.70	0.91	11.50
6	23.70	0.94	13.50
7	24.90	0.97	7.00
8	20.30	0.98	5.90
9	20.30	0.89	5.90
10	20.30	0.89	5.90
11	23.30	1.00	7.00
12	21.10	0.91	8.30
13	25.70	0.92	6.70
14	24.20	0.94	9.10
15	24.10	0.96	10.30
16	22.89	0.86	9.20
17	26.81	0.97	6.40
18	26.81	0.97	6.40
19	19.14	0.91	10.60
20	23.20	0.87	9.20

图 18.1　K 均值聚类法数据录入界面

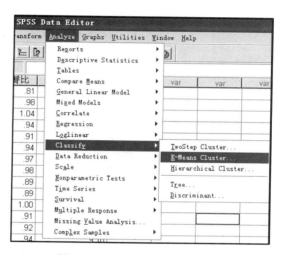

图 18.2　K 均值聚类法分析菜单

弹出对话框 "K-Means Cluster Analysis"，在 "Variable" 中放入 3 个指标："体重指数""腰臀比""糖化血红蛋白"。单击【Iterate…】按钮，在弹出的子对话框中选择最大的迭代次数 "Maximun Iterations" 为 "10" 次，收敛准则 "Convergence Criterion" 为 "0"，单击【Continue】按钮返回主对话框，如图 18.3 所示。

注意：虽然收敛准则为 0，实际上系统默认中心位置改变为 0.02。

在 "K-Means Cluster Analysis" 主对话框中单击【Save…】按钮，弹出子对话框，勾选 "Cluster membership"，单击【Continue】按钮返回主对话框，如图 18.4 所示。

单击【OK】按钮运行程序，主要输出结果如图 18.5～图 18.7 所示。

如图 18.5 所示的输出结果表示的是初始的聚类中心位置。例如，体重指数在 3 个类的初始中心分别为 39.32、20.30 和 26.70。

如图 18.6 所示的输出结果表示的是迭代后聚类中心的位置。例如，迭代后体重指数在 3 个类的聚类中心分别为 39.20、21.39 和 25.19。

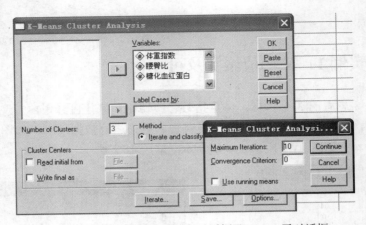

图 18.3　K 均值聚类法分析主对话框及 Iterate 子对话框

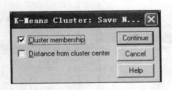

图 18.4　K 均值聚类法分析 Save 子对话框

Initial Cluster Centers

	Cluster		
	1	2	3
体重指数	39.20	20.30	26.70
腰臀比	0.81	0.98	0.91
糖化血红蛋白	6.90	5.90	11.50

图 18.5　K 均值聚类输出结果（Initial Cluster Centers）

Final Cluster Centers

	Cluster		
	1	2	3
体重指数	39.20	21.39	25.19
腰臀比	0.81	0.93	0.95
糖化血红蛋白	6.90	7.48	9.01

图 18.6　K 均值聚类输出结果
（Final Cluster Centers）

Number of Cases in each Cluster

Cluster	1	1.000
	2	9.000
	3	10.000
Valid		20.000
Missing		0.000

图 18.7　K 均值聚类输出结果（Number of Cases in each Cluster）

　　如图 18.7 所示的输出结果表示的是聚类后的每一类所含的样本数。例如，第一类含有 1 个样本，第二类含有 9 个样本，第三类含有 10 个样本。

　　切换到原始数据表，可以看到新增了一列（即 QCL_1），该列表示的是每一个样本的所属类别，比如第一个样本属于第 1 类，第 5 个样本属于第 3 类，如图 18.8 所示。

　　下面应用 R 的软件包实现 K 均值聚类法的可视化。将该数据另存为 csv 格式并命名为 kmeans.csv，存于 D 盘中。K 均值聚类可视化需要应用 R 的 ggfortify 和 ggplot2 软件包实现。在 R 窗口中输入语句：

	体重指数	腰臀比	糖化血红蛋白	QCL_1
1	39.20	0.81	6.90	1
2	23.90	0.98	6.10	2
3	25.80	1.04	10.00	3
4	21.26	0.94	8.40	2
5	26.70	0.91	11.50	3
6	23.70	0.94	13.50	3
7	24.90	0.97	7.00	3
8	20.30	0.98	5.90	2
9	20.30	0.89	5.90	2
10	20.30	0.89	5.90	2
11	23.30	1.00	7.00	2
12	21.10	0.91	8.30	2
13	25.70	0.92	6.70	3
14	24.20	0.94	9.10	3
15	24.10	0.96	10.30	3
16	22.89	0.86	9.20	2
17	26.81	0.97	6.40	3
18	26.81	0.97	6.40	3
19	19.14	0.91	10.60	2
20	23.20	0.87	9.20	3

图 18.8　K 均值聚类法分析结果

```
install.packages("ggplot2")          （安装 ggplot2 软件包）
install.packages("ggfortify")        （安装 ggfortify 软件包）
library (ggfortify)                  （加载 ggfortify 软件包）
library(ggplot2)                     （加载 ggplot2 软件包）
read.table("D:\\kmeans.csv",header=TRUE,sep=",")->a  （读入数据）
km<-kmeans(a,3)                      （K 均值聚类）
autoplot(km,a,frame=TRUE)            （绘制 K 均值聚类图）
（frame=TRUE 表示将三类样本用边框分隔）
```

输出结果如图 18.9 所示。

```
K-means clustering with 3 clusters of sizes 10, 1, 9

Cluster means:
  体重指数      腰臀比 糖化血红蛋白
1 23.20900 0.9283000   10.010000
2 39.20000 0.8100000    6.900000
3 23.59111 0.9522222    6.366667

Clustering vector:
 [1] 2 3 1 1 1 3 3 3 3 3 1 3 1 1 1 3 3 1 1

Within cluster sum of squares by cluster:
[1] 68.33435  0.00000 61.21104
 (between_SS / total_SS =  70.0 %)
```

图 18.9　R 软件的 K 均值聚类结果

输出结果表示样本被聚为 3 类，每一类的样本量分别是 10、1 和 9。"Cluster means"

表示 3 个指标（体重指数、腰臀比和糖化血红蛋白）在 3 个类别的聚类中心位置。"Clustering vector"表示每个样本所在的类别。类间均方和与总均方和的比例为 70.0%。输出的 K 均值聚类图如图 18.10 所示。从图 18.10 中可以看出，聚成的 3 类样本被有效地分开，其中第 2 类只有 1 个样本。

扫码看彩图

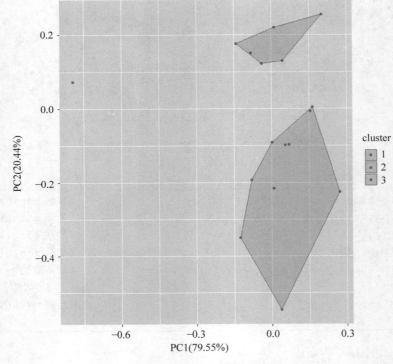

图 18.10　K 均值聚类可视化

18.4　系统聚类法

　　系统聚类法的基本思想是先将 n 个样品各看成一类，然后规定类与类之间的距离（或相关系数），选择距离最小（或相关系数最大）的一对合并成新的一类，计算新类与其他类之间的距离（或相关系数），再将距离最近（或相关系数最大）的两类合并，这样每次减少一类，直至所有的样品合并为一类为止。

　　系统聚类法的基本步骤如下：

　　（1）n 个观测看成不同的 n 类，将性质最接近的两类合并为一类。

　　（2）从 n−1 类中再找最接近的两类加以合并。以此类推，直到所有变量被合并为一类。

（3）得到结果后，再根据具体问题和聚类结果决定分为几类。一般分为 2～8 类较为合适。但系统聚类法的缺点是速度较慢。

类间合并递推公式有最短距离法、最长距离法、平均距离法、重心法、中位数法等 9 种方法。

下面以最短距离法来说明系统聚类的过程（当然也可以采用相似系数进行聚类）。

假设抽取 5 个样品，每个样品测一个指标。其测量值为 1、2、5、7、9，距离公式采用绝对距离。例如，G1 与 G4 的距离：$d_{14}=|7-1|=6$。

系统聚类第一步：计算出各样本之间的距离，如表 18.1 所示。

表 18.1　系统聚类第一步

D（1）				
	G1	**G2**	**G3**	**G4**
G2	1			
G3	4	3		
G4	6	5	2	
G5	8	7	4	2

系统聚类第二步：G1、G2 合并为 G6，如表 18.2 所示。例如，G6 与 G3 的距离：$d_{63}=\min\{d_{13},d_{23}\}=\min\{4,3\}=3$。

表 18.2　系统聚类第二步

D（2）			
	G6	**G3**	**G4**
G3	3		
G4	5	2	
G5	7	4	2

系统聚类第三步：G3、G4、G5 合并为 G7，如表 18.3 所示。

表 18.3　系统聚类第三步

D（3）	
	G6
G7	3

系统聚类第四步：G6 和 G7 合并为一类。

18.5　应用实例 2：系统聚类

假设 20 名患者有 8 种评价指标（score1～score8）。下面对这 8 种指标进行系统聚类，这里采用 SPSS 软件实现。

首先进行数据录入，录入界面如图 18.11 所示。

	score1	score2	score3	score4	score5	score6	score7	score8
1	7.30	8.00	7.10	7.70	7.20	7.20	7.00	7.60
2	7.80	8.70	7.20	8.40	7.50	8.10	7.30	7.10
3	7.20	7.40	7.10	7.50	7.20	7.10	7.00	7.00
4	7.30	8.40	7.20	7.90	7.50	8.50	7.30	7.10
5	7.70	7.80	7.20	8.40	7.60	7.40	7.10	7.10
6	7.30	7.60	7.20	8.10	7.30	7.20	7.00	7.00
7	8.30	8.30	7.70	8.30	7.80	7.80	7.20	7.00
8	9.60	9.80	9.30	9.80	8.80	9.90	9.40	10.00
9	9.10	8.80	8.60	9.10	7.80	9.30	8.50	8.50
10	9.50	9.70	9.00	9.60	8.90	9.80	9.20	10.00
11	7.80	8.50	8.30	9.00	8.00	9.50	7.60	7.90
12	8.60	8.90	7.80	9.00	8.00	8.70	7.80	7.80
13	8.50	9.10	8.10	9.30	8.00	8.30	7.80	8.50
14	9.20	9.10	8.00	9.40	8.50	9.60	8.60	8.90
15	8.20	9.20	7.90	9.10	7.80	8.30	7.50	8.20
16	7.00	7.50	7.10	7.40	7.10	7.10	7.00	7.70
17	9.70	9.90	9.10	9.70	9.00	10.00	9.60	9.90
18	9.80	9.90	9.50	9.80	9.00	10.00	9.70	9.90
19	8.60	9.40	8.20	9.50	8.70	9.80	8.30	9.50
20	8.80	9.00	7.90	8.50	8.10	9.30	8.00	9.80

图 18.11　系统聚类数据录入界面

选择 Analyze→Classify→Hierarchical Cluster，如图 18.12 所示。

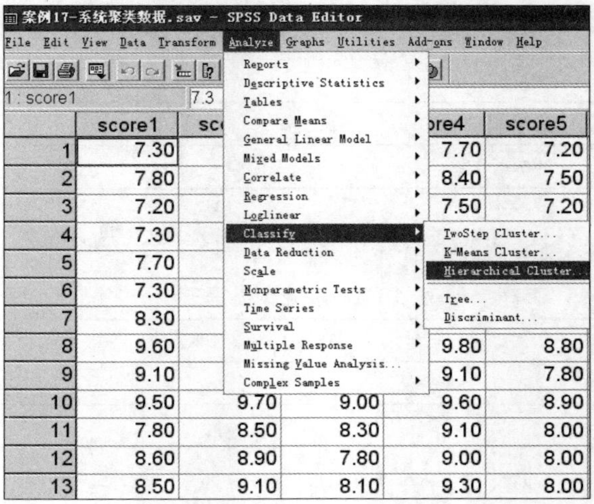

图 18.12　系统聚类分析菜单

　　弹出对话框"Hierarchical Cluster Analysis"，在"Variable"组中放入 8 种评价指标
"score1"～"score8"，在"Cluster"组中选择"Variables"，如图 18.13 所示。注意，如果
选择"Cases"，则是对样本聚类。

　　单击【Statistics...】按钮，则弹出对话框，如图 18.14 所示，勾选"Agglomeration schedule"，
单击【Continue】按钮返回如图 18.13 所示的对话框。

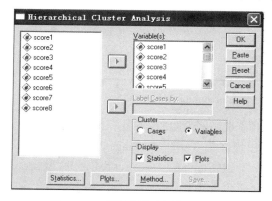

图 18.13　系统聚类分析主对话框

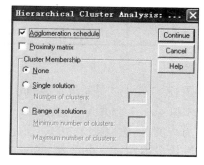

图 18.14　系统聚类分析 Statistics 子对话框

　　单击【Plots...】按钮，弹出对话框，如图 18.15 所示，勾选"Dendrogram"。单击【Continue】
按钮返回如图 18.13 所示的对话框。

　　单击【Method...】按钮，弹出对话框，如图 18.16 所示，在"Cluster Method"下拉列
表中选择"Between-groups linkage"，在"Measure"选项组中选中"Interval"单选按钮，
在其下拉列表中选择"Squared Euclidean distance"。

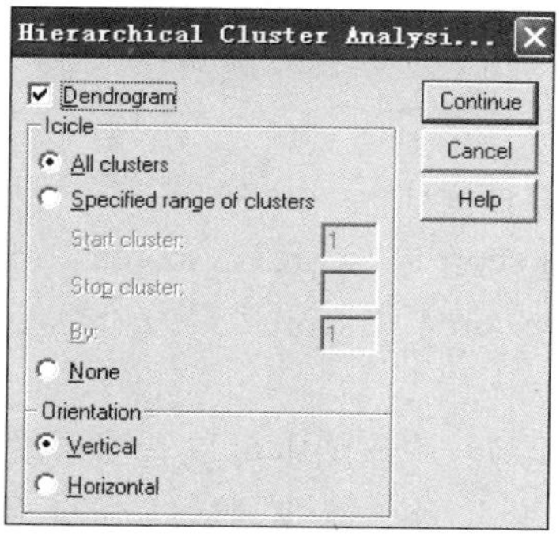

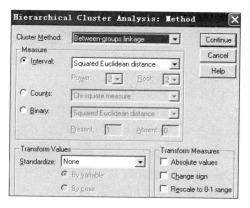

图 18.15　系统聚类分析 Plots 子对话框

图 18.16　系统聚类分析 Method 子对话框

　　单击【Continue】按钮返回如图 18.13 所示的对话框。

单击【OK】按钮，运行后主要输出结果如图 18.17 和图 18.18 所示。

Agglomeration Schedule

Stage	Cluster Combined		Coefficients	Stage Cluster First Appears		Next Stage
	Cluster 1	Cluster 2		Cluster 1	Cluster 2	
1	3	7	1.820	0	0	3
2	2	4	2.020	0	0	5
3	3	5	2.700	1	0	6
4	1	8	5.220	0	0	6
5	2	6	5.620	2	0	7
6	1	3	7.480	4	3	7
7	1	2	12.538	6	5	0

图 18.17   系统聚类输出结果（Agglomeration Schedule）

图 18.17 输出的是系统聚类的分析过程。现对该表举例说明：首先在第 1 个步骤（Stage 1），score3 和 score7 合并为一类，取 score3；下一次出现在第 3 个步骤（Stage 3），score3 和 score5 合并为一类，仍然取 score3；下一次出现在第 6 个步骤（Stage 6），并与 score1 合并，取 score1；最后一次出现在第 7 个步骤（Stage 7），与 score2 合并为一类。

Vertical Icicle

Number of clusters	score6		score4		score2		score5		score7		score3		score8		score1
1	X	X	X	X	X	X	X	X	X	X	X	X	X	X	X
2	X	X	X	X	X		X	X	X	X	X	X	X	X	X
3	X	X	X	X	X		X	X	X	X	X		X	X	X
4	X		X	X	X		X	X	X	X	X		X	X	X
5	X		X	X	X		X	X	X	X	X		X		X
6	X		X	X	X		X		X	X	X		X		X
7	X		X		X		X		X	X	X		X		X

图 18.18   系统聚类输出结果（Vertical Icicle）

图 18.18 输出的结果说明系统聚类可以将 8 种指标（score1～score8）聚为 2～7 类，如果聚为 2 类，则 score2、score4 和 score6 聚为一类，而 score1、score3、score5、score7 和 score8 聚为另一类。如果聚为 4 类，则 score6 单独为一类，score4 和 score2 聚为一类，score3、score5 和 score7 聚为一类，score1 和 score8 聚为一类。

上面输出的结果为系统聚类树状图（如图 18.19 所示）。从该图中可以看出层次聚类分析的步骤：如 score3 和 score7 合并为一类，然后与 score5 合并为一类，该类与 score1 和 score8 合并的类合并为一类等。

应用 R 软件也可以绘制系统聚类图。由于 R 软件包中的 hclust 函数默认是对行进行聚类，因此也可以先把上述案例数据的矩阵转置过来，如图 18.20 所示，再进行绘图。

```
           Dendrogram using Average Linkage   （Between Groups）

                       Rescaled Distance Cluster Combine

            C A S E        0      5      10      15      20      25
            Label    Num   +--------+--------+--------+--------+--------+

            score3     3
            score7     7
            score5     5
            score1     1
            score8     8
            score2     2
            score4     4
            score6     6
```

图 18.19　系统聚类树状图

7.3	7.8	7.2	7.3	7.7	7.3	8.3	9.6	9.1	9.5	7.8	8.6	8.5	9.2	8.2	7	9.7	9.8	8.6	8.8
8	8.7	7.4	8.4	7.8	7.6	8.3	9.8	8.8	9.7	8.5	8.9	9.1	9.1	9.2	7.5	9.9	9.9	9.4	9
7.1	7.2	7.1	7.2	7.2	7.2	7.7	9.3	8.6	9	8.3	7.8	8.1	8	7.9	7.1	9.1	9.5	8.2	7.9
7.7	8.4	7.5	7.9	8.4	8.1	8.5	9.8	9.1	9.6	9.1	9	9.3	9.4	9.1	7.4	9.7	9.8	9.5	8.5
7.2	7.5	7.2	7.5	7.6	7.3	7.8	8.8	7.8	8.9	8	8.5	7.8	7.1	9		9	8.7	8.1	
7.2	8.1	7.1	8.5	7.4	7.2	7.8	9.9	9.3	9.8	9.5	8.7	8.3	9.6	8.3	7.1	10	10	9.8	9.3
7	7.3	7	7.3	7.1	7	7.2	9.4	8.5	9.2	7.6	7.8	7.8	8.6	7.5	7	9.6	9.7	8.3	9
7.6	7.1	7	7.1	7.1	7	7.8	10	8.5	10	7.9	7.8	8.5	8.9	8.2	7.7	9.9	9.9	9.5	9.8

图 18.20　案例数据的矩阵转置

将数据命名为 hclust.csv，保存在 D 盘中。在 R 窗口中输入语句：

```
read.table("d:\\hclust.csv",header=FALSE,sep=",")->a          （读入数据）
rownames(a)<-c("score1","score2","score3","score4",           （给数据赋予行标签）
"score5","score6","score7","score8")                          （采用类平均法进行系统聚类）
hc<-hclust(dist(a), "ave")                                    （绘制系统聚类图）
plot(hc)
```

在系统聚类方法中，ave 表示类平均法，single 表示最短距离法，complete 表示最长距离法，centroid 表示重心法，等等。

绘制的图形如图 18.21 所示。

从图 18.21 中可以看出，如果将 8 个指标聚为 2 类，则 score2、score4 和 score6 是一类；score1、score3、score5、score7 和 score8 是一类。如果聚为 3 类，则 score2、score4 和 score6 是一类；score8 是一类；score1、score3、score5 和 score7 是一类。

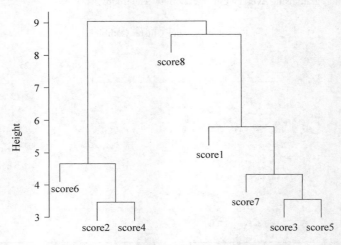

图 18.21　基于类平均法绘制的系统聚类图

系统聚类图还可以按照系统进化树等绘制成其他形状的系统聚类图，应用 R 的 ape 软件包可以实现。在 R 窗口中输入语句：

```
library(ape)                                    （加载 ape 软件包）
plot(as.phylo(hc), cex = 0.9, label.offset =0.1)    （绘制横向系统聚类图）
plot(as.phylo(hc), type = "cladogram", cex = 0.9,    （绘制进化分支系统聚类图）
label.offset = 0.1)
plot(as.phylo(hc), type = "fan")                （绘制扇形聚类图）
```

其中，cex 表示设置标签的字体大小，label.offset 表示设置标签和图的距离间隔。绘制出的图形如图 18.22(a)～图 18.22(c)所示。

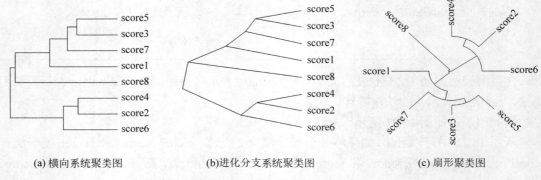

(a) 横向系统聚类图　　　　(b)进化分支系统聚类图　　　　(c) 扇形聚类图

图 18.22　各种系统聚类图展示

18.6　绘制双向聚类热图

如果对上述案例分别进行指标和样本的系统聚类，则称为双向聚类。双向聚类的可视化更便于对聚类分析结果的理解。热图（heatmap）往往与聚类图相互作用，是展示双向聚类结果的常用图形。

下面采用 R 软件的 gplots 软件包对上述案例进行绘制。将 SPSS 数据存为 csv 格式的文件，并命名为 cluster.csv，存于 D 盘下。数据格式如图 18.23 所示。

	A	B	C	D	E	F	G	H	I
1	score1	score2	score3	score4	score5	score6	score7	score8	
2	7.3	8	7.1	7.7	7.2	7.2	7	7.6	
3	7.8	8.7	7.2	8.4	7.5	8.1	7.3	7.1	
4	7.2	7.4	7.1	7.5	7.2	7.1	7	7	
5	7.3	8.4	7.2	7.9	7.5	8.5	7.3	7.1	
6	7.7	7.8	7.2	8.4	7.6	7.4	7.1	7.1	
7	7.3	7.6	7.2	8.1	7.3	7.2	7	7	
8	8.3	8.3	7.7	8.5	8	7.8	7.2	7.8	
9	9.6	9.8	9.3	9.8	8.8	9.9	9.4	10	
10	9.1	8.8	8.6	9.1	7.8	9.3	8.5	8.5	
11	9.5	9.7	9	9.6	8.9	9.8	9.2	10	
12	7.8	8.5	8.3	9.1	8	9.5	7.6	7.9	
13	8.6	8.9	7.8	9	8	8.7	7.8	7.8	
14	8.5	9.1	8	9.3	8	8.3	7.8	8.5	
15	9.2	9.1	8	9.4	8.5	9.6	8.6	8.9	
16	8.2	9.2	7.9	9.1	7.8	8.3	7.5	8.2	
17	7	7.5	7.1	7.4	7.1	7.1	7	7.7	
18	9.7	9.9	9.1	9.7	9	10	9.6	9.9	
19	9.8	9.9	9.5	9.8	9	10	9.7	9.9	
20	8.6	9.4	8.2	9.5	8.7	9.8	8.3	9.5	
21	8.8	9	7.9	8.5	8.1	9.3	8	9.8	

图 18.23　应用 R 软件绘制双向聚类热图的数据格式

在 R 窗口中输入如下语句：

```
install.packages(pkgs="gplots")                                （安装 gplots 软件包）
library (gplots)                                               （加载 gplots 软件包）
read.table ("d:\\cluster.csv", header=TRUE,sep=",")->a         （从 D 盘中读入数据，
                                                               并命名数据集为 a）
a<-as.matrix(a)                                                （将数据矩阵化）
heatmap.2(a)                                                   （生成双向聚类热图）
```

输出的图如图 18.24 所示。

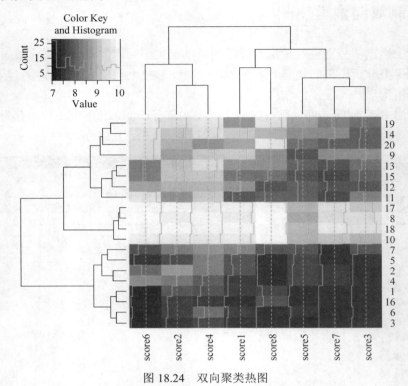

图 18.24　双向聚类热图

图 18.24 顶部是对指标的系统聚类结果，左侧是对样本的聚类结果，底部是指标名称，右侧是样本编号。图的左上角是颜色标识。如果想对图的颜色、文字大小等进行优化，也可以通过输入相应语句进行修改。

如果想让热图的主色为红、绿颜色，则在 R 窗口中输入语句：

```
heatmap.2(a, col=redgreen)
```

输出的图如图 18.25 所示。

聚类分析是一种重要的数据探索方法。聚类分析能够快速给出每个样本的粗略分类，提示样本集的一些内部结构和规律。通过聚类分析，所提取的样本集中的一些有用信息对于后续的分类工作提供了有效的前期处理。

需要注意的是，聚类分析是用于事物分类的研究方法。研究对象的总体是不明确的，因此一般先做聚类分析，再做判别分析。选择不同的聚类统计量，会得到不同的分类结果，需要结合专业知识，最终选取最为合适的分类结果。此外，以距离测度度量相似性时，聚类变量的量纲对度量结果的影响较大,所以在计算相似测度之前,通常要进行标准化处理。

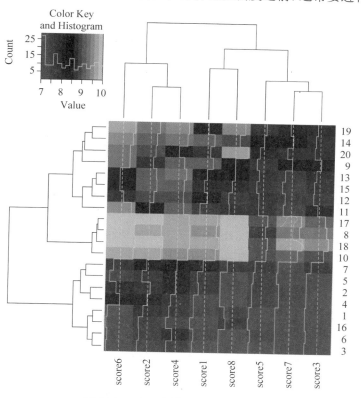

图 18.25 红、绿色双向聚类热图

第19章

关联规则

在生物医学领域，很多现象之间都可能存在关联现象。例如，某种疾病可能同时呈现不同的症状，而这些症状之间存在相互关联。再如，不同的疾病之间可能也会存在关联。例如，有研究者已发现 PTPN22 和 HLA 是一型糖尿病和类风湿性关节炎的共同风险基因，患一型糖尿病会增加患类风湿性关节炎的风险。此外，关联规则还能够为临床上的鉴别诊断提供依据。

19.1 关联规则的基本概念

关联规则主要反映了事物之间的关联性。若反映同一事物的一条记录既具有特征属性 A 又具有特征属性 B，则称特征属性 A 和 B 是关联的。若 A 和 B 是关联的，则可以记为 A→B。在进行关联分析时，所涉及的特征属性的数据类型应都是布尔（Boolean）型的二值数据，即 0 和 1。如果是数值型的数据，可以通过编码将数值型数据转换为布尔型二值数据。

19.2 关联规则的质量和重要性

作为数据挖掘方法，关联规则的有效性是需要验证的。当前，主要使用支持度和置信度加以度量。

（1）关联规则的支持度：该指标表达了关联规则在总体中的发生概率，反映了规则出现的频繁程度，公式如下：

$$\text{Support}(A \rightarrow B) = P(AB)$$

其中，P(AB)表示 A 和 B 共同发生的概率。

（2）关联规则的置信度：该指标表示构成关联规则的一个特征属性 A 发生时，另一个特征属性 B 的发生概率，反映了这两个特征属性之间的关联强度，公式如下：

$$\text{Confidence}(A \rightarrow B) = P(B|A) = \frac{P(AB)}{P(A)}$$

（3）关联规则的提升度：该指标反映了关联规则的重要性及研究者对其感兴趣的程度。如果提升度为 1，表示该关联规则的价值不大，不会引起研究者的很大兴趣。如果提升度小于 1，说明该规则表现为负关联，涉及的特征属性是互相排斥的。反之，提升度大于 1 则表现为正关联，反映所涉及的特征属性是共生的，公式如下：

$$\text{Lift}(A \rightarrow B) = \frac{\text{Confidence}(A \rightarrow B)}{P(B)} = \frac{P(AB)}{P(A)P(B)}$$

19.3　关联规则分析的基本方法

关联规则分析方法简单且结果容易解释。如果被分析的对象是海量的数据，且具有多个特征属性时，计算量会非常大。当前，很多软件采用的方法都是经典的 Apriori 算法，该方法的基本思路是利用支持度、置信度和提升度等指标来选择满足要求的组合并降低最终结果的复杂度。

19.4　应用实例：关联规则分析

假设有 40 例受检者的眼科诊断数据，每个记录包含"眼轴远视"（h52.0）、"散光"（h52.2）和"老光"（h52.4）。将数据整理成 Excel 表格式，如图 19.1 所示，其中"Y"表

	A	B	C
1	h52.0	h52.2	h52.4
2	Y	N	N
3	Y	Y	N
4	Y	Y	Y
5	Y	Y	N
6	Y	Y	Y
7	Y	Y	N
8	N	N	Y
9	N	Y	N
10	N	N	Y
11	Y	Y	Y
12	N	N	Y
13	Y	Y	Y
14	Y	Y	N
15	N	Y	Y
16	Y	Y	N
17	Y	Y	Y
18	N	Y	N
19	N	N	Y
20	Y	Y	Y
21	N	N	Y
22	N	Y	N
23	N	N	Y

图 19.1　关联规则数据录入

示具有该属性，"N"表示不具有该属性。将录入好的数据保存为 csv 格式的文件，并命名为"rules.csv"。

本案例采用 R 软件的 arules 软件包和 arulesViz 软件包进行分析。

首先安装并加载 arules 和 arulesViz 软件包。在 R 窗口中输入语句：

```
install.packages(pkgs="arules")          （安装关联规则软件包 arule）
install.packages(pkgs="arulesViz")       （安装关联规则可视化软件包
                                         arulesViz）
library(arules)                          （加载 arule 软件包）
library(arulesViz)                       （加载 arulesViz 软件包）
read.table("d:\\rules.csv",header=TRUE,sep=",") （从 D 盘中读入数据，并命名数
->a                                      据集为 a）
rules<- apriori(a,parameter=list(support=0.1,confidence=0.8))   （关联
                 规则运算，支持度 support 和置信度 confidence 分别设为 0.1 和 0.8）
```

运算过程如图 19.2 所示。

```
Parameter specification:
 confidence minval smax arem  aval originalSupport support minlen maxlen target
        0.8    0.1    1 none FALSE              TRUE     0.1      1     10  rules
   ext
 FALSE

Algorithmic control:
 filter tree heap memopt load sort verbose
    0.1 TRUE TRUE  FALSE TRUE    2    TRUE

apriori - find association rules with the apriori algorithm
version 4.21 (2004.05.09)        (c) 1996-2004    Christian Borgelt
set item appearances ...[0 item(s)] done [0.00s].
set transactions ...[6 item(s), 40 transaction(s)] done [0.00s].
sorting and recoding items ... [6 item(s)] done [0.00s].
creating transaction tree ... done [0.00s].
checking subsets of size 1 2 3 done [0.00s].
writing ... [6 rule(s)] done [0.00s].
creating S4 object  ... done [0.00s].
```

图 19.2　Apriori 算法运行过程

如果想直接看到按照当前的支持度和置信度所获得的关联规则，只需在 R 窗口中输入下面的语句：

```
inspect(rules)
```

输出结果如图 19.3 所示。

其中，lhs（Left-hand side）表示左侧特征属性条目集，rhs（Right-hand side）表示右侧特征属性条目集。support 为支持度，confidence 为置信度，lift 为提升度。从上述结果中可

```
   lhs            rhs         support confidence      lift
1 {h52.0=Y} => {h52.2=Y}     0.375   0.8333333   1.149425
2 {h52.4=N} => {h52.2=Y}     0.400   0.8421053   1.161525
3 {h52.2=N,
   h52.4=Y} => {h52.0=N}     0.200   1.0000000   1.818182
4 {h52.0=N,
   h52.2=N} => {h52.4=Y}     0.200   1.0000000   1.904762
5 {h52.0=Y,
   h52.4=Y} => {h52.2=Y}     0.225   1.0000000   1.379310
6 {h52.0=N,
   h52.4=N} => {h52.2=Y}     0.250   1.0000000   1.379310
```

图 19.3　Apriori 算法获得的关联规则

以看出第 4 个规则{h52.0=N, h52.2=N}→{h52.4=Y}具有较高的置信度和提升度，第 2 个规则{h52.4=N}→{h52.2=Y}具有较高的支持度。

通过输入下面的语句：

```
plot (rules, control=list(col=rainbow(5)))
```

可以绘制出这 6 个关联规则的散点图，如图 19.4 所示。横轴表示支持度，纵轴表示置信度，彩色条带表示提升度。

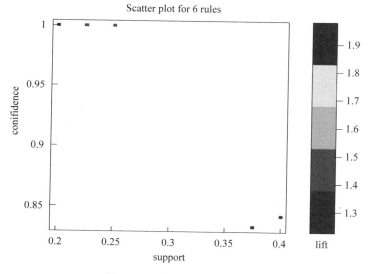

扫码看彩图

图 19.4　6 个关联规则散点图

输入下面的语句：

```
plot(rules, method="grouped",control=list(col=rainbow(5)))
```

可以绘制出关联规则的气泡图，如图 19.5 所示，其中每个有颜色的气泡表示 1 个规则，颜色表示提升度，气泡的大小表示支持度，支持度越大，气泡的尺寸越大。LHS 表示左侧特征属性条目集，RHS 表示右侧特征属性条目集。

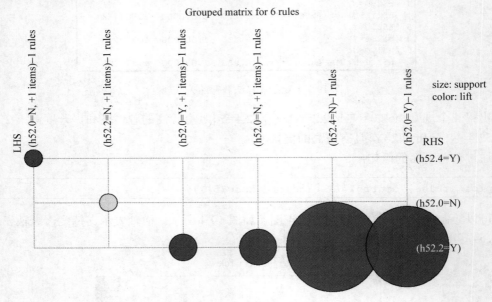

图 19.5　6 个关联规则气泡图

在应用关联规则进行数据挖掘之前，应充分理解数据并明确分析目标。选取恰当的支持度和置信度的域值。如果域值过小，会发现大量无实际意义的规则，而如果取值过大，又可能会无法挖掘出规则。对于挖掘出的关联规则，需要结合实际的背景加以理解和分析。例如，在发现的关联规则中，可能有的规则并没有多大的关系，但支持度和可信度却很高，此时就需要根据专业知识进行判断了。

第 20 章

两组 ROC 曲线下的面积比较

随着先进技术的迅猛发展，各种诊断试验（包括诊断设备、试剂和方法）等层出不穷，作为临床医生，掌握一些评价与解释诊断试验的有关知识是十分重要的。诊断试验评价的基本方法是用金标准（如组织活检、手术探查、定期随访等）确诊是否患有疾病，再应用待评价的诊断方法对研究对象进行诊断，通过比较两者的一致性对新的诊断方法做出评价。

评价诊断试验的常用指标有灵敏度、特异度、Youden 指数、阳性预报值（Positive Predictive Value，PPV）和阴性预报值（Negative Predictive Value，NPV）等。ROC 曲线分析是诊断试验数据分析中的常用方法。特别地，如果采用两种不同方法进行诊断试验，而又要比较这两种方法的诊断效果，此时就需要用到两组 ROC 曲线下的面积比较。

20.1 ROC 曲线的构建

以假阳性率（1-特异度）为横轴，真阳性率（灵敏度）为纵轴，横轴与纵轴长度相等，形成正方形，在图中将 ROC 曲线工作点标出，用直线连接各相邻两点构建 ROC 曲线，如图 20.1 所示。ROC 曲线一定通过（0，0）点和（1，1）点，这两点分别对应灵敏度为 0 而特异度为 1，以及灵敏度为 1 而特异度为 0。理论上，当诊断试验完全没有价值时，真阳性率和假阳性率相等，此时是一条从原点到右上角的对角线。ROC 曲线一般位于该对角线

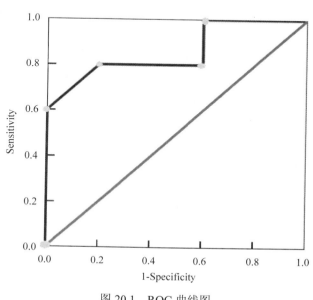

图 20.1　ROC 曲线图

上方，离对角线越远，说明诊断准确率越高。

20.2 ROC 曲线下面积

ROC 曲线下面积 AUC 可以反映诊断试验准确性的大小。该指标取值范围为 0.5～1，完全无价值的诊断 AUC=0.5，完全理想的诊断 AUC=1。一般认为 AUC 在 0.5～0.7 时，表示诊断准确性一般，AUC 在 0.7～0.8 时，表示诊断性中等，AUC>0.8 时则诊断性较好。

AUC 的计算方法主要有双正态模型参数法、Hanley 和 Delong 等非参数方法，计算较为复杂，需要用计算程序来完成。

20.3 两组 ROC 曲线下面积比较

关于 AUC 面积比较中，比较经典的是 Hanley 和 McNeil（1983）年提出的方法，他们以两面积间的平均值以及"有病"患者试验结果间相关与"无病"患者试验结果相关的平均相关为基础，提供了两面积协方差估计值表格，但计算强度比较大。另外，还有一些半参数的方法。使用的检验统计量公式为

$$Z = \frac{\left|A_1 - A_2\right|}{\sqrt{\operatorname{var}(A_1) + \operatorname{var}(A_2) - 2\operatorname{cov}(A_1, A_2)}}$$

其中，var（A_1）、var（A_2）和 cov（A_1，A_2）分别表示两个面积的方差与协方差，计算量很大。

20.4 应用实例：两组 ROC 曲线下面积比较

假设有 200 例样本，每个样本都有 BMI（体重指数）和 Whr（腰臀比）两个指标，要用这两个指标对患糖尿病与否进行诊断。

数据录入如图 20.2 所示，其中 diagnosis 为 0 表示未患糖尿病，diagnosis 为 1 表示患糖尿病。

先采用 SPSS 软件进行 ROC 曲线分析。在菜单选择 Graphs→ROC Curve，如图 20.3 所示。

在弹出的对话框"ROC Curve"的"Test Variable"中输入"BMI"和"Whr"，在"Value of State Variable"中输入"1"，可勾选"Display"组中的全部选项，单击【OK】按钮执行分析，如图 20.4 所示。

	A	B	C
1	BMI	whr	diagnosis
2	29.6	0.79047619	0
3	24.77	0.803921569	0
4	26.39	0.816326531	0
5	26.78	0.784313725	0
6	22.77	0.819148936	0
7	23.42	0.804123711	0
8	26.65	0.967741935	0
9	27.25	0.910891089	0
10	24.44	0.905263158	0
11	23.6	0.895833333	0
12	22.35	0.866666667	0
13	24.73	0.978947368	0
14	25.21	0.912621359	0
15	16.38	0.829268293	0
16	23.56	1.056179775	0
17	29.59	0.93877551	0
18	28.23	0.910891089	0
19	18.18	0.857142857	0
20	36.51	0.971428571	1
21	29.48	0.87	1
22	28.08	0.890909091	1
23	30.86	0.980392157	1
24	31.8	1.017857143	1
25	29.69	0.861111111	1
26	24.02	0.796875	1
27	30.54	0.875	1

图 20.2　ROC 曲线分析数据

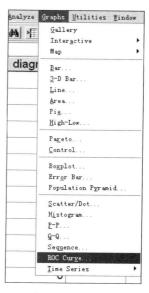

图 20.3　ROC 曲线分析菜单界面

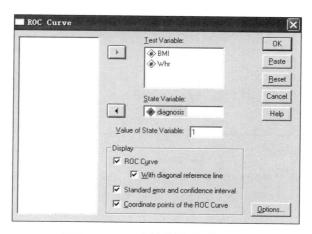

图 20.4　ROC 曲线分析对话框界面

主要输出结果如图 20.5 所示。

从图 20.5 中可以看出，以 BMI 作为诊断指标的 ROC 分析结果：AUC=0.657（95%CI: 0.585-0.728），以 Whr 作为诊断指标的 ROC 分析结果：AUC=0.627（95%CI: 0.554-0.701）。

Area Under the Curve

Test Result Variable(s)	Area	Std. Error[a]	Asymptotic Sig.[b]	Asymptotic 95% Confidence Interval	
				Lower Bound	Upper Bound
BMI	0.657	0.036	0.000	0.585	0.728
Whr	0.627	0.038	0.001	0.554	0.701

The test result variable(s): BMI, Whr has at least one tie between the positive actual state group and the negative actual state group. Statistics may be biased.

  a. Under the nonparametric assumption

  b. Null hypothesis: true area = 0.5

图 20.5　ROC 曲线分析结果（Area Under the Curve）

　　此外，结果中还输出了相应的 ROC 曲线图，如图 20.6 所示。图中红色的实线为以 BMI 作为诊断指标的 ROC 曲线，绿色的虚线为以 Whr 作为诊断指标的 ROC 曲线，蓝色线为参考线。从图 20.6 中可以看出，以 BMI 和 Whr 作为诊断指标确诊糖尿病的效果大致相同。

扫码看彩图

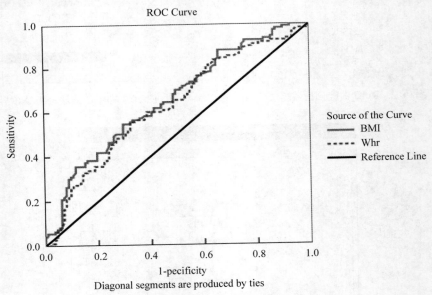

图 20.6　ROC 曲线图

　　下面采用 R 软件的 pROC 软件包对两个指标的 AUC 面积进行比较。将上面的数据存为 csv 格式，并命名为 roccompare.csv，存在 D 盘下。在 R 窗口中输入如下语句：

```
install.packages (pkgs="pROC")                              （安装 pROC 软件包）
library (pROC)                                              （加载 pROC 软件包）
read.table ("d:\\roccompare.csv",header=TRUE,sep=",")->a    （从 D 盘中读入数
                                                              据，并命名为 a）
```

```
roc1<-roc(a$diagnosis,a$BMI)          （计算以 BMI 作为分类指标的 ROC 曲线下面积 AUC1）
roc2<-roc(a$diagnosis,a$Whr)          （计算以 Whr 作为分类指标的 ROC 曲线下面积 AUC2）
roc.test (roc1, roc2, method="delong")      （对两个 AUC 进行比较，这里选择 DeLong
                                                    et al.(1988)方法）
```

则输出结果如图 20.7 所示。

```
             DeLong's test for two correlated ROC curves

data:  roc1 and roc2
Z = -0.1816, p-value = 0.856
```

图 20.7　两个指标(BMI 和 Whr)的 AUC 比较结果

从输出结果中可以看到 P=0.856>0.05，说明以 BMI 作为分类指标的 ROC 曲线下面积和以 Whr 作为分类指标的 ROC 曲线下面积没有统计学差异，与从图中看到的结果相同，也就是说以 BMI 和 Whr 作为诊断指标确诊糖尿病的效果大致相同。

20.5　偏 AUC 分析

偏 AUC（Partial AUC，PAUC）是指关注某一段灵敏度或某一段特异度而得到的 AUC。比如关注灵敏度为 100%~90% 的 AUC，得到的就是灵敏度≥90% 的偏 AUC 值。或者关注特异度为 100%~90% 的 AUC，得到的就是特异度≥90% 的偏 AUC 值。下面通过案例介绍如何应用 pROC 软件包计算偏 AUC。案例数据如图 20.8 所示。数据中含有年龄（age）、性

age	sex	dishistor	index1	index2	index3	index4	index5	index6	group
80	male	yes	26	4.2	1.4	53	50	0.1	case
80	male	yes	22	6.6	2	63.1	67.2	1.9	control
80	male	yes	24	6.9	1.8	58.1	50.3	2.1	control
80	male	yes	21	6.9	2.9	57.3	53	-2.1	control
73	male	yes	28	4.3	0.9	72	70	0	case
73	male	yes	22	6.3	0.8	50.2	50.3	-1.4	control
73	male	yes	25	6.9	1.6	53.1	61	1.9	control
73	male	yes	22	5.6	0.9	53.4	53	-1.6	control
82	male	yes	27	5.7	0.8	69.3	71.2	3.4	case
82	male	yes	24	7.1	1.8	59	51	0	control
82	male	yes	22	5.9	2.1	59.1	53.1	-2.9	control
82	male	yes	21	5.9	3	62.4	64	-1.3	control
77	male	yes	23	5	1.5	72.3	62.8	1.6	case
77	male	yes	25	6.1	2.9	49.9	50.1	-1.3	control
77	male	yes	23	7.2	2.6	54.2	51	0.6	control
77	male	yes	24	5.1	1.7	51.6	64.1	-1.3	control
76	male	yes	24	4.9	1.9	53.4	51.9	-0.6	case
76	male	yes	22	6.4	1.5	65.2	60.3	-1.6	control
76	male	yes	26	6	2.3	51.3	67.2	-1.2	control
76	male	yes	24	6	2.6	53.4	51.3	-2.1	control
68	male	yes	26	4.8	1.8	65.5	67.5	0.1	case
68	male	yes	22	6.5	2.3	51.3	50.6	-1.9	control

图 20.8　偏 AUC 分析数据

别（sex）、疾病家族史（dishistory）、index1～index6 等 9 个指标和一个分组变量（group），数据保存为 pauc.csv 文件，存于 D 盘中。

下面应用 index2 和 index4 进行偏 AUC 分析。在 R 窗口中输入语句：

```
read.table("d:\\pauc.csv",header=TRUE,sep=",")    （读入数据）
->a
roc1<-roc(a$group,a$index2)                   （进行 index2 的 ROC 曲线分析）
roc2<-roc(a$group,a$index4)                   （进行 index4 的 ROC 曲线分析）
```

假设现在关注特异度是 100%～90%的 index4 的 ROC 曲线下面积，在 R 窗口中输入语句：

```
plot(roc2,print.auc=TRUE,auc.polygon=TRUE,partial.auc=c(1,0.9),
partial.auc.focus="sp",grid=c(0.1,0.2),grid.col=c("green","red"),
max.auc.polygon=TRUE,auc.polygon.col="lightgreen",print.thres=FALSE,
reuse.auc=FALSE)
```
其中语句中的 partial.auc.focus="sp" 以及 partial.auc=c(1,0.9) 表示关注特异度是 100%~90%的偏 AUC，grid 和 grid.col 表示设置沿格线的样式和颜色，auc.polygon.col 表示设置偏 AUC 面积的颜色，print.thres=FALSE 表示不标注 Cutoff 值，如果选择 TRUE，则会标注出 Cutoff 值。这里 reuse.auc=FALSE 表示绘制出特异度在 100%~90%的偏 AUC，如果选择 TRUE，将会绘制出整个 AUC

绘制出的图形如图 20.9 所示，从图中可以看出 index4 的特异度是 100%～90%的偏 AUC

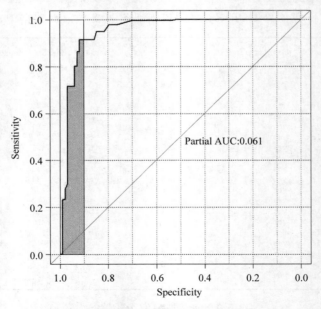

图 20.9 index4 特异度是 100%～90%的偏 AUC

值为 0.061。类似地，也可以绘制出 index4 的灵敏度是 100%～80%的偏 AUC，在 R 窗口中输入语句：

```
plot(roc2,print.auc=TRUE,auc.polygon=TRUE,partial.auc=c(1,0.8),
partial.auc.focus="se",grid=c(0.1,0.2),grid.col=c("green","red"),
max.auc.polygon=TRUE,
auc.polygon.col="pink",print.thres=TRUE,reuse.auc=FALSE)
```

绘制出的图形如图 20.10 所示，从图中可以看出 index4 的灵敏度是 100%～80%的偏
AUC 值为 0.082。Cutoff 值也被标注出来了。

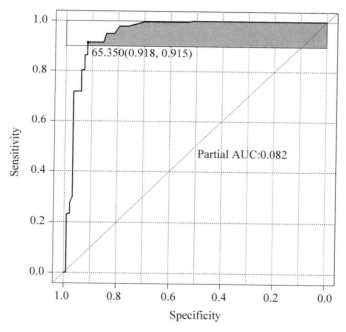

图 20.10　index4 灵敏度是 100%～80%的偏 AUC

还可以采用 Bootstrap 法对两个偏 AUC 进行比较。假设需要对 index2 和 index4 的特异
度为 100%～80%的偏 AUC 进行比较，在 R 窗口中输入语句：

```
roc.test(roc1,roc2,reuse.auc=FALSE,partial.auc=c(1,0.8),
partial.auc.focus="sp", method="bootstrap")
```

输出结果如图 20.11 所示。

```
              Bootstrap test for two correlated ROC curves

data:  roc1 and roc2
D = -1.0325, boot.n = 2000, boot.stratified = 1, p-value = 0.3018
alternative hypothesis: true difference in AUC is not equal to 0
sample estimates:
pAUC (1-0.8 specificity) of roc1 pAUC (1-0.8 specificity) of roc2
              0.1381516                             0.1545939
```

图 20.11　两个指标（index2 和 index4）的偏 AUC 比较

从输出结果中可以看出 index2 的特异度为 100%～80%的偏 AUC=0.138，index4 的特异度为 100%～80%的偏 AUC=0.155，两者没有统计学差异（P=0.3018）。

使用 ROC 曲线分析方法对诊断试验数据进行分析与评价，其优点是评价结果比较客观和一致，适合定量和等级资料分析。一般来说，对于同一种疾病的两种诊断方法进行比较时，可以采用对两种诊断方法的 ROC 曲线下的面积进行比较。当两条 ROC 曲线下的面积差别有统计学意义时，可以认为具有较大 ROC 曲线下面积的诊断方法更有效。

第 21 章

诊断准确性试验 Meta 分析

在临床工作中，医生常常需要对层出不穷的诊断测试效果进行评估。科学评价某种诊断测试的真实性与可靠性，则显得尤为重要。这就需要用到诊断准确性试验 Meta 分析。该方法起步较晚，目前仍在不断地发展和完善之中。

21.1　诊断准确性试验 Meta 分析基本概念

随着人类疾病谱的改变及各种新的诊断技术不断出现，如何评价某种疾病的多种诊断方法的优劣及诊断效能的高低就显得十分重要。但是，单个研究的局限性限制了评价的效能及准确性。因此，诊断准确性试验 Meta 分析可以为临床和卫生技术评估机构提供定量合成的科学证据，从而将各种新的检查引进到医学领域。诊断试验的 Meta 分析与一般的随机对照试验的 Meta 分析不同，选择的文献需要有明确的金标准，并可直接或间接获得诊断试验的真阳性数、假阳性数、假阴性数和真阴性数等原始数据。

21.2　诊断准确性试验 Meta 分析的相关评价指标

灵敏度/真阳性率（True Positive Rate，TPR）及特异度/真阴性率（True Negative Rate，TNR）是诊断准确性试验的两个重要指标。同一诊断试验的多个不同的研究最简单的合并方法即为灵敏度、特异度及似然比（Likelihood Ratio，LR）的加权平均。诊断优势比（Diagnostic Odds Ratio，DOR）可以按照 OR 值的标准 Meta 分析方法进行合并。当灵敏度和特异度存在相关性时，应采用综合受试者工作特征法（Summary Receiver Operating Characteristic Curve，SROC）进行分析。SROC 曲线主要是以 TPR 及 FPR 为基准作图。曲线下方的面积为 SROC 曲线下面积（Area Under the Curve，AUC）。这里的 AUC 与一般的 ROC 曲线分析相似。

21.3 应用实例：诊断准确性试验 Meta 分析

这里采用 Meta-DiSc 软件实现。Meta-DiSc 软件是一款专用于诊断试验的免费分析软件（下载地址：http://www.hrc.es/investigacion/Metadisc_en.htm）。该软件可用于多个诊断试验评价的 Meta 分析，比 RevMan 分析软件更专业，功能更强大，操作更简单。

安装完毕后，新建一个窗口，输入 8 个研究的相关数据，如图 21.1 所示。

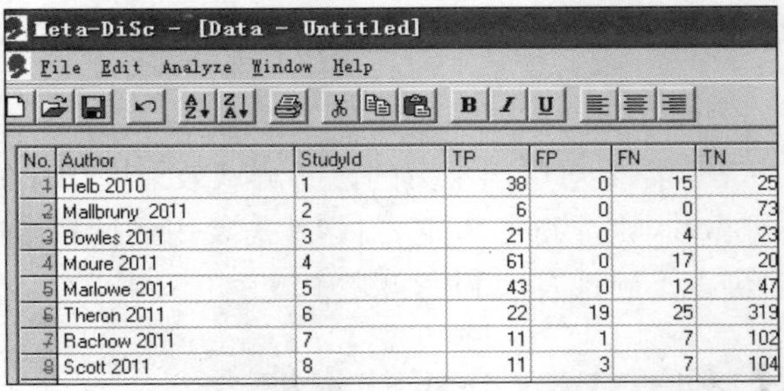
Meta-DiSc - [Data - Untitled]
File Edit Analyze Window Help
No. Author StudyId TP FP FN TN
1 Helb 2010 1 38 0 15 25
2 Mallbruny 2011 2 6 0 0 73
3 Bowles 2011 3 21 0 4 23
4 Moure 2011 4 61 0 17 20
5 Marlowe 2011 5 43 0 12 47
6 Theron 2011 6 22 19 25 319
7 Rachow 2011 7 11 1 7 102
8 Scott 2011 8 11 3 7 104

图 21.1　Meta-DiSc 数据录入界面

其中，TP、FP、FN 和 TN 分别表示真阳性数、假阳性数、假阴性数和真阴性数。

在菜单栏选择 Analyze→Tabular Results，再依次选择 Sensitivity/Specificity、Likelihood Ratio 和 Diagnostic OR，则主界面就可以显示出相应的合并效应量结果。这里选择 Sensitivity/Specificity，如图 21.2 所示。

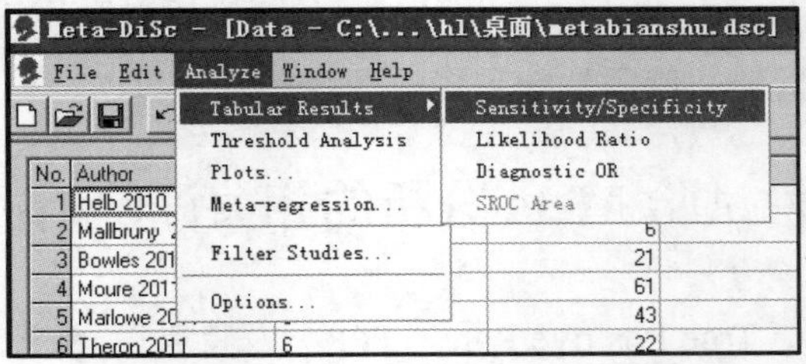
Meta-DiSc - [Data - C:\...\hl\桌面\metabianshu.dsc]
File Edit Analyze Window Help
Tabular Results
Threshold Analysis
Plots...
Meta-regression...
Filter Studies...
Options...
Sensitivity/Specificity
Likelihood Ratio
Diagnostic OR
SROC Area

图 21.2　Meta-DiSc 分析界面

输出结果如图 21.3 所示。

从该结果中可以看出，对于灵敏度的 Meta 分析，8 个研究存在异质性（χ^2=23.58，P=0.001，I^2=70.3%），合并灵敏度 Pooled Sen=0.710（95%CI：0.655～0.761）。对于特异度的 Meta 分析，8 个研究存在异质性（χ^2=19.78，P=0.006，I^2=64.6%），合并特异度 Pooled Spe=0.969（95%CI：0.953～0.980）。

现将结果绘制成森林图。在菜单栏中选择 Analyze→Plots，如图 21.4 所示，在“Select

```
Summary Sensitivity

                Study    | Sen    [95%  Conf. Iterval.]           TP/(TP+FN)   TN/(TN+FP)
----------------------------------------------------------------------------------------
Helb 2010                | 0.717   0.577  - 0.832                 38/53   25/25
Mallbruny  2011          | 1.000   0.541  - 1.000                  6/6    73/73
Bowles 2011              | 0.840   0.639  - 0.955                 21/25   23/23
Moure 2011               | 0.782   0.674  - 0.868                 61/78   20/20
Marlowe 2011             | 0.782   0.650  - 0.882                 43/55   47/47
Theron 2011              | 0.468   0.321  - 0.619                 22/47  319/338
Rachow 2011              | 0.611   0.357  - 0.827                 11/18  102/103
Scott 2011               | 0.611   0.357  - 0.827                 11/18  104/107
----------------------------------------------------------------------------------------
        Pooled Sen   | 0.710   0.655  - 0.761
----------------------------------------------------------------------------------------
Heterogeneity chi-squared = 23.58 (d.f.= 7) p = 0.001
Inconsistency (I-square) = 70.3 %
No. studies =  8.
Filter OFF
Add 1/2 to all cells of the studies with zero



Summary Specificity

                Study    | Spe    [95%  Conf. Iterval.]           TP/(TP+FN)   TN/(TN+FP)
----------------------------------------------------------------------------------------
Helb 2010                | 1.000   0.863  - 1.000                 38/53   25/25
Mallbruny  2011          | 1.000   0.951  - 1.000                  6/6    73/73
Bowles 2011              | 1.000   0.852  - 1.000                 21/25   23/23
Moure 2011               | 1.000   0.832  - 1.000                 61/78   20/20
Marlowe 2011             | 1.000   0.925  - 1.000                 43/55   47/47
Theron 2011              | 0.944   0.914  - 0.966                 22/47  319/338
Rachow 2011              | 0.990   0.947  - 1.000                 11/18  102/103
Scott 2011               | 0.972   0.920  - 0.994                 11/18  104/107
----------------------------------------------------------------------------------------
        Pooled Spe   | 0.969   0.953  - 0.980
----------------------------------------------------------------------------------------
Heterogeneity chi-squared = 19.78 (d.f.= 7) p = 0.006
Inconsistency (I-square) = 64.6 %
No. studies =  8.
Filter OFF
Add 1/2 to all cells of the studies with zero
```

图 21.3　诊断准确性试验 Meta 分析结果

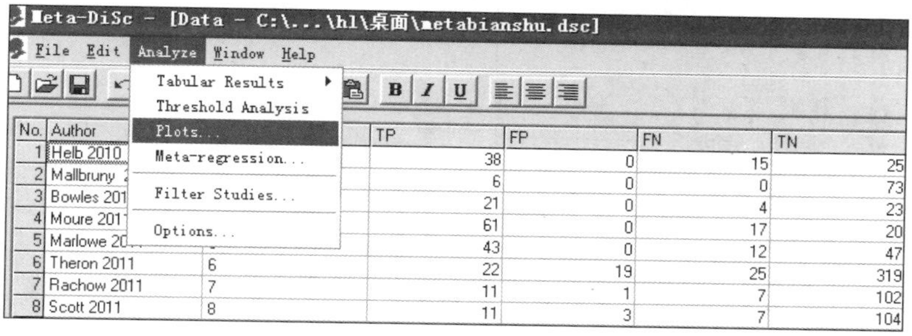

图 21.4　Meta-Disc 的 Plots 菜单

plot"下拉框中选择"Senstitivity",如图 21.5 所示,则可在主界面显示灵敏度的 Meta 分析森林图,如图 21.6 所示。同样,选择"Specificity",则可以在主界面显示特异度的 Meta

分析森林图，这里不再赘述。

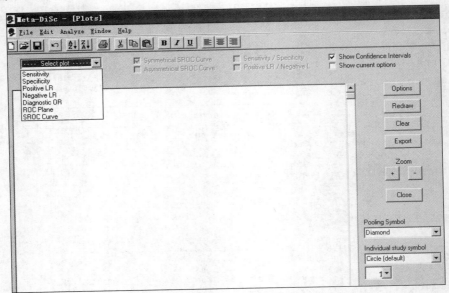

图 21.5　Meta-Disc 的 Plots 菜单的 Select plot 下拉框

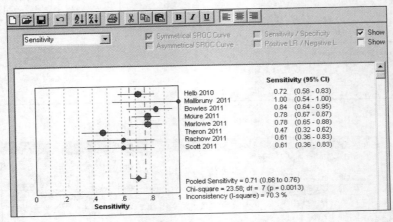

图 21.6　Meta-Disc 绘制的森林图

　　也可以通过软件提供的选项对图形大小、颜色、标记等进行调整，如图 21.7 所示。单击 Export 按钮可以将图片文件导出成 JPG 格式的文件。

　　此外，Spearman 秩相关系数可以用来判断研究间的异质性是否有阈值效应。计算灵敏度对数与（1-特异度）对数的 Spearman 秩相关系数，如果出现了较强的正相关，则提示有阈值效应。在菜单中选择 Analyze→Threshold Analysis，如图 21.8 所示。

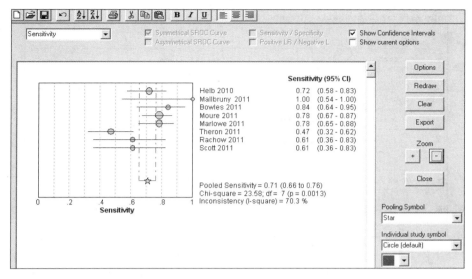

图 21.7　Meta-Disc 森林图的调整界面

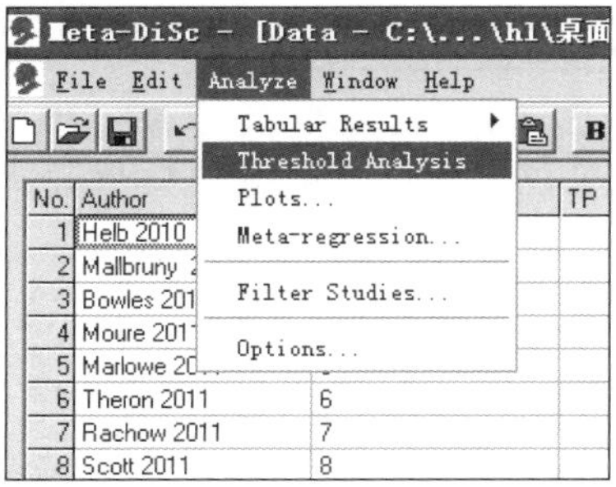

图 21.8　Meta-Disc 域值分析对话框

　　输出的结果如图 21.9 所示。

　　该结果显示灵敏度对数与（1-特异度）对数的 Spearman 相关系数为-0.515，P=0.192>0.05，表明不存在阈值效应。也就是研究的异质性并非由阈值效应导致，而是由人群差异、试验指标、研究设计和实施方法等引起，此时可以考虑做亚组分析。

　　下面将数据拟合 SROC 曲线并计算 ROC 曲线下面积（AUC）或 Q 指数。AUC 及 Q 指数越大，表明诊断试验的准确度越大，判别能力越强。在"Select plot"下拉框中选择"SROC Curve"，并勾选"Symmetrical SROC Curve"，即可在主界面拟合出 SROC 曲线，如图 21.10 所示。

　　该曲线给出了曲线下面积 AUC=0.976，Q 指数=0.929。Meta 分析结果表明诊断试验判别能力较强。

```
Analysis of Diagnostic Threshold

------------------------------------------------------------------
Spearman correlation coefficient: -0.515 p-value= 0.192
(Logit(TPR) vs Logit(FPR))

------------------------------------------------------------------
Moses' model  (D = a + bS)
Weighted regression (Inverse Variance)
 Var    Coeff.        Std. Error        T         p-value
------------------------------------------------------------------
 a       5.152         3.377          1.526        0.1779
 b( 1)   0.194         1.095          0.177        0.8652

------------------------------------------------------------------
Tau-squared estimate = 1.3860 (Convergence is achieved after 12 iterations)
Restricted Maximum Likelihood estimation (REML)

No. studies =  8
Filter OFF
Add 1/2 to all cells of the studies with zero
```

图 21.9 诊断域值分析结果

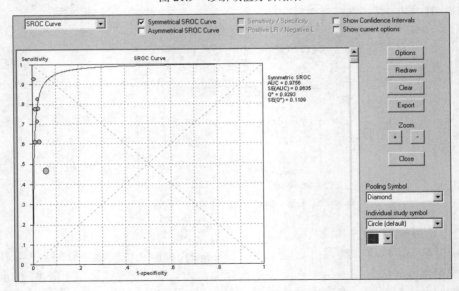

图 21.10 SROC 曲线拟合图

　　在进行诊断准确性试验的 Meta 分析时，如果没有发现阈值效应，可能是由于样本量过小、诊断方法效能不高或亚组差异性等原因引起，分析时应综合考虑。

第22章

网络 Meta 分析

众所周知，在临床试验中很多随机对照试验多是药物与安慰剂的对照，而药物互相之间的随机对照试验都没有进行或者说很少进行。本章介绍的网络 Meta 分析方法可以实现药物之间的比较，并能判断出治疗效果最好的药物。

22.1 网络 Meta 分析的概念

在临床试验中很多随机对照试验多是药物与安慰剂的对照，如果药物互相之间的随机对照试验没有进行，就无法对药物的疗效进行比较。如图 22.1 所示，左图表示研究中有 A 药物与 B 药物的直接比较，右图表示研究中有 A 药物与 C 药物，B 药物与 C 药物的比较，但没有 A 药物与 B 药物的直接比较。此时就可以通过网络 Meta 分析进行 A 药物与 B 药物的间接比较。

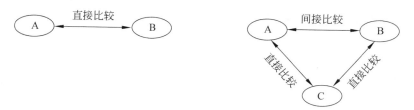

图 22.1　直接比较与间接比较示意图

网络 Meta 分析的概念是间接干预比较和混合治疗比较的统称，是经典 Meta 分析的扩展。该方法在干预措施系列范围内，通过纳入多重不同的配对比较，从而获得不同干预措施相互比较的效果。由于网络 Meta 分析是同时进行直接比较与间接比较，即使是相比较的两种治疗药物从未进行过直接比较，也可以做到将它们间接进行比较。将一系列不同治疗方法的随机临床试验数据汇总，然后就给定的治疗终点进行点估计及置信区间估计。由于网络 Meta 分析可同时进行直接与间接的比较，近年来迅速受到临床医生的欢迎。目前对网络 Meta 分析的方法学也在不断深入探讨，涌现了不少新模型和新算法。

网络 Meta 分析常用的检验主要包括同质性检验和一致性检验。同质性检验与经典 Meta 分析相同，研究纳入文献的异质性，探索异质性来源，采用固定效应或随机效应模型进行 Meta 分析。一致性检验主要针对环状 Meta 网络，进行直接和间接的比较，反映直接和间接比较的差异。检验方法包括 Bucher 氏法、Lumley 法、Dais 氏法及 Lu 氏法等。如果符合一致性假设，说明采用网络 Meta 分析比较理想，反之不理想。

与经典网络 Meta 分析的步骤相同，进行网络 Meta 分析相关的研究需要制定研究方案以及纳入和排除标准；明确研究目的、对象和干预措施；制定检索策略和检索的数据库；选择合适的测量结局进行数据提取；选择合理的统计方法（异质性检验和一致性检验等）并报告研究结果。当前网络 Meta 分析方法主要有基于经典频率派方法和基于贝叶斯方法。下面分别来介绍。

22.2 基于经典频率派方法的网络 Meta 分析

在网络 Meta 分析中一致性检验是指判断网络 Meta 分析中直接证据和间接证据是否存在差异，这会直接影响到网络 Meta 分析的真实性，因此在进行网络 Meta 分析时需要进行一致性检验并分析产生不一致性的原因。例如，对于图 22.1 中 3 种治疗药物形成的闭合环，就可以比较 A 药物与 B 药物直接证据和间接证据之间的不一致性。经典频率派方法对于一致性检验采用的是 Bucher 氏法，该方法通过构建一个近似服从标准正态分布的 Z 统计量来判断差异是否具有统计学意义。例如，对 A 药物与 B 药物直接证据与间接证据的比较过程如下：

计算直接证据与间接证据的效应差：

$$\delta_{direct-indirect,AB} = \theta_{direct,AB} - \theta_{indirect,AB}$$

计算效应差的标准误：

$$SE(\delta) = \sqrt{Var(\theta_{indirect,AB}) + Var(\theta_{direct,AB})}$$

标化后的 Z 统计量：

$$Z = \delta_{direct-indirect,AB} / SE(\delta)$$

Z 统计量近似服从标准正态分布，从而确定检验的 P 值来判断差异是否具有统计学意义。下面分别介绍基于连续资料和二分类资料的网络 Meta 分析方法及 R 软件实现。这里采用 R 软件的 netmeta 软件包实现。

1. 连续资料的网络 Meta 分析

将案例数据命名为 parkinson.csv，存于 D 盘中。该数据包括了 7 项研究，Treatment1、

Treatment2 和 Treatment3 分别表示这 7 项研究涉及的治疗药物，y1、y2 和 y3 分别表示对应治疗方案测量结局的平均值，sd1、sd2 和 sd3 分别表示对应治疗方案测量结局的标准差，n1、n2 和 n3 分别表示对应治疗方案的样本量，数据格式如图 22.2 所示。

	A	B	C	D	E	F	G	H	I	J	K	L	M
1	Study	Treatment1	y1	sd1	n1	Treatmenty2		sd2	n2	Treatmenty3		sd3	n3
2	1	1	-1.22	3.7	54	3	-1.53	4.28	95	NA	NA	NA	NA
3	2	1	-0.7	3.7	172	2	-2.4	3.4	173	NA	NA	NA	NA
4	3	1	-0.3	4.4	76	2	-2.6	4.3	71	4	-1.2	4.3	81
5	4	3	-0.24	3	128	4	-0.59	3	72	NA	NA	NA	NA
6	5	3	-0.73	3	80	4	-0.18	3	46	NA	NA	NA	NA
7	6	4	-2.2	2.31	137	5	-2.5	2.18	131	NA	NA	NA	NA
8	7	4	-1.8	2.48	154	5	-2.1	2.99	143	NA	NA	NA	NA

图 22.2　连续资料的网络 Meta 分析数据

首先需要将数据转换为可以进行网络 Meta 分析的数据格式，也就是转换为类似于配对设计的数据格式。在 R 窗口中输入语句：

```
install.packages("netmeta")                        （安装 netmeta 软件包）
library(netmeta)                                   （加载 netmeta 软件包）
read.table("d:\\parkinson.csv",header=TRUE,sep=",")  （读入外部数据）
->parkinson

p1<-pairwise(list(Treatment1,Treatment2,Treatment3),  （转换数据格式并计算效
n=list(n1,n2,n3),mean=list(y1,y2,y3),sd=list(sd1,sd2,  应量和效应量的标准误）
sd3), data=parkinson,studlab=Study)

p1                                                 （输出结果）
```

输出结果如图 22.3 所示。

在输出结果中，对于连续型数据，TE 表示效应量（两组均数差值），seTE 表示效应量的标准误，treat1 和 treat2 分别表示两种不同的治疗药物。如果是对于二分类数据，则 TE 表示 logOR，SE 表示对应的标准误。下面介绍网络 Meta 分析并进行异质性检验、一致性检验以及绘制文献证据的网络图。在 R 窗口中输入语句：

```
net1<-netmeta(p1)                                  （网络 Meta 分析）
net1                                               （输出结果）
```

net1 的输出结果中会将随机效应模型和固定效应模型的结果都展示出来，可以根据主要输出结果进行选择。例如，图 22.4 的输出结果显示 $I^2=0$，异质性检验结果（Within designs）显示 Q=1.61，P=0.4473，说明各研究之间不存在异质性，可以采用固定效应模型。一致性

```
      TE      seTE studlab treat1 treat2  n1 mean1  sd1  n2 mean2   sd2 Study
1   0.31 0.6680897       1      1      3  54 -1.22 3.70  95 -1.53  4.28     1
2   1.70 0.3826406       2      1      2 172 -0.70 3.70 173 -2.40  3.40     2
3   2.30 0.7177460       3      1      2  76 -0.30 4.40  71 -2.60  4.30     3
4   0.90 0.6949881       3      1      4  76 -0.30 4.40  81 -1.20  4.30     3
5  -1.40 0.6990666       3      2      4  71 -2.60 4.30  81 -1.20  4.30     3
6   0.35 0.4419417       4      3      4 128 -0.24 3.00  72 -0.59  3.00     4
7  -0.55 0.5551146       5      3      4  80 -0.73 3.00  46 -0.18  3.00     5
8   0.30 0.2742763       6      4      5 137 -2.20 2.31 131 -2.50  2.18     6
9   0.30 0.3200872       7      4      5 154 -1.80 2.48 143 -2.10  2.99     7
   Treatment1       y1 sd1.orig n1.orig Treatment2       y2 sd2.orig n2.orig
1           1    -1.22     3.70      54          3    -1.53     4.28      95
2           1    -0.70     3.70     172          2    -2.40     3.40     173
3           1    -0.30     4.40      76          2    -2.60     4.30      71
4           1    -0.30     4.40      76          2    -2.60     4.30      71
5           1    -0.30     4.40      76          2    -2.60     4.30      71
6           3    -0.24     3.00     128          4    -0.59     3.00      72
7           3    -0.73     3.00      80          4    -0.18     3.00      46
8           4    -2.20     2.31     137          5    -2.50     2.18     131
9           4    -1.80     2.48     154          5    -2.10     2.99     143
   Treatment3    y3 sd3 n3
1          NA    NA  NA NA
2          NA    NA  NA NA
3           4  -1.2 4.3 81
4           4  -1.2 4.3 81
5           4  -1.2 4.3 81
6          NA    NA  NA NA
7          NA    NA  NA NA
8          NA    NA  NA NA
9          NA    NA  NA NA
```

图 22.3　数据转换输出结果

检验结果（Between designs）显示 Q=0.68，P=0.712，说明直间接证据比较具有一致性，可以进行网络 Meta 分析。

```
Quantifying heterogeneity / inconsistency:
tau^2 = 0; tau = 0; I^2 = 0% [0.0%; 63.6%]

Tests of heterogeneity (within designs) and inconsistency (between designs):
                Q d.f. p-value
Total        2.29    4  0.6830
Within designs 1.61  2  0.4473
Between designs 0.68  2  0.7121
```

图 22.4　网络 Meta 分析的异质性和一致性检验

网络 Meta 分析的固定效应模型输出结果如图 22.5 所示。

绘制的文献证据网络图可以根据不同测度来确定边的厚度。例如，图 22.6 就是根据治疗药物比较的文献数量来确定边的厚度。在 R 窗口中输入语句：

```
netgraph(net1,thickness="number.of.studies")
```
（绘制文献证据网络图）

```
Results (fixed effects model):

  treat1 treat2     MD              95%-CI    Q leverage
1      1      3  0.4781 [-0.4757;  1.4319] 0.06     0.53
2      1      2  1.8116 [ 1.1595;  2.4636] 0.08     0.76
3      1      2  1.8116 [ 1.1595;  2.4636] 0.30     0.14
3      1      4  0.5240 [-0.4141;  1.4621] 0.20     0.32
3      2      4 -1.2876 [-2.3110; -0.2641] 0.02     0.38
4      3      4  0.0459 [-0.5877;  0.6795] 0.47     0.54
5      3      4  0.0459 [-0.5877;  0.6795] 1.15     0.34
6      4      5  0.3000 [-0.1082;  0.7082] 0.00     0.58
7      4      5  0.3000 [-0.1082;  0.7082] 0.00     0.42
```

图 22.5　网络 Meta 分析的固定效应模型输出结果

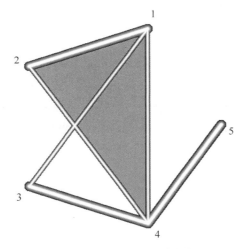

图 22.6　文献证据网络图

如果要分别看两两治疗药物的直接证据和间接证据比较，在 R 窗口中输入语句：

```
print(netsplit(net1),digits=2)      （输出两两治疗药物的直间接证据比较，保留两位小数）
```

输出结果如图 22.7 所示。

从这个输出结果中可以看出，有直间接证据的两两药物的一致性比较都没有统计学差异。以第一种治疗方案为参照，绘制森林图，在 R 窗口中输入语句：

```
forest(net1,ref="1")                         （以第一种治疗方案为参照，绘制森林图）
```

绘制的森林图如图 22.8 所示。

```
Fixed effect model:

comparison k prop    nma direct indir.  Diff      z p-value
       1:2 2 0.97 -1.81  -1.83  -1.11 -0.72 -0.37  0.7133
       1:3 1 0.53 -0.48  -0.31  -0.67  0.36  0.37  0.7134
       1:4 1 0.47 -0.52  -0.90  -0.18 -0.72 -0.75  0.4556
       1:5 0 0.00 -0.82      .  -0.82     .     .      .
       2:3 0 0.00  1.33      .   1.33     .     .      .
       2:4 1 0.56  1.29   1.40   1.15  0.25  0.24  0.8089
       2:5 0 0.00  0.99      .   0.99     .     .      .
       3:4 2 0.87 -0.05  -0.00  -0.36  0.36  0.37  0.7134
       3:5 0 0.00 -0.35      .  -0.35     .     .      .
       4:5 2 1.00 -0.30  -0.30      .     .     .      .


Legend:
 comparison - Treatment comparison
 k          - Number of studies providing direct evidence
 prop       - Direct evidence proportion
 nma        - Estimated treatment effect (MD) in network meta-analysis
 direct     - Estimated treatment effect (MD) derived from direct evidence
 indir.     - Estimated treatment effect (MD) derived from indirect evidence
 Diff       - Difference between direct and indirect treatment estimates
 z          - z-value of test for disagreement (direct versus indirect)
 p-value    - p-value of test for disagreement (direct versus indirect)
```

图 22.7　两两治疗药物的直接证据和间接证据比较

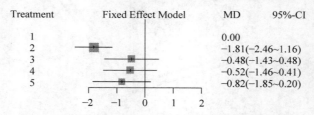

Treatment	Fixed Effect Model	MD	95%-CI
1		0.00	
2		−1.81	(−2.46~1.16)
3		−0.48	(−1.43~0.48)
4		−0.52	(−1.46~0.41)
5		−0.82	(−1.85~0.20)

图 22.8　连续资料网络 Meta 分析的森林图

　　下面采用 Rücker 和 Schwarzer 提出的 Pscore 分数来比较各种治疗药物的治疗效果。Pscore 分数越高表示治疗效果越好。在 R 窗口中输入语句：

```
nr1<-netrank(net1)          （计算每种药物的 Pscore 分数并按降序排列）
nr1                         （输出结果）
```

输出结果如图 22.9 所示。

```
  P-score (fixed) P-score (random)
2         0.9867           0.9867
5         0.6808           0.6808
4         0.3753           0.3753
3         0.3680           0.3680
1         0.0892           0.0892
```

图 22.9　基于 Pscore 分数的各种治疗药物的治疗效果比较

该输出结果显示第二种药物治疗效果最佳，第一种药物治疗效果最差。

2. 二分类资料的网络 Meta 分析

这里采用 netmeta 软件包自带的数据 Woods2010，在 R 窗口中输入语句：

```
data(Woods2010)                                              （加载数据）
Woods2010                                                    （查看数据）
```

数据格式如图 22.10 所示。

```
          author      treatment    r   N
1      Boyd 1997      Salmeterol   1 229
2      Boyd 1997         Placebo   1 227
3  Calverly 2003     Fluticasone   4 374
4  Calverly 2003      Salmeterol   3 372
5  Calverly 2003             SFC   2 358
6  Calverly 2003         Placebo   7 361
7     Celli 2003      Salmeterol   1 554
8     Celli 2003         Placebo   2 270
```

图 22.10　Woods2010 数据集的数据格式

其中 treatment 表示治疗药物，r 表示发生事件的人数，N 表示总人数。首先需要进行数据格式的转换，在 R 窗口中输入语句：

```
p2<-pairwise(treatment,event=r,n=N,studlab=author,        （转换数据格式）
data=Woods2010,sm="OR")
p2                                                         （输出结果）
```

输出结果如图 22.11 所示。

其中，TE 表示效应量（logOR），seTE 表示效应量的标准误，treat1 和 treat2 表示两种不同治疗药物。下面来进行网络 Meta 分析并进行异质性检验、一致性检验和绘制文献证据网络图。在 R 窗口中输入语句：

```
net2<-netmeta(p2)                                         （网络 Meta 分析）
net2                                                      （输出结果）
netgraph(net2,thickness="number.of.studies",             （绘制文献证据网络图）
highlight="Placebo:SFC")
trts<-c("Placebo","Fluticasone","Salmeterol","SFC")      （自定义治疗药物顺序）
forest(net2,seq=trts,ref="Placebo")                      （以安慰剂为参照，按照自
                                                          定义药物顺序绘制森林图）
nr2<-netrank(net2)                                        （计算每种药物的 Pscore
                                                          分数并按降序排列）
nr2                                                      （输出结果）
```

```
        studlab        treat1        treat2          TE      seTE event1  n1
1     Boyd 1997     Salmeterol      Placebo  -0.00881063 1.4173252      1 229
2 Calverly 2003    Fluticasone      Placebo  -0.60382188 0.6311772      4 374
3 Calverly 2003    Fluticasone   Salmeterol   0.28497571 0.7672979      4 374
4 Calverly 2003    Fluticasone          SFC   0.65457491 0.8692018      4 374
5 Calverly 2003     Salmeterol      Placebo  -0.88879759 0.6940644      3 372
6 Calverly 2003     Salmeterol          SFC   0.36959919 0.9158888      3 372
7 Calverly 2003            SFC      Placebo  -1.25839679 0.8052894      2 358
8    Celli 2003     Salmeterol      Placebo  -1.41751820 1.2270043      1 554
  event2   n2 incr allstudies          author   treatment1  treatment2 r1 r2  N1
1      1 227    0      FALSE       Boyd 1997   Salmeterol     Placebo  1  1 229
2      7 361    0      FALSE Calverly 2003  Fluticasone     Placebo  4  7 374
3      3 372    0      FALSE Calverly 2003  Fluticasone  Salmeterol  4  3 374
4      2 358    0      FALSE Calverly 2003  Fluticasone         SFC  4  2 374
5      7 361    0      FALSE Calverly 2003   Salmeterol     Placebo  3  7 372
6      2 358    0      FALSE Calverly 2003   Salmeterol         SFC  3  2 372
7      7 361    0      FALSE Calverly 2003          SFC     Placebo  2  7 358
8      2 270    0      FALSE    Celli 2003   Salmeterol     Placebo  1  2 554
    N2
1 227
2 361
3 372
4 358
5 361
6 358
7 361
8 270
```

图 22.11　数据转换输出结果

主要输出结果如图 22.12 所示。

```
Quantifying heterogeneity / inconsistency:
tau^2 = 0; tau = 0; I^2 = 0% [0.0%; 63.4%]

Tests of heterogeneity (within designs) and inconsistency (between designs):
                 Q d.f. p-value
Total         0.57   2  0.7525
Within designs 0.56   1  0.4524
Between designs 0.00   1  0.9485
```

图 22.12　网络 Meta 分析的异质性和一致性检验

输出结果显示 $I^2=0$，异质性检验结果显示 Q=0.56，P=0.4524，说明各研究之间不存在异质性，可以采用固定效应模型。一致性检验结果显示（Q=0.00，P=0.9485），说明直间接证据比较具有一致性，可以进行网络 Meta 分析。网络 Meta 分析的固定效应模型输出结果如图 22.13 所示。

绘制的文献证据网络图和森林图如图 22.14 所示。

图 22.14 左侧的文献证据网络图使用了红色线条突出了 Placebo 与 SFC 的比较。在右侧的森林图调整了治疗药物比较的顺序并以安慰剂作为参照。应用 P-score 分数比较不同药物的治疗效果如图 22.15 所示。

```
Results (fixed effects model):

                    treat1      treat2    OR              95%-CI    Q  leverage
Boyd 1997           Placebo   Salmeterol 2.3678 [0.7967;  7.0370] 0.36    0.15
Calverly 2003 Fluticasone      Placebo  0.5512 [0.1640;  1.8526] 0.00    0.66
Calverly 2003 Fluticasone   Salmeterol 1.3051 [0.3243;  5.2517] 0.00    0.38
Calverly 2003 Fluticasone          SFC 1.9243 [0.3503; 10.5717] 0.00    0.38
Calverly 2003     Placebo   Salmeterol 2.3678 [0.7967;  7.0370] 0.00    0.40
Calverly 2003  Salmeterol          SFC 1.4745 [0.2686;  8.0933] 0.00    0.28
Calverly 2003     Placebo          SFC 3.4913 [0.7344; 16.5976] 0.00    0.55
Celli 2003        Placebo   Salmeterol 2.3678 [0.7967;  7.0370] 0.21    0.21
```

图 22.13　网络 Meta 分析的固定效应模型输出结果

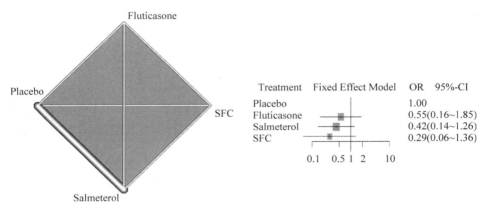

扫码看彩图

图 22.14　二分类资料的网络 Meta 分析图

```
                   P-score (fixed)  P-score (random)
SFC                        0.7963            0.7963
Salmeterol                 0.6377            0.6377
Fluticasone                0.4706            0.4706
Placebo                    0.0954            0.0954
```

图 22.15　基于 P-score 分数的各种治疗药物的治疗效果比较

该输出结果显示 SFC 治疗效果最佳，而安慰剂 Placebo 治疗效果最差。

22.3　基于贝叶斯方法的网络 Meta 分析

贝叶斯方法的网络 Meta 分析主要是采用"马尔可夫链-蒙特卡罗"方法进行。经典频率学派的统计量是基于大样本渐近正态分布做出统计推断，贝叶斯方法可直接计算精确的有限样本分布，不依赖于渐进理论，因此被认为估计更合理和更可靠。

下面就分别介绍连续资料和二分类资料的基于贝叶斯方法的网络 Meta 分析及 R 软件实现。这里采用 R 软件的 gemtc 软件包实现。在使用 gemtc 软件包之前还需要另外安装一个 JAGS 软件，软件的下载地址为：https://sourceforge.net/projects/mcmc-jags/，将该软件安装完成后，gemtc 软件包就可以使用了。

1. 连续资料的网络 Meta 分析

将案例数据保存为 parson.csv 文件，存于 D 盘中。该数据包括了 7 项研究和 A～E 5 种治疗方案，mean、std.dev 和 sampleSize 分别表示各个治疗方案测量结局的平均值、标准差和样本量，如图 22.16 所示。

	A	B	C	D	E
1	study	treatment	mean	std.dev	sampleSize
2	1	A	-1.22	3.7	54
3	1	C	-1.53	4.28	95
4	2	A	-0.7	3.7	172
5	2	B	-2.4	3.4	173
6	3	A	-0.3	4.4	76
7	3	B	-2.6	4.3	71
8	3	D	-1.2	4.3	81
9	4	C	-0.24	3	128
10	4	D	-0.59	3	72
11	5	C	-0.73	3	80
12	5	D	-0.18	3	46
13	6	D	-2.2	2.31	137
14	6	E	-2.5	2.18	131
15	7	D	-1.8	2.48	154
16	7	E	-2.1	2.99	143

图 22.16　连续资料的网络 Meta 分析数据格式

在 R 窗口中输入语句：

```
install.packages("gemtc")                              （安装 gemtc 软件包）
library(gemtc)                                         （加载 gemtc 软件包）
read.table("d:\\parson.csv",header=TRUE,sep=",")->data （读入外部数据）
network <- mtc.network(data)                           （将数据生成网络）
plot(network)                                          （绘制文献证据网络图）
```

绘制出的文献证据网络图如图 22.17 所示。

下面进行网络 Meta 分析的异质性和一致性检验，在 R 窗口中输入语句：

```
mtc<-mtc.anohe(network)                                （异质性和一致性检验）
summary(mtc)                                           （汇总输出结果）
```

输出结果如图 22.18 所示。

在上述输出结果中，t1 和 t2 分别表示两种不同的治疗方案。i2.pair 表示配对综合效应评估，反映出异质性。i2.cons 表示一致效应评估。incons.p 表示一致性检验的 P 值。从输出

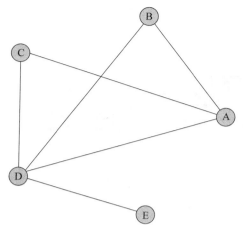

图 22.17　文献证据网络图

```
Analysis of heterogeneity
=========================

Per-comparison I-squared:
-------------------------

    t1 t2  i2.pair i2.cons  incons.p
1   A  B   0.00000       0        NA
2   A  C        NA       0 0.7947006
3   A  D        NA       0 0.6594832
4   B  D        NA       0 0.9279939
5   C  D  38.51764       0 0.8714198
6   D  E   0.00000       0        NA
```

图 22.18　网络 Meta 分析的异质性和一致性检验

结果中可以看出 i2.pair 均小于 50%，说明可以采用固定效应模型；incons.p 均大于 0.05，说明直间接比较证据具有一致性，可以进行网络 Meta 分析。

下面构建基于贝叶斯方法的网络 Meta 分析模型。在 R 窗口中输入语句：

```
model<-mtc.model(network,type="consistency",factor=2.5,n.chain=4,
linearModel="fixed")
results<-mtc.run(model,sampler=NA,n.adapt=5000,n.iter=20000,thin=1)
```

（其中 model 是构建的模型，sampler 就是需要调动的软件，早期版本会有三种选择 "WinBUG" "OpenBUG" 和 "JAGS" 三种软件可调动，不过新的版本只能调用 JAGS，此处就设置为 NA。n.adapt 表示退火次数，n.iter 表示迭代次数，thin 是步长。对一般 n.adapt，n.iter 设置这个次数就差不多了，如果数据收敛不足，还要继续往上加大次数，但加大次数会增加运行时间）

为了减少运行时间，这里将语句改写为：

```
results<-mtc.run(model,thin=1)                （运行构建的模型）
tb1<-relative.effect.table(results)           （获得网络 Meta 分析的相对效应量表）
print(tb1)                                    （输出结果）
```

此时就输出了网络 Meta 分析结果，如图 22.19 所示：

```
Mean Difference (95% CrI)
            A              -1.815 (-2.461, -1.157)   -0.476 (-1.431, 0.4762)   -0.5218 (-1.463, 0.4158)   -0.823 (-1.848, 0.1933)
1.815 (1.157, 2.461)            B                     1.337 (0.2678, 2.399)     1.289 (0.2598, 2.315)     0.9885 (-0.1209, 2.089)
0.476 (-0.4762, 1.431)   -1.337 (-2.399, -0.2678)           C                   -0.04644 (-0.6812, 0.5846)  -0.3465 (-1.103, 0.4069)
0.5218 (-0.4158, 1.463)  -1.289 (-2.315, -0.2598)   0.04644 (-0.5846, 0.6812)          D                   -0.3008 (-0.7111, 0.1065)
0.823 (-0.1933, 1.848)   -0.9885 (-2.089, 0.1209)   0.3465 (-0.4069, 1.103)    0.3008 (-0.1065, 0.7111)           E
```

图 22.19　基于贝叶斯方法连续资料的网络 Meta 分析输出结果

可以将该输出结果改写成如图 22.20 的形式，这样更便于理解。

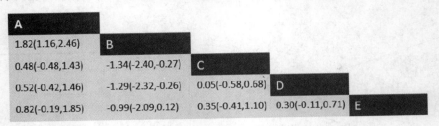

图 22.20　基于贝叶斯方法连续资料的网络 Meta 分析（修改输出形式）

也可以采用结点拆分法（Node-Splitting Analysis）实现一致性分析（直间接证据的比较），比较结果根据贝叶斯 P 值进行判断。若 P>0.05，则说明一致性较好。同时该方法还可以绘制出相应的森林图。在 R 窗口中输入语句：

```
result.ns<-mtc.nodesplit(network,thin=1)          （运行结点拆分法并输出结果）
names(result.ns)                                   （为输出结果赋名称）
summary.ns<-summary(result.ns)                     （汇总输出结果）
plot(summary.ns)                                   （对汇总的输出结果绘制图形）
```

输出结果如图 22.21 所示。

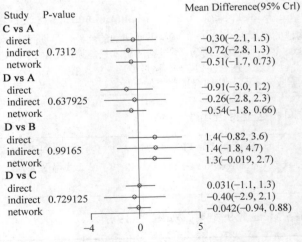

图 22.21　结点拆分法的一致性分析

图 22.21 分别展示了直接证据（direct）、间接证据（indirect）和综合直间接证据（network）的 Meta 分析结果以及直间接证据比较的贝叶斯 P 值（P-value）。由于该输出结果的两两治疗方案比较与图 22.20 的比较恰好是反向的（例如，A vs C 与 C vs A），因此这里的效应量

MD 的符号也与图 22.20 的结果是反向的，而且结果也会略有不同。

最后，进行治疗效果的比较。这里采用疗效排序概率来比较各种治疗方案的治疗效果。在 R 窗口中输入语句：

```
ranks<-rank.probability(results)          （计算各个治疗方案疗效排序的概率）
print(ranks)                              （输出结果）
```

输出结果如图 22.22 所示。

```
Rank probability; preferred direction = 1
      [,1]       [,2]       [,3]       [,4]       [,5]
A 0.7853125 0.1129375 0.0620000 0.0397250 0.0000250
B 0.0000500 0.0030250 0.0065625 0.0324625 0.9579000
C 0.1224500 0.4542750 0.2576700 0.1623500 0.0032500
D 0.0820375 0.3775000 0.4974500 0.0425250 0.0004875
E 0.0101500 0.0522625 0.1763125 0.7229375 0.0383375
```

图 22.22　基于疗效排序概率比较各种治疗方案的治疗效果

这里，行表示治疗方案（A～E），列表示疗效排名，数值表示对应的概率。例如，A 治疗方案排在第一位的概率是 0.7853125，C 治疗方案排在第 2 位的概率是 0.4542750。治疗效果的顺序依次是 A>C>D>E>B。也可以绘制出相应的图形，输入语句：

```
plot(ranks)                               （绘制治疗方案疗效排序概率图）
```

绘制出的图形如图 22.23 所示。

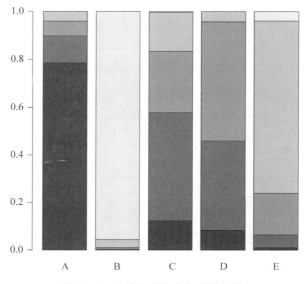

图 22.23　5 种治疗方案的疗效比较

2. 二分类资料的网络 Meta 分析

将案例数据保存为 smoking.csv 文件，存于 D 盘中。该数据包括 24 项研究和 A～D 4 种治疗方案，responders 和 sampleSize 分别表示各个治疗方案的响应人数和总人数，如图 22.24 所示。

	A	B	C	D
1	study	treatment	responders	sampleSize
2	1	A	9	140
3	1	C	23	140
4	1	D	10	138
5	2	B	11	78
6	2	C	12	85
7	2	D	29	170
8	3	A	79	702
9	3	B	77	694
10	4	A	18	671
11	4	A	21	535
12	5	A	8	116
13	5	B	19	146
14	6	A	75	731
15	6	C	363	714
16	7	A	2	106
17	7	C	9	205
18	8	A	58	549
19	8	C	237	1561
20	9	A	0	33
21	9	C	9	48
22	10	A	3	100
23	10	C	31	98
24	11	A	1	31
25	11	C	26	95
26	12	A	6	39
27	12	C	17	77

图 22.24　二分类资料的网络 Meta 分析数据格式（部分数据）

在 R 窗口中输入语句：

```
read.table("d:\\smoking.csv",header=TRUE,sep=",")->data    （读入外部数据）
network<-mtc.network(data)                                 （将数据生成网络）
plot(network)                                              （绘制文献证据网络图）
```

输出的文献证据网络图如图 22.25 所示。

下面进行网络 Meta 分析的异质性和一致性检验，在 R 窗口中输入语句：

```
mtc<-mtc.anohe(network)                                    （异质性和一致性检验）
summary(mtc)                                               （汇总输出结果）
```

输出结果如图 22.26 所示。

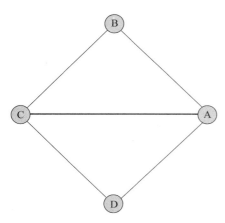

图 22.25 文献证据网络图

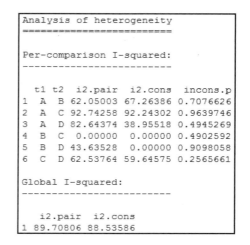

图 22.26 网络 Meta 分析的异质性和一致性检验

从输出结果中可以看出全局的 i2.pair 为 89.70806%，因此应采用随机效应模型；incons.p 均大于 0.05，表示直间接比较证据具有一致性，可以进行网络 Meta 分析。

下面构建基于贝叶斯方法的网络 Meta 分析模型。在 R 窗口中输入语句：

```
model<-mtc.model(network,type="consistency",    （构建网络 Meta 分析模型）
factor=2.5,n.chain=4,linearModel="random")
results <- mtc.run(model,thin=1)                （运行构建的模型）
tb2<-relative.effect.table(results)             （获得网络 Meta 分析的相对效应量表）
print(tb2)                                      （输出结果）
```

此时输出的网络 Meta 分析结果如图 22.27 所示。

```
Log Odds Ratio (95% CrI)
             A                0.4893 (-0.2967, 1.312)   0.8292 (0.3776, 1.338)    1.088 (0.2481, 2.008)
-0.4893 (-1.312, 0.2967)           B                    0.3415 (-0.4814, 1.168)   0.599 (-0.3555, 1.597)
-0.8292 (-1.338, -0.3776)  -0.3415 (-1.168, 0.4814)           C                   0.2588 (-0.5587, 1.109)
-1.088 (-2.008, -0.2481)    -0.599 (-1.597, 0.3555)    -0.2588 (-1.109, 0.5587)          D
```

图 22.27 基于贝叶斯方法二分类资料的网络 Meta 分析输出结果

注意此时输出的是 OR 值的对数值，要获得 OR 值，只需要将输出值取 EXP 即可。或者将"print(tb2)"修改为"print(exp(tb2))"，就可以直接输出 OR 值。为了便于理解，将该输出结果改写成如图 22.28 的形式。

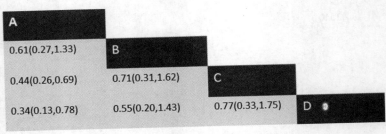

图 22.28　基于贝叶斯方法二分类资料的网络 Meta 分析（修改输出形式）

下面采用结点拆分法实现一致性分析，在 R 窗口中输入语句：

```
result.ns<-mtc.nodesplit(network,thin=1)      （运行结点拆分法并输出结果）
names(result.ns)                               （为输出结果赋名称）
summary.ns<-summary(result.ns)                 （汇总输出结果）
plot(summary.ns)                               （对汇总的输出结果绘制图形）
```

输出结果如图 22.29 所示。

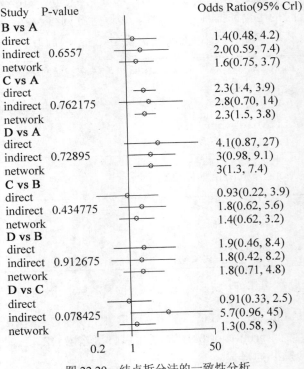

图 22.29　结点拆分法的一致性分析

　　该输出结果显示值间接证据的比较具有一致性，由于该输出结果的两两治疗方案比较与图 22.28 的比较恰好是反向的（例如，A vs B 和 B vs A），因此这里的效应量 OR 值是图 22.28 结果的倒数值，结果基本一致。

　　最后，进行治疗效果的比较。这里应用疗效排序概率来比较各种治疗方案的治疗效果。在 R 窗口中输入语句：

```
ranks <- rank.probability(results)              （计算各个治疗方案疗效排序的概率）
print(ranks)                                    （输出结果）
```

输出结果如图 22.30 所示。

```
Rank probability; preferred direction = 1
     [,1]        [,2]       [,3]       [,4]
A 0.0000250 0.0027000 0.1065250 0.890750
B 0.0593375 0.1794875 0.6569500 0.104225
C 0.2338750 0.5964375 0.1694875 0.000200
D 0.7067625 0.2213750 0.0670375 0.004825
```

图 22.30　基于疗效排序概率比较各种治疗方案的治疗效果

各个治疗方案的治疗效果顺序依次是 D>C>B>A。

　　由于在网络 Meta 分析当中，人们往往认为直接比较是最可靠的（目前对于间接比较仍存在顾虑），因此，在出现直接比较与间接比较的结果不一致（这是网络 Meta 分析不一致性之一，也是最棘手的问题）时，对结果的解读就需要较为谨慎。对于直间接比较一致性较好的，可直接合并；若一致性不好，尚需谨慎再谨慎。也可以考虑结合各证据质量等级以及合并后结合直间接比较结果等再进行合并。当前 Meta 分析撰写规范（Preferred Reporting Items for Systematic Reviews and Meta-Analyses，PRISMA）已经增加了网络 Meta 分析的扩展声明，供读者参考。

第23章

贝叶斯网络分析

随着医学研究的深入开展，越来越多的研究将贝叶斯网络运用于手术结果预测、治疗效果评价、医疗诊断及医院信息管理等方面。贝叶斯网络用有向无环图和条件概率分布描述了变量之间的依赖和独立关系。通过贝叶斯网络图形化的特点建立起变量之间的因果关系，可以帮助医学研究人员应用于临床诊断和临床决策。与其他决策模型不同，贝叶斯网络是基于概率的表达与推理模型，具有强大的不确定性问题处理能力。贝叶斯网络应用条件概率表达各个信息要素之间的相关关系，能在有限的、不完整的、不确定的信息条件下进行学习和推理，因此更为贴切地蕴含了网络结点变量之间的因果关系及条件相关关系。此外，贝叶斯网络将多元知识图解可视化，便于直观理解，因此在医学研究领域中将发挥越来越重要的作用。

23.1 贝叶斯网络的概念

贝叶斯网络（Bayesian Network），又称为信念网络（Belief Network）或有向无环图模型（Directed Acyclic Graphical Model，DAGM），是一种概率图型模型，由有向无环图（Directed Acyclic Graphs，DAG）中的一组随机变量 $\{X_1, X_2, \cdots, X_n\}$ 及其 n 组条件概率分布（Conditional Probability Distributions，CPD）构成。

例如，贝叶斯网络可用来表示疾病和其相关症状间的概率关系，如果已知某种疾病的不同症状，贝叶斯网络可用来计算各种症状下可能患该疾病发生的概率。一般而言，贝叶斯网络的有向无环图中的结点表示随机变量，它们既可以是可观察到的变量，也可以是隐变量、未知参数等。连接两个结点的箭头代表此两个随机变量是具有因果关系或是非条件独立的；而结点中变量间若没有箭头相互连接一起的情况就称其随机变量彼此间为条件独立。若两个结点间以一个单箭头连接在一起，表示其中一个结点是"因（Parents）"，另一个结点是"果（Descendants or Children）"，两结点就会产生一个条件概率值。

大部分情况下，贝叶斯网络适用在结点的性质是属于离散型的情况下，且可依照

$P(X_i|P_i)$ 此条件概率写出条件概率表（Conditional Probability Table，CPT），该条件概率表的每一行列出的是所有可能发生的概率 P_i，每一列列出的是所有可能发生的事件 X_i，且任一行的概率总和必为 1。写出条件概率表后就很容易将事情条理化，并且容易得知此贝叶斯网络结构图中各结点间之间的因果关系。图 23.1 为一个贝叶斯网络中某部分结构图的条件概率表。

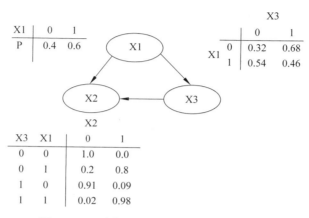

图 23.1　贝叶斯网络部分结构图条件概率表

在变量非常多的情况下，条件概率表的缺陷就会显现出来。比如结点 X_i 是由很多的"因"所造成的"果"，此时条件概率表就会变得在计算上既复杂又使用不便。当前，已经产生了关于贝叶斯网络的机器学习算法，能够快速地构建贝叶斯网络图。其中，较为常见的方法是通过先学习训练数据获得初始的贝叶斯网络，再采用贪婪自搜索算法获得具有最高分数的后验网络以避免局部最优，最终获得一个最优的贝叶斯网络。

23.2　应用实例：贝叶斯网络构建

慢性阻塞性肺疾病（Chronic Obstructive Pulmonary Disease，COPD）是死亡率较高的一种慢性肺疾病。目前，尽管已发现吸烟是疾病的风险因素，但据报道仅有 10%的吸烟人群能进展成为有症状的 COPD 患者，说明该疾病与遗传、环境等因素有很大的关系。其中单个核苷酸变异（Single Nucleotide Polymorphism，SNP）作为人类可遗传变异中最常见的一种，占所有已知多态性的 90%以上，不仅可以作为遗传标记，还可以通过连锁分析定位疾病基因。

SNP 通常是一种二等位基因，在人类基因组中广泛存在。它被普遍认为是继第一代限制性片段长度多态性标记、第二代微卫星标记之后的第三代基因遗传标记，可用于连锁分析来进行遗传病的单倍型诊断和未知致病基因的定位。目前 SNP 分型芯片对 SNP 的检测可以自动化、批量化处理，是基因组范围关联研究的最主要的技术支持。SNP 分型芯片种类很多，目前常用的 SNP 芯片单次测量数量已高达百万级别，数据缺失率一般不超过 5%，是一种高效的基因组范围 SNP 分型技术手段。

SNP 数据分型芯片获得的数据信息如图 23.2 所示。

	SNP_1	SNP_2	SNP_3	SNP_4	SNP_5	SNP_6	SNP_7	…	SNP_n
样本$_1$	AG	TT	AG	AC	GT	CC	AT		CC
样本$_2$	AA	TT	AG	CC	GG	CG	TT		CG
样本$_3$	GG	CC	AG	CC	GT	GG	TT		GG
…									…
样本m	AG	TC	GG	AA	GT	GG	AA	…	GG

图 23.2 SNP 的数据信息

本案例通过贝叶斯网络研究遗传变异 SNP 和环境的交互作用。录入的数据如图 23.3 所示。把该数据保存为 Bayesnetwork.csv 文件，存于 D 盘下，便于从 R 中导入。

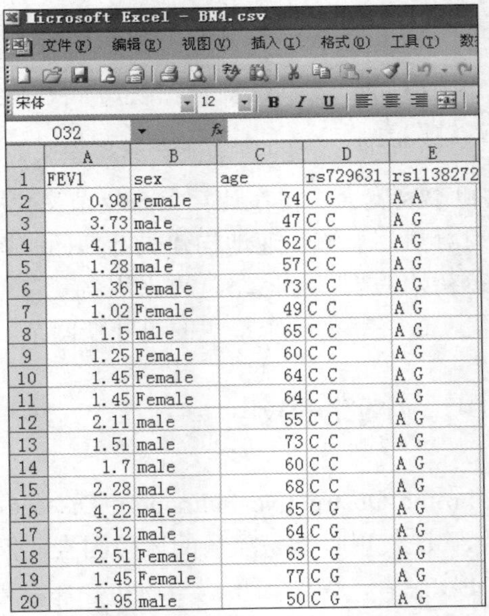

	A	B	C	D	E
1	FEV1	sex	age	rs729631	rs1138272
2	0.98	Female	74	C G	A A
3	3.73	male	47	C C	A G
4	4.11	male	62	C C	A G
5	1.28	male	57	C C	A G
6	1.36	Female	73	C C	A G
7	1.02	Female	49	C C	A G
8	1.5	male	65	C C	A G
9	1.25	Female	60	C C	A G
10	1.45	Female	64	C C	A G
11	1.45	Female	64	C C	A G
12	2.11	male	55	C C	A G
13	1.51	male	73	C C	A G
14	1.7	male	60	C C	A G
15	2.28	male	68	C C	A G
16	4.22	male	65	C G	A G
17	3.12	male	64	C G	A G
18	2.51	Female	63	C G	A G
19	1.45	Female	77	C G	A G
20	1.95	male	50	C G	A G

图 22.3 贝叶斯网络数据录入（部分数据）

研究变量涉及 5 个变量：FEV1（Forced Expiratory Volume in One Second）即一秒用力呼气的容积，是 COPD 诊断的常用指标；sex 为性别变量；age 为年龄变量；rs729631 和 rs1138272 分别表示两个 SNP。这两个 SNP 的名称来自于 dbSNP 数据库（http://www. ncbi. nlm.nih.gov/projects/SNP/index.html）。dbSNP 数据库中不仅收录了人类 SNP 数据，还收录

了所有已知的跨物种的 SNP、插/缺失、拷贝数和微卫星多态，且包含种族特异频率和基因型数据、实验条件、分子背景，以及功能特性和临床变异的定位信息。进入 COPD 贝叶斯网络分析的结点即为这 5 个变量。

　　这里采用 R 软件的 deal 软件包来构建这 5 个变量的贝叶斯网络。当前，R 的新升级版本中携带了一些贝叶斯网络分析的其他软件包，如 bnlearn 等，但是有些软件包中的程序不能处理混合变量，而 deal 软件包可以构建混合变量的贝叶斯网络，因此使用起来非常方便。如果新升级的 R 版本中没有这个软件包，可以使用以前的 R 版本，或者将以前 R 版本的 deal 文件夹复制到新版本的 library 文件夹中就可以使用了。deal 软件包构建贝叶斯网络的流程图如图 23.4 所示。

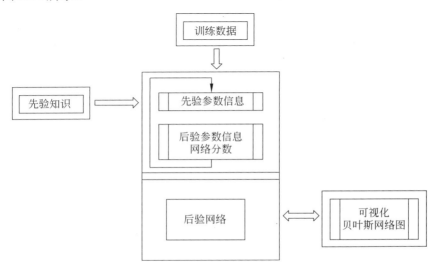

图 23.4　deal 软件包构建贝叶斯网络流程图

　　在 R 窗口中输入如下语句：

```
install.packages (pkgs="deal")                              （安装 deal 软件包）
library(deal)                                               （加载 deal 软件包）
read.table("d:\\Bayesnetwork.csv",header=TRUE,sep=",")      （从 D 盘中读入数据，
->bn                                                         并命名为 bn）
fit <- network(bn)                                          （产生一个空网络）
plot(fit)                                                   （输出空网络图）
```

输出的空网络图如图 23.5 所示。

　　在输出的空网络图中，黑色的实心圆圈表示离散型变量，白色的空心圆圈表示连续型变量。该案例中 FEV1 和 age 是连续型变量，sex、rs729631 和 rs1138272 为离散型变量。

下面开始构建贝叶斯网络，在 R 窗口中输入如下语句：

```
fit.prior <- jointprior(fit)                          (计算变量联合分布参数的先验信息)
fit.nw<-learn(fit,bn,fit.prior)                       (学习贝叶斯初始网络)
fit.search<-autosearch(fit.nw,bn,fit.prior,trace=TRUE)  (贪婪搜索算法，其中
trace 是逻辑值，如果选择 TRUE，软件会在搜索算法过程中实时绘制网络图，否则将不输出网络图)
```

获得的贝叶斯网络图，如图 23.6 所示。

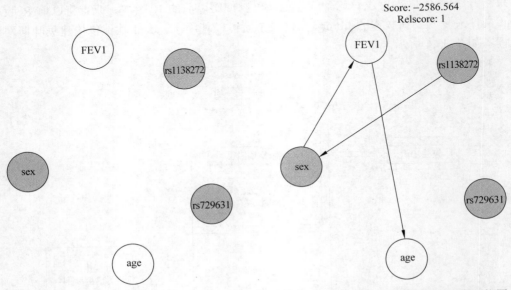

图 23.5　构建变量空网络图　　　图 23.6　贪婪搜索算法获得的贝叶斯网络图

　　该网络图具有的分数为-2586.564。为了进一步对网络图进行修正，在贪婪搜索算法的基础上，根据设定的参数指标对初始网络进行扰动，采用启发式搜索算法再次对贝叶斯网络图进行修正。在 R 窗口中输入语句：

```
fit.heuristic<-heuristic(fit.search$nw,bn,fit.prior)   (随机扰动的启发式搜
索算法)
```

　　最终获得的贝叶斯网络图，如图 23.7 所示。

　　最终获得的修正的贝叶斯网络图具有的分数为-2586.520，高于贪婪搜索算法获得的贝叶斯网络图。从该网络图中可以看出，FEV1 与性别和年龄相关，而与两个 SNP 没有直接的关联。性别和年龄均与其中一个 SNP（rs1138272）是有关联的。

　　贝叶斯网络是基于概率推理的图形化网络，贝叶斯公式是这个概率网络的基础。基于概率推理的贝叶斯网络对于解决变量间的复杂关系具有很大的优势，在医学研究中获得了

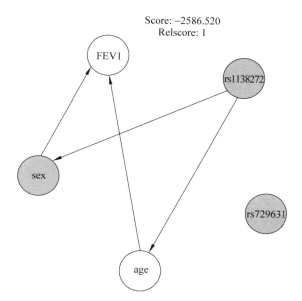

图 23.7 最终获得的贝叶斯网络图

广泛应用。在研究变量数目较少的情况下，采用贝叶斯网络可以进行精确推理。如果研究变量数目较多且复杂，可以先对变量进行筛选，将庞大的网络进行化简，再进行精确推理。值得注意的是，贝叶斯网络是基于条件概率进行的推断，在对结果进行分析和解释时，一定要结合实际情况谨慎做出结论。

第 24 章

偏最小二乘回归与判别分析

在前面的案例中提到过，多元线性回归模型的参数估计通常采用最小二乘参数估计方法，但当自变量之间存在严重的共线性时会严重危害参数估计，破坏模型的稳健性。此外，多元线性回归对样本含量的要求是变量数的 10～20 倍，而在实际研究中，由于各种原因，有时样本量很难扩大。偏最小二乘回归（Partial Least Squares Regression，PLSR）在自变量之间存在高度共线性时，会比一般多元回归更加有效且结论更加可靠。偏最小二乘回归法是一种新型的多元统计数据分析方法，它还可以建立多因变量对多自变量的回归模型，较好地解决了多重共线性和样本个数少于变量个数的问题。偏最小二乘法判别分析（Partial Least Squares Discrimination Analysis，PLS-DA）是一种用于判别分析的多变量统计分析方法，适合于解释变量数目较多且存在多重共线性，样本观测数少且干扰噪声大的情况。

24.1　偏最小二乘回归的基本步骤和原理

偏最小二乘法（Partial Least Squares，PLS）是集主成分分析、典型相关分析和多元线性回归分析三种分析方法的优点于一身。它与主成分分析法都试图提取出反映数据变异的最大信息，但主成分分析法只考虑一个自变量矩阵，而偏最小二乘法还有一个"响应"矩阵，因此具有预测功能。偏最小二乘回归与主成分分析类似，即各成分必须是原变量的线性组合，且要求它们的方差达到最大；偏最小二乘回归又与典型相关分析类似，为了使自变量成分对因变量成分有最大的解释能力或预测能力，使两者的协方差达到最大，在这两个条件下，提取因变量成分和自变量成分，然后分别实施自变量和因变量对自变量成分的回归，求得它们被自变量成分解释后的残余信息。以后每一步都是对上一步残余信息的再提取。如此往复，直到提取出所有成分。

设 $X_{n \times m}$ 表示自变量，$Y_{n \times k}$ 表示因变量，其中 n 为样本个数，m 是自变量个数，k 是因变量个数。偏最小二乘回归的目的是从数据集中提取自变量成分 t_j 和因变量成分 u_j（j = 1, 2,…, p），p 表示提取的成分数，并在两者之间建立回归方程：

$$u_j = b_j t_j + e_j$$

b_j 可以通过公式 $\hat{b}_j = (t_j^T t_j)^{-1} t_j^T u_j$ 进行估计，e_j 是误差向量。此时，应保证最大可能地包含 $X_{n\times m}$ 和 $Y_{n\times k}$ 的信息，并使得相关程度最大。其中：

$$t_j = X_j w_j, \quad u_j = Y_j q_j$$

w_j 和 q_j 是权系数，使得 t_j 和 u_j 的协方差达到最大，相关程度最大。则有：

$$w_j = X_j^T t_j / \|t_j\|^2 ; \quad q_j = Y_j^T t_j / \|t_j\|^2$$

将矩阵 $X_{n\times m}$ 和 $Y_{n\times k}$ 分别分解为

$$X = \sum_{j=1}^{p} t_j p_j^T + E ; \quad Y = \sum_{j=1}^{p} \hat{b}_j t_j q_j^T + F$$

E 和 F 表示提取 p 个自变量和因变量成分后矩阵 $X_{n\times m}$ 和 $Y_{n\times k}$ 的残差。在偏最小二乘回归分析中，每对成分 t_j 和 u_j 在迭代过程中被依次提取，然后计算提取后的残差，并对每一步的残差再继续进行分析，直到提取出所有的成分。

对于成分数的选择问题，一般采用留一法来提取成分数。通过计算预测残差平方和（Prediction Residual Error Sum of Squares，PRESS），并按照预测残差平方和最小的原则确定提取成分的个数。有的软件计算预测均方根误差（Root Mean Squared Error of Prediction，RMSEP），按照预测均方根误差最小的原则提取成分的个数。

24.2 应用实例：偏最小二乘回归分析

有研究表明，黄芪对多种实验性动物胃溃疡有抑制作用，对 95%乙醇所致小鼠胃黏膜损伤及大鼠幽门结扎所致胃黏膜损伤具有显著的抑制作用，可减少损伤面积，降低损伤指数。下面来研究黄芪提取物指纹图谱与其抗胃溃疡作用的关系。

数据如图 24.1 所示。该数据给出了 10 个不同产地黄芪总提取物 HPLC-ELSD 的 7 个共

F1	F2	F3	F4	F5	F6	F7	drug
337333	67939	11367	7636	8111	49742	313446	1.06
421936	122732	27105	3298	33280	40130	44343	0.03
60377	8783	2864	4808	7919	41511	7377	3.48
31039	292113	188658	6890	6689	28291	12859	3.41
14810	72530	61998	9161	12405	91467	19154	0.87
129214	36331	30937	3683	6704	27347	3140	0.91
730291	17711	169650	9407	5572	47270	39964	0.13
498350	121120	117803	1023	30811	107464	155774	1.26
424310	107659	49207	19377	13853	37138	7180	1.85
453737	271863	83861	13835	25237	88968	17287	1

图 24.1 不同产地黄芪总提取物 HPLC-ELSD 的 7 个共有峰和药效值

有峰（F1～F7）和药效值 drug。将该数据保存为 pls.csv 文件，并存于 D 盘下。本例要研究这 7 个共有峰和药效之间的关系。

首先采用 SPSS 软件对该数据做多重共线性诊断。输出的结果如图 24.2 和图 24.3 所示。

Coefficients^a

Model		Collinearity Statistics	
		Tolerance	VIF
1	F1	0.193	5.171
	F2	0.190	5.265
	F3	0.190	5.273
	F4	0.307	3.255
	F5	0.138	7.229
	F6	0.426	2.350
	F7	0.458	2.182

a. Dependent Variable: drug

图 24.2　输出结果（Coefficients）

Collinearity Diagnostics

Model	Dimension	Eigenvalue	Condition Index	Variance Proportions							
				(Constant)	F1	F2	F3	F4	F5	F6	F7
1	1	5.823	1.000	0.00	0.00	0.00	0.00	0.00	0.00	0.00	0.00
	2	0.824	2.659	0.00	0.00	0.01	0.01	0.01	0.00	0.00	0.27
	3	0.388	3.873	0.00	0.03	0.05	0.00	0.09	0.01	0.00	0.01
	4	0.378	3.922	0.00	0.00	0.09	0.00	0.00	0.04	0.01	0.12
	5	0.314	4.307	0.00	0.06	0.03	0.04	0.08	0.01	0.00	0.06
	6	0.180	5.688	0.06	0.07	0.09	0.01	0.00	0.01	0.17	0.02
	7	0.080	8.548	0.59	0.00	0.00	0.00	0.05	0.01	0.34	0.00
	8	0.013	20.892	0.34	0.82	0.81	0.85	0.77	0.92	0.47	0.51

a. Dependent Variable: drug

图 24.3　输出结果（Collinearity Diagnostics）

从上面两结果中看出 7 个峰值中 4 个峰值（F1、F2、F3 和 F5）的容忍度均小于 0.2，方差膨胀因子均超过 5。有一个维度的条件指数高达 20.892，说明变量间存在多重共线性。此时，多元线性回归已经不再适用，这里采用 R 软件的 pls 软件包进行偏最小二乘回归进行分析。

在 R 窗口中输入如下语句：

```
install.packages (pkgs="pls")                    （安装 pls 软件包）
library(pls)                                      （加载 pls 软件包）
read.table("d:\\pls.csv",header=TRUE,sep=",")->a  （从 D 盘中读入数据，并命名
                                                     为 a）
mod<-plsr(drug~.,data=a,validation = "LOO")       （plsr 是作偏最小二乘回归
分析的函数，drug 是响应变量，~.表示自变量是 7 个峰值，采用交叉验证的留一法 LOO 提取成分
```

数目）

```
summary(mod)                                        （输出结果）
```

输出结果如图 24.4 所示。

```
Data:     X dimension: 10 7
          Y dimension: 10 1
Fit method: kernelpls
Number of components considered: 7

VALIDATION: RMSEP
Cross-validated using 10 leave-one-out segments.
       (Intercept)  1 comps  2 comps  3 comps  4 comps  5 comps  6 comps
CV           1.261    1.178    1.444    1.675    2.224    5.156    6.865
adjCV        1.261    1.166    1.413    1.628    2.144    4.908    6.531
       7 comps
CV       9.508
adjCV    9.037

TRAINING: % variance explained
      1 comps  2 comps  3 comps  4 comps  5 comps  6 comps  7 comps
X       70.99    85.15    90.93    98.13    99.92    99.99   100.00
drug    38.67    43.02    45.48    46.61    47.59    48.77    48.79
```

图 24.4　偏最小二乘回归的成分数及交叉验证结果

在 "VALIDATION：RMSEP" 结果中给出了 RMSEP 的两个交叉验证的估计值 CV 和 adjCV，其中 CV 表示交叉验证估计的预测均方根误差值 RMSEP，adjCV 表示纠偏后交叉验证估计的 RMSEP。例如成分数是 1 时，RMSEP 的 CV 估计值为 1.178，adjCV 估计值为 1.166。成分数是 3 时，RMSEP 的 CV 估计值为 1.675，adjCV 估计值为 1.628。

在 R 窗口中输入语句：

```
plot(RMSEP(mod))
```

可以绘制出 RMSEP 与提取的成分数之间的关系，如图 24.5 所示。

从图 24.5 中看到，提取 1 或 2 个成分，RMSEP 的估计值较小。而随着提取成分数目的增加，RMSEP 的估计值也在逐渐增加。因此，本例中提取 1 或 2 个成分就可以了。此外，从输出结果中还可以看出，前两个成分已经可以解释 85.15% 的自变量变异信息和 43.02% 的因变量变异信息，因此可以考虑提取成分数为 2，输出回归系数。

在 R 窗口中输入语句：

```
B <- coef(mod, ncomp =2,intercept = TRUE)          （输出回归系数）
B
```

输出的结果如图 24.6 所示。

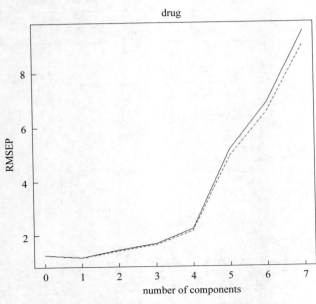

图 24.5　RMSEP 与提取的成分数之间的关系

```
, , 2 comps

                     drug
(Intercept)   2.013920e+00
F1           -2.970953e-06
F2            2.338434e-06
F3            1.681186e-06
F4            8.399682e-08
F5           -2.955540e-07
F6           -6.672544e-07
F7           -6.125321e-07
```

图 24.6　偏最小二乘回归系数
（提取成分数为 2）

从该结果中看出，在黄芪总提取物 HPLC-ELSD 指纹图谱中，drug$=-2.97\times10^{-6}\times$F1$+2.34\times10^{-6}\times$F2$+1.68\times10^{-6}\times$F3$+8.40\times10^{-8}\times$F4$-2.96\times10^{-7}\times$F5$-6.67\times10^{-7}\times$F6$-6.13\times10^{-7}\times$F7，对抗胃溃疡的贡献大小依次为 F2＞F3＞F4＞F5＞F7＞F6＞F1，其中 F2、F3 和 F4 对该药效呈正相关，F1、F5、F6 和 F7 对该药效呈负相关。

偏最小二乘法与传统的降维方法比较，具有计算量小、速度快等特点，提高了分类效果，有助于进一步挖掘数据的内在特征。目前，偏最小二乘法已经在微阵列数据分析中得到了广泛的应用。当然，从实际操作来看，采用偏最小二乘回归时，也存在一些问题，如自变量之间存在严重的多重共线性，使得分析结果不稳定；有时选出的成分与我们期望的出入较大或与专业背景不符等。此时，还应对偏最小二乘进行改进，比如考虑偏最小二乘的互作项回归等。

此外，在回归模型确定后，需要对模型进行评价。除了和一般多元线性回归一样，采用决定系数评价回归方程及对各个回归系数的检验外，还应结合实际情况，对所提取的各个成分进行判断，考虑各个变量的解释能力以及累积解释能力。

24.3　偏最小二乘判别分析

偏最小二乘法判别分析是一种用于判别分析的多变量统计分析方法，特别适合于解释变量数目较多且存在多重共线性，样本观测数少且干扰噪声大的情况。偏最小二乘判别分析首先将样本类别用哑变量处理，之后运用偏最小二乘回归建立解释变量与响应变量（哑变量）之间的关系模型。通过模型响应变量的预测值判断样本所属的类别。下面我们通过一个案例讲解如何应用偏最小二乘判别分析对样本进行分类并筛选与疾病相关的影响因素。

案例数据包括 20 个 COPD 患者和 20 个正常对照，其中 group 为分组变量。测量了 6 个肺功能指标 fun1~fun6，数据如图 24.7 所示，数据保存为 plsda.csv 文件，存于 D 盘下。

group	fun1	fun2	fun3	fun4	fun5	fun6
COPD	4.16	91.96	3.12	2.08	66.7	3.06
COPD	3.85	110.1	2.74	2.86	104.6	3.01
COPD	3.87	100.1	3.84	3.07	108.2	2.91
COPD	268.6	106.4	2.88	3.43	40.3	2.44
COPD	2.69	64	1.93	1.52	78.8	2.17
COPD	4.04	47.77	3.02	0.46	15.1	2.98
COPD	1.98	85.4	2.99	3.6	1.63	2.99
COPD	4.1	66.3	2.96	2.06	69.6	3.14
COPD	3.5	68.6	2.6	2.22	85.5	2.56
COPD	1.77	73.1	1.21	1.06	87.3	1.35
COPD	3.79	43.3	2.71	1.09	40.3	2.92
COPD	3.9	108.1	2.85	2.96	103.7	2.93
COPD	2.02	79.7	1.56	0.97	62.3	1.52
COPD	2.64	56.6	1.98	1.33	67.2	2.09
COPD	3.21	61.9	2.32	1.36	58.7	2.4
COPD	3.47	64	2.59	1.74	67.2	2.53
COPD	4.18	70.06	3	1.25	41.7	3.22
COPD	3.85	71.7	2.93	1.89	64.6	2.76
COPD	3.21	92.08	2.3	1.73	75	2.42
COPD	3.31	70.24	2.54	1.85	72.9	2.33
Control	3.02	122.3	2.15	1.68	78.3	78.3
Control	3.45	100.5	2.39	2.84	118.9	118.9
Control	2.9	100.3	2.01	1.96	97.5	97.5
Control	3.02	89.4	2.08	2.29	110.2	110.2
Control	2.76	95	1.91	1.81	94.7	94.7
Control	3.07	103	2.07	1.93	93.2	93.2
Control	4.24	106.9	3.03	2.82	93	93
Control	2.79	106.4	1.89	2.19	115.5	115.5
Control	3.07	122.4	2.2	2.7	123.1	123.1
Control	3.21	119.6	2.23	2.58	115.7	115.7
Control	3.05	106.9	2.07	2.49	120.4	120.4
Control	327.4	3.74	96.6	2.87	3.48	121.3
Control	446.6	3.57	124.1	2.19	2.36	107.4
Control	591.5	2.34	89.2	1.81	1.55	85.7
Control	371.8	2.26	85.2	2.01	1.82	90.6
Control	268.6	3.37	93.6	2.65	2.66	100.1
Control	576.5	3.11	122.6	1.91	2.3	120.3
Control	384.8	3.33	128.6	1.93	2.79	144.3
Control	220.4	2.68	111.1	1.74	2.61	150
Control	640.4	2.75	114.6	1.6	2.37	148.2

图 24.7　偏最小二乘分析案例数据

下面应用 R 软件的 mixOmics 软件包对数据进行偏最小二乘判别分析。在 R 窗口中输入语句：

```
install.packages(pkgs="mixOmics")              （安装 mixOmics 软件包）
library(mixOmics)                              （加载 mixOmics 软件包）
read.table("d:\\plsda.csv",header=TRUE,sep=",")->a   （读入数据）
x<-a[-1]                                       （从数据集中提取指标矩阵）
y<-a[,"group"]                                 （从数据集中提取向量标签）
plsda<-plsda(x,y,ncomp=2)                      （偏最小二乘判别分析，提取
                                                前两个主成分）
auc.plsda=auroc(plsda,ncomp=1)                 （绘制第一主成分的 ROC 曲
                                                线）
```

第一主成分的 ROC 曲线下面积 AUC=0.9975，如图 24.8 所示。

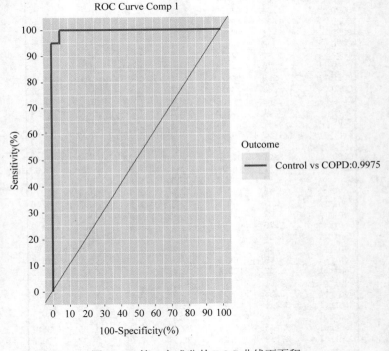

图 24.8　第一主成分的 ROC 曲线下面积

下面来看看 COPD 患者和正常对照人群是否能够被 6 个肺功能指标有效地分开。继续在 R 窗口中输入语句：

```
plotIndiv(plsda,ind.names=FALSE,comp=c(1,2),ellipse=TRUE,style="ggplot2",
cex=c(1,1),legend=TRUE)
（其中 comp=c(1,2) 表示提取前两个主成分，ellipse 表示用椭圆框架将两组样本分隔，
style="ggplot2"表示绘图采用 ggplot2 软件包中的模式）
```

绘制出的图形如图 24.9 所示。

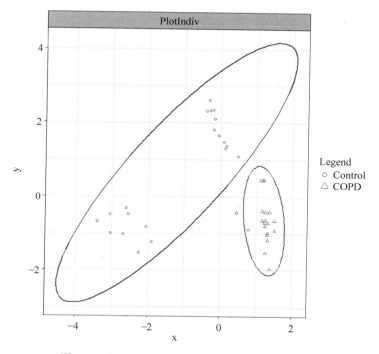

图 24.9   基于偏最小二乘判别分析的样本分类图

下面来分析 6 个肺功能指标，哪个指标对样本的分类贡献最大。一种方法是分析指标在主成分上的载荷值（常采用第一主成分），某个指标在主成分上载荷值的绝对值越大，表示该指标越重要，影响分类的强度越大。在 R 窗口中输入语句：

```
plsda$loadings$X
```

输出结果如图 24.10 所示。

```
        comp 1       comp 2
fun1 -0.37723558  -0.3348045
fun2  0.16752676   0.5023462
fun3 -0.42798652  -0.3065360
fun4 -0.16306661   0.1002542
fun5  0.06256536   0.5659513
fun6 -0.78482514   0.4596065
```

图 24.10   6 个肺功能指标在 2 个主成分上的载荷值

comp 1 和 comp 2 分别表示第一主成分和第二主成分。fun6 在第一主成分的载荷值为 -0.78482514，说明 fun6 对样本分类的影响最强，且与疾病是负向关联，也就是 COPD 患者的 fun6 指标相对于正常对照更低。而 fun5 对样本分类的影响最小，且与疾病正向关联，也就是 COPD 患者 fun5 指标相对于正常对照更高。也可以通过绘图进行可视化，在 R 窗口中输入语句：

```
plotLoadings(plsda)
```

绘制出的图形如图 24.11 所示。

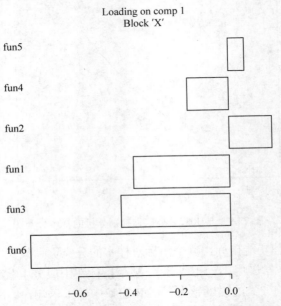

图 24.11　6 个肺功能指标在第一主成分上的载荷因子

此外，在偏最小二乘判别分析中，还有一个较为常用的解释变量筛选指标，称为变量投影重要度（Variable Importance for the Projection，VIP）。该指标是按照解释变量的影响强度来进行变量筛选，是衡量解释变量对响应变量(样本分类)解释能力的统计量。应用 mixOmics 软件包中的 vip 函数就可以计算出来。继续在 R 窗口中输入语句：

```
vip<-vip(plsda)
```

输出结果如图 24.12 所示。

comp 1 和 comp 2 分别表示第一主成分和第二主成分。fun6 在第一主成分上的 VIP 值是最大值 1.9224211，说明 fun6 对样本分类的影响最强。fun5 在第一主成分上的 VIP 值是

	comp 1	comp 2
fun1	0.9240347	0.8947064
fun2	0.4103551	0.7512456
fun3	1.0483486	0.9703285
fun4	0.3994300	0.3610308
fun5	0.1532532	0.7629340
fun6	1.9224211	1.7266098

图 24.12　6 个肺功能指标在两个主成分上的 VIP 值

最小值 0.1533，说明 fun5 对样本分类的影响最小。各指标在第一和第二主成分上的 VIP 值也可以通过绘图进行可视化，在 R 窗口中输入语句：

```
barplot(vip,beside=TRUE,col=c("red","blue","yellow","green","pink",
"orange"),ylim=c(0,2.5),legend=rownames(vip),main="Variable Importance in
the Projection", font.main=4)
```
（其中 col 设置了 6 个肺功能指标 fun1~fun6 的颜色，纵坐标为 VIP 值，设置范围为 0~2.5，main
设置图片名称，font.main 设置图片名称字体）

绘制出的图形如图 24.13 所示。

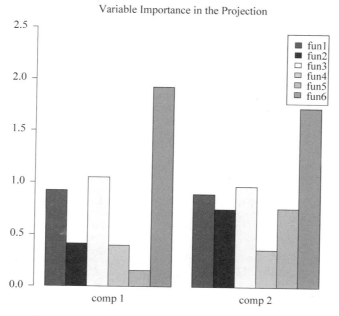

图 24.13　6 个肺功能指标在 2 个主成分上的 VIP 值

扫码看彩图

从图 24.13 中可以很明显地看出 fun6 这个指标在 2 个主成分上的 VIP 值都是最大的，

说明该指标对样本分类的影响最强。

偏最小二乘法判别分析经常用来处理分类和判别问题。当变量数量远远大于样本数量时偏最小二乘判别模型容易出现过拟合，而加入正交校正之后判别效率会提高，因此在这种情况下可以考虑采用正交偏最小二乘判别分析（Orthogonal Partial Least Squares Discrimination Analysis，OPLS-DA）以区分组间的样本差异。

第 25 章

Lasso 回归分析

Lasso（Least Absolute Shrinkage and Selection Operator）是由 1996 年 Robert Tibshirani 首次提出的回归方法。该方法是估计稀疏系数的线性模型，通过构造一个惩罚函数得到一个较为精炼的模型，使得它压缩一些回归系数，即强制系数绝对值之和小于某个固定值；同时设定一些回归系数为零。因此保留了子集收缩的优点，可以解决多重共线性的问题。

Lasso 回归模型的最小化目标函数为

$$\min_{w} \frac{1}{2n} \left\| X_{w} - y \right\|_{2}^{2} + \alpha \left\| w \right\|_{1}$$

Lasso 回归估计解决了加惩罚项 $\alpha \left\| w \right\|_{1}$ 的最小二乘的最小化，与岭回归一样，α 称为 Lasso 系数，当 $\alpha=0$ 时，即为普通线性回归的最小二乘算法。

Lasso 回归是一种变量筛选方法，这种方法来源于自变量个数远大于样本量个数的数据，例如深度测序研究基因突变，测序后位点成千上万，但是测序的人数可能只有几十例，所以传统回归的前进法、后退法、Stepwise 法和 Wald 等均不再适用。此时可以通过 Lasso 回归筛选变量，也可以用 Lasso 回归筛选的变量再构建模型。

Lasso 回归的特点是在拟合广义线性模型的同时进行变量筛选（Variable Selection）和通过正则化（Regularization）进行复杂度调整。因此，不论因变量是连续变量还是分类变量，都可以用 Lasso 回归建立模型并进行预测。Lasso 回归的变量筛选是有选择地把变量放入模型从而得到更好的性能参数。复杂度调整是指通过一系列参数控制模型的复杂度，从而避免过度拟合。复杂度调整的程度由参数 λ 来控制，λ 越大对变量较多的线性模型的惩罚力度就越大，从而最终获得一个变量较少的模型。

目前最好用的拟合广义线性模型的 R 软件包是 glmnet 软件包，由 Lasso 回归的发明人、斯坦福统计学家 Trevor Hastie 领衔开发。它的特点是对一系列不同 λ 值进行拟合，每次拟合都用到上一个 λ 值拟合的结果，从而大大提高了运算效率。此外，它还包括了并行计算的功能，这样就能调动一台计算机的多个核或者多台计算机的运算网络，进一步缩短运算时间。glmnet 可以拟合线性回归模型、二分类 Logistic 回归模型、多分类 Logistic 回归模型、Possion 回归模型和 Cox 比例风险模型等。下面通过案例分析如何使用 R 软件的 glmnet 包拟合 Lasso 回归模型。

25.1 基于 Lasso 方法的线性回归模型

先来看一个案例数据，如图 25.1 所示，其中 x1～x5 为自变量，y 为因变量。将数据保存为 csv 格式的文件，命名为 linearlasso.csv，并保存于 D 盘中。

x1	x2	x3	x4	x5	y
0.094835	0.127789	0.203562	0.117468	0.055886	0.494914
0.098615	0.118973	0.201089	0.114684	0.058744	0.484483
0.087019	0.109532	0.193166	0.114893	0.054865	0.4767
0.095436	0.122195	0.216566	0.132112	0.061917	0.504101
0.097949	0.121204	0.192145	0.120137	0.063497	0.48011
0.093584	0.125978	0.198353	0.120253	0.059342	0.490303
0.093602	0.122842	0.204712	0.129727	0.060836	0.497023
0.123464	0.139276	0.220217	0.130401	0.063718	0.50185
0.097126	0.124675	0.200617	0.129494	0.06922	0.490143
0.107794	0.12742	0.209906	0.133148	0.059031	0.504446
0.092509	0.125671	0.211578	0.121815	0.063332	0.492162
0.094242	0.116014	0.208962	0.126394	0.062464	0.496731
0.09926	0.118731	0.213554	0.126787	0.064048	0.491904
0.097717	0.118672	0.197498	0.12187	0.066498	0.482858

图 25.1 基于 Lasso 方法的线性回归模型案例数据（部分数据）

在 R 窗口中输入语句：

```
install.packages(pkgs="glmnet")                    （安装 glmnet 软件包）
library(glmnet)                                    （加载 glmnet 软件包）
read.table("d:\\linearlasso.csv",header=TRUE,sep=",")  （读入数据）
->a
a<-as.matrix(a)                                    （数据转换为矩阵）
x<-a[,1:5]                                          （提取自变量矩阵）
y<-a[,6]                                            （提取因变量）
fit=glmnet(x,y,family="gaussian")                  （构建 Lasso 回归模型）
（其中 family 规定了模型的类型，"gaussian"适用于因变量为一维连续变量，"mgaussian"适
用于因变量为多维连续变量，"poisson"适用于因变量为非负计数资料，"binomial"适用于因变
量为二元离散变量，"multinomial"适用于因变量为多元离散变量）

print(fit)
```

输出结果如图 25.2 所示。

```
Call:  glmnet(x = x, y = y, family = "gaussian")

     Df    %Dev    Lambda
1     0  0.0000  0.0070220
2     1  0.1200  0.0063980
3     2  0.2228  0.0058290
4     2  0.3219  0.0053120
5     2  0.4041  0.0048400
6     2  0.4724  0.0044100
7     2  0.5291  0.0040180
8     2  0.5762  0.0036610
9     2  0.6152  0.0033360
10    2  0.6477  0.0030390
11    2  0.6746  0.0027690
12    3  0.6989  0.0025230
13    3  0.7213  0.0022990
14    3  0.7399  0.0020950
15    3  0.7554  0.0019090
16    3  0.7682  0.0017390
17    3  0.7789  0.0015850
18    4  0.7952  0.0014440
19    4  0.8163  0.0013160
20    4  0.8339  0.0011990
21    4  0.8484  0.0010920
22    4  0.8605  0.0009953
23    4  0.8705  0.0009069
24    4  0.8789  0.0008263
25    4  0.8858  0.0007529
26    4  0.8915  0.0006860
27    4  0.8963  0.0006251
28    4  0.9002  0.0005695
29    4  0.9035  0.0005189
30    4  0.9062  0.0004728
31    5  0.9100  0.0004308
32    5  0.9156  0.0003926
33    5  0.9203  0.0003577
34    5  0.9241  0.0003259
35    5  0.9273  0.0002970
36    5  0.9300  0.0002706
37    5  0.9322  0.0002465
38    5  0.9340  0.0002246
39    5  0.9355  0.0002047
40    5  0.9368  0.0001865
41    5  0.9378  0.0001699
42    5  0.9387  0.0001548
43    5  0.9394  0.0001411
44    5  0.9400  0.0001285
45    5  0.9405  0.0001171
46    5  0.9409  0.0001067
47    5  0.9413  0.0000972
48    5  0.9415  0.0000886
49    5  0.9418  0.0000807
50    5  0.9420  0.0000736
```

图 25.2　基于 Lasso 方法的线性回归模型输出结果（部分数据）

在输出结果中，每一行代表了一个模型。Df 表示自由度，代表了非零线性模型拟合系数的个数。%Dev 表示由模型解释的残差比例，对于线性模型来说相当于 R^2 值，该值在 0 和 1 之间，越接近 1 说明模型的表现越好。Lambda 表示每个模型对应的 λ 值。从结果中可以看出，随着 Lambda 值变小，越来越多的自变量被模型纳入进来，%Dev 也越来越大。其中第 31 行中，模型包含了 5 个自变量，%Dev 也在 0.91 以上，说明获得的这个包含 5 个自变量的模型已经能够很好地描述这组数据了。

下面看 Lasso 回归系数，输入语句：

```
coefficients<-coef(fit,s=fit$lambda[31])        （s 表示取第 31 行的 λ 值）
coefficients
```

输出的 5 个自变量的 Lasso 回归系数如图 25.3 所示。

```
6 x 1 sparse Matrix of class "dgCMatrix"
                     1
(Intercept)  0.328461895
x1          -0.008286067
x2           0.225013602
x3           0.392539123
x4           0.723689586
x5          -0.546821572
```

图 25.3　5 个自变量的 Lasso 回归系数

还可以通过绘图观察这些模型的 Lasso 回归系数是如何变化的，在 R 窗口中输入语句：

```
plot(fit,xvar="lambda",label=TRUE)
```

输出的图形如图 25.4 所示。

图 25.4 中的每一条曲线代表了每一个自变量 Lasso 回归系数的变化轨迹，纵坐标表示回归系数值，底部横坐标表示 log(λ)，顶部横坐标表示此时模型中非零系数的个数。例如，图中深蓝色的线表示自变量 x4，在 λ 值为 0.001~0.01 时就有非零的系数，然后随着 λ 值的变小，系数不断增大。

下面指定好 λ 值，就可以对新数据进行预测。这里仍然指定第 31 行的 λ 值。在 R 窗口中输入语句：

```
nx=matrix(rnorm(50,mean=0.5,sd=0.1),10,5)    （通过产生随机数构建 10 个新样本的自
                                               变量矩阵）
predict(fit, newx=nx, s=fit$lambda[31])      （预测因变量 y 值）
```

此时，就预测出了这 10 个新样本的 y 值，输出结果如图 25.5 所示。

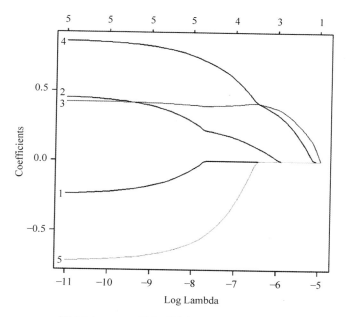

图 25.4　Lasso 回归系数与 λ 值的变化关系

```
              1
 [1,]  0.8897516
 [2,]  0.7382065
 [3,]  0.6527822
 [4,]  0.6933816
 [5,]  0.6017793
 [6,]  0.6921493
 [7,]  0.9460972
 [8,]  0.6996939
 [9,]  0.7233047
[10,]  0.6544385
```

图 25.5　基于 Lasso 方法的线性回归模型对 10 个新样本的预测

25.2　基于 Lasso 方法的 Logistic 回归模型

当因变量是二分类变量时，经常使用的是 Logistic 回归。此时只需要将构建模型语句中的 family="gaussian"修改为 family="binomial"就可以实现基于 Lasso 方法的 Logistic 回归模型。首先看案例数据，数据中 age（年龄）、ganyou（甘油三脂）、dangu（胆固醇）和 dimidu（低密度脂蛋白）为自变量，outcome（结局）为二分类的因变量，如图 25.6 所示。将数据保存为 csv 格式文件，命名为 logisticlasso.csv，并保存于 D 盘中。

age	ganyou	dangu	dimidu	outcome
70	1.44	4.71	3.22	0
69	1.93	2.69	1.21	0
66	1.17	4.09	3.22	0
61	1.05	3.97	2.77	0
61	3.87	3.99	2.15	0
58	2.78	3.89	1.99	0
54	1.98	3.77	2.55	0
51	4.34	4.91	1.87	0
50	0.96	8.41	5.01	0
44	2.01	8.78	5.01	0
44	0.97	5.54	4.22	0
37	1.06	4.14	1.77	0
33	0.96	6.68	3.03	0
77	1.43	4.94	3.25	1
64	2.33	4.24	1.99	1
61	1.77	4.14	2.22	0
61	4.91	3.62	1.98	0
56	1.46	3.89	1.99	0
56	4.58	3.54	1.67	0
54	1.55	3.98	2.89	1
54	0.62	3.91	2.24	0
53	1.87	4.91	3.01	0
53	0.88	3.74	2.56	0
52	0.77	4.71	3.24	0
50	2.96	2.91	2.04	0
50	1.91	6.78	4.31	0
35	0.97	4.99	4.52	0
86	1.58	2.78	1.99	1
86	2.14	4.19	2.58	1
82	0.87	3.01	2.25	1
77	0.98	3.97	2.88	1
75	0.66	3.68	1.88	1
70	2.21	7.54	4.98	1

图 25.6　基于 Lasso 方法的 Logistic 回归模型案例数据（部分数据）

在 R 窗口中输入语句：

```
read.table("d:\\logisticlasso.csv",header=TRUE,sep=",")    （读入数据）
->a
a<-as.matrix(a)                                            （数据转换为矩阵）
x<-a[,1:4]                                                 （提取自变量矩阵）
y<-a[,5]                                                   （提取因变量）
```

　　在 25.1 节介绍的 Lasso 回归模型中，是通过先拟合模型，而后选取最优的 λ 值。但是在这种方法下，所有数据都被用来做了一次拟合，这有可能会造成过拟合的现象。因此，也可以采用交叉验证的方法拟合和选取模型，同时这种方法对模型的性能会有一个更准确的估计。

　　在 R 窗口中输入语句：

```
cv.fit<-cv.glmnet(x,y,family="binomial",                （应用交叉验证法构建模型）
type.measure="class")
```
（其中 type.measure 是用来指定交叉验证选取模型时希望最小化的目标参量，"class"表示使用
模型错分误差(Misclassification error)；"deviance"为默认值，表示-2log-likelihood；
"mse"表示使用拟合因变量与实际因变量的均方误差(Mean squared error)；"mae"表示使用
拟合变量与实际变量的平均绝对误差(Mean absolute error)；"auc"表示使用综合考量模型性
能的 AUC）

```
plot(cv.fit)                                            （绘制交叉验证曲线图）
```

绘制的交叉验证曲线图如图 25.7 所示。

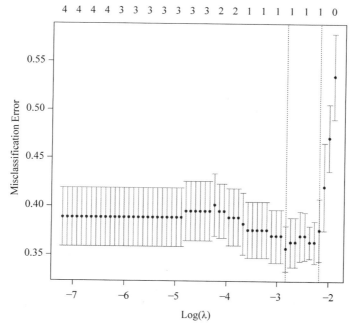

图 25.7 交叉验证 λ 和错分误差的关系

对于每一个 λ 值，图 25.7 中散点及上下误差线表示交叉验证获得的错分误差的平均值
及 95%置信区间。图中的两条虚线表示两个特殊的 λ 值，分别为 lambda.min 和 lambda.1se。
lambda.min 是平均最小错分误差对应的 λ 值。而 lambda.1se 是平均最小错分误差 1 倍 SE
对应的 λ 值，其对应的模型更为简洁。因为 λ 值到达一定大小之后，继续增加模型自变量
个数即缩小 λ 值，并不能很显著地提高模型性能，因此 lambda.1se 给出的是一个具备优良
性能但是自变量个数最少的模型。也就是说，lambda.1se 构建的模型最简单，即使用的自
变量数量最少，而 lambda.min 则准确率更高一点，使用的自变量数量更多一点。
指定 λ 值取 lambda.min，获得 Lasso 回归系数，在 R 窗口中输入语句：

```
coefficients<-coef(cv.fit,s=cv.fit$lambda.min)      （指定 λ 值，获得回归系数）
coefficients                                         （输出结果）
```

输出结果如图 25.8 所示。

```
5 x 1 sparse Matrix of class "dgCMatrix"
                              1
(Intercept) -1.23292133
age          0.01805153
ganyou       .
dangu        .
dimidu       .
```

图 25.8　基于 Lasso 方法的 Logistic 回归模型输出结果

该输出结果保留了不为 0 的 Lasso 回归系数，其中 age 是筛选出的与 outcome 相关的影响因素。下面对 5 个新样本进行预测，在 R 窗口中输入语句：

```
x1<-c(50,0.97,8.45,2.16)
x2<-c(30,1.12,5.51,1.87)
x3<-c(70,2.56,8.78,4.20)
x4<-c(38,1.06,4.14,3.02)
x5<-c(65,2.33,5.20,1.98)
newx=matrix(cbind(x1,x2,x3,x4,x5),5,4)              （构建 5 个新样本
                                                     的自变量矩阵）
predict(cv.fit, newx, type="response", s=cv.fit$lambda.min)  （对新样本进行结
                                                     局事件的预测）
（其中 type=link 给出的是线性预测值，即进行 Logit 变换之前的值；type=response 给出的是
概率预测值，即进行 Logit 变换之后的值；type=class 给出 0 和 1 预测值）
```

输出结果中展示了 5 个新样本的预测概率，如图 25.9 所示。

```
                1
[1,] 0.4181567
[2,] 0.2287450
[3,] 0.2534330
[4,] 0.2325568
[5,] 0.3337272
```

图 25.9　基于 Lasso 方法的 Logistic 回归模型对 5 个新样本的预测

25.3　基于 Lasso 方法的 Cox 回归模型

当数据含有时间变量和结局事件，经常采用的是 Cox 回归模型。此时只需要将构建模型语句中的 family="gaussian"修改为 family="cox"就可以实现基于 Lasso 方法的 Cox 回归模型。首先看案例数据，数据中包含随访时间、结局状态和 20 个基因表达值。图 25.10 展示了其中的部分数据。将数据保存为 csv 格式文件，命名为 coxlasso.csv，并保存于 D 盘中。

time	status	ABCC4	BAZ2B	CCL8	CD14	CD300A	DNAL4	ECM1	EFR3A	EGFR	FAM3B
37.2	1	8.249256	8.196971	6.896393	7.894575	6.456642	9.81017	6.671577	9.229877	9.165209	10.70431
60	0	8.27123	8.888104	6.548745	7.239837	6.085127	10.3063	6.208478	8.983791	8.116292	10.20585
7.6	1	7.874059	8.928252	8.435754	8.373605	6.995711	9.517866	5.946497	9.656067	8.041002	7.527555
68.1	1	7.931565	8.432667	7.988855	8.826993	6.643135	11.30853	6.791163	9.378099	8.257483	9.321004
105.9	1	7.307155	9.256562	9.515976	8.807419	6.743219	9.560868	6.372604	9.819956	5.776104	9.001099
46.3	1	8.120756	9.336061	8.187451	9.504084	6.981967	10.32319	6.646163	9.621814	6.55167	7.443772
51.5	0	7.609844	8.823876	6.600954	8.175375	6.356496	10.18631	6.261719	9.463218	9.332037	5.944156
36.3	1	7.580221	8.163851	9.419244	9.662793	6.761817	10.24578	6.798828	9.915774	7.768052	9.595145
8	1	6.173327	8.628664	6.906289	8.765004	6.904725	9.916895	6.300124	10.08008	8.282533	10.4859
16	1	7.520658	8.695472	8.213347	8.950994	6.541793	10.36774	6.461725	10.25972	9.06291	10.71497
1.7	0	7.011563	8.23338	7.275193	8.12851	6.454176	10.71395	6.730504	9.579674	7.862514	11.15727
86.7	1	7.786858	9.526734	7.497453	8.863814	7.406758	9.864248	6.233428	10.20892	9.400922	8.993958
8	1	8.545853	9.404674	6.562395	7.423662	6.25833	10.04879	6.631104	9.603775	8.739848	9.709049
82.4	1	6.878357	9.439332	7.268659	9.060993	6.826421	10.04119	6.618973	9.832526	8.992456	9.836461

图 25.10　基于 Lasso 方法的 Cox 回归模型案例数据（部分数据）

在 R 窗口中输入语句：

```
read.table("d:\\coxlasso.csv",header=TRUE,sep=",")->a      （读入数据）
x<-a[,3:22]                                                （提取自变量）
x<-as.matrix(x)                                            （自变量转化为矩阵）
y=cbind(time=a[,1],status=a[,2])                           （提取时间和结局变量）
cvfit=cv.glmnet(x,y,family="cox")                          （应用交叉验证法构建
                                                            模型）
plot(cvfit)                                                （绘制交叉验证曲线图）
```

绘制的交叉验证曲线图如图 25.11 所示。

与 25.2 节的说明一样，图中的两条黑色虚线分别表示 lambda.min 和 lambda.1se。这里仍然指定 λ 值为 lambda.min，获得 Lasso 回归系数，在 R 窗口中输入语句：

```
coefficients<-coef(cvfit,s=cv.fit$lambda.min)      （指定 λ 值，获得回归系数）
coefficients                                       （输出结果）
```

输出结果如图 25.12 所示。

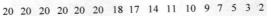

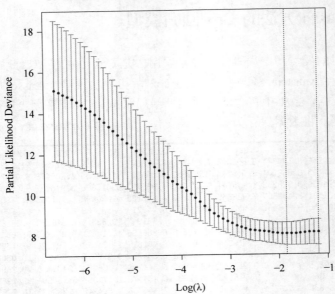

图 25.11　交叉验证 λ 与偏似然离差的关系

```
20 x 1 sparse Matrix of class "dgCMatrix"
                    1
ABCC4      .
BAZ2B      .
CCL8       .
CD14       .
CD300A     .
DNAL4     -0.006940554
ECM1       0.112608048
EFR3A      .
EGFR       0.025113874
FAM3B     -0.074943564
GABBR2     .
GATA3      .
GBP5       .
GFPT2      0.164060231
GNA14      .
GNL3       .
GPR81      .
GPR84      .
GSTK1      .
H2AFJ      .
```

图 25.12　基于 Lasso 方法的 Cox 回归模型输出结果

　　从输出结果中可以看出，基因 DNAL4、ECM1、EGFR、FAM3B 和 GFPT2 是与生存相关的基因。

下面进行预测,这里通过基因数据矩阵 x 预测患者的结局并进行 Harrel's C 统计量的计算,在 R 窗口中输入语句:

```
pred=predict(cvfit,newx=x)          （通过基因数据矩阵 x 预测患者结局）
Cindex(pred,y)                      （计算 Harrel's C 统计量）
```

输出结果如图 25.13 所示。

```
> pred                > Cindex(pred, y)
        1             [1] 0.5
 [1,]   0
 [2,]   0
 [3,]   0
 [4,]   0
 [5,]   0
 [6,]   0
 [7,]   0
 [8,]   0
 [9,]   0
[10,]   0
[11,]   0
[12,]   0
[13,]   0
[14,]   0
[15,]   0
[16,]   0
[17,]   0
[18,]   0
[19,]   0
[20,]   0
[21,]   0
[22,]   0
[23,]   0
[24,]   0
[25,]   0
[26,]   0
[27,]   0
[28,]   0
[29,]   0
[30,]   0
```

图 25.13　基于 Lasso 方法的 Cox 回归模型对样本的预测

从输出结果中可以看出,模型将患者结局均预测为 0,Harrel's C 统计量的值也仅为 0.5,因此该结果说明模型的预测效果一般。在这种情况下, 如果样本量较少但自变量成百上千个, 可以先通过 Lasso 回归筛选出变量, 再将筛选出的变量重新进行 Cox 回归分析, 从而获得相应的分析结果。

Lasso 回归是在岭回归的基础上发展起来的,如果模型的特征非常多,需要压缩,那么 Lasso 回归是很好的选择。该方法会使一些回归系数变小甚至还将一些绝对值较小的系数直接变为 0,因此特别适用于参数数目缩减。将 Lasso 回归用于高维数据的降维后,可以再采用统计方法或机器学习等进行特征变量的再提取。

参考文献

二维码